境界性パーソナリティ障害
三(イコール)
BPD
第2版
――はれものにさわるような毎日をすごしている方々へ――

著
ポール・T・メイソン　ランディ・クリーガー

訳
荒井秀樹

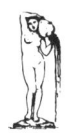

星 和 書 店

Seiwa Shoten Publishers

2-5 Kamitakaido 1-Chome
Suginamiku Tokyo 168-0074, Japan

Stop Walking on Eggshells
Taking your life back when someone you care about has borderline personality disorder

by
Paul T. Mason, M.S.
Randi Kreger

Translated from English
by
Hideki Arai, M.D.

English edition © 2009 by Paul T. Mason, MS, and Randi Kreger,
and New Harbinger Publications, 5674 Shattuck Avenue, Oakland, CA 94609
Japanese edition © 2010 by Seiwa Shoten Publishers, Tokyo

シートベルトを締めてください。不安定な暗黒が始まろうとしています。

　　　　　　　　　　　　　　ベット・デイビス　*All About Eve*

他人との間に起きていることで，どんなに混乱したり，自己不信に陥ったり，気迷ったりしても，常に真実を語る心の声を，完全に黙らせることはできません。あなたは真実など聞きたくないかもしれません。意識の外で囁かせるだけで，じっくりと耳を傾けたりしないかもしれません。けれど，注意を向けると，それは私たちを英知，健康，明晰さへと導いてくれます。声は私たちの完全性を守ってくれる存在なのです。

　　　　　　　　　　　　　　　　　　　　　　スーザン・フォワード

本書を，境界性パーソナリティ障害の影響を受けながら人生を送っている
子どもたち，若い人たち，そして大人たちに捧げます。
そして，自分自身の話を語り，ともに涙を流し，洞察を与えてくれた，
私たちの師である何百もの人たちへ。
あなた方のおかげで本書はできあがりました。

もくじ

謝辞　ix
プロローグ　xv
序　親しいけれどよくわからない人々：本書のできるまで　xix

第Ⅰ部　境界性パーソナリティ障害の行動を理解すること

第1章　はれものにさわるようにしながら相手と付き合うこと：あなたが大切に思う人は境界性パーソナリティ障害でしょうか？………… 3
本書はあなたのためのもの？　3
境界性パーソナリティ障害の行動の激しさ　9
これは境界性パーソナリティ障害だとわかったら？　10
本書の使い方　14

第2章　ボーダーラインの人の内的世界：境界性パーソナリティ障害の定義 … 19
パーソナリティ障害の理解　19
境界性パーソナリティ障害の診断基準　20
境界性パーソナリティ障害に見られるその他の特徴　43
境界性パーソナリティ障害の現実世界におけるタイプ　51

第3章　混沌の意味を知ること：ボーダーラインの人の行動の理解 …… 57
ボーダーラインの人の世界　58
ボーダーラインの人の行動パターン　73

第4章　圧力鍋の中で暮らすこと：ボーダーラインの人の行動があなたに及ぼす影響……………………………………………………83
ノン・ボーダーラインの人に共通する思考パターン　84
ボーダーラインの人の行動を受けたノン・ボーダーラインの人の悲哀　86
ボーダーラインの人の行動に対するノン・ボーダーラインの人の反応　90
二人の関係に及ぼす影響　97
これは正常なのですか？　98

第Ⅱ部　自分自身の人生のコントロールを取り戻すこと

第5章　自分自身を変化させること …………………… 105
　　ボーダーラインの人に治療を強要することはできません　105
　　ボーダーラインの人の行動を個人的に受けとらないこと　111
　　自分自身を大切にしましょう　117
　　自分の行動に責任をもちましょう　123
　　これからどこへ向かえばよいのでしょうか？　134

第6章　自分の置かれている状況を理解すること：境界線を引くこと，スキルを磨くこと ………………………………………………… 137
　　激しい感情的反応の引き金を見定めること　137
　　あなたの個人としての境界を明らかにすること　142
　　怒りや批判を取り除いてください　161

第7章　自信をもってはっきりとあなたの要求を主張すること ……… 173
　　「スポンジ」をやめ，「映し返し」を始めてください　173
　　話し合いの用意をすること　182
　　あなたにとっての現実を確認し，それに忠実であってください　183
　　相手に変化を求めること　190
　　根気強く続けてください　200

第8章　緊急時の対策をもつこと ……………………………… 205
　　コントロールを欠いた怒り　206
　　身体的虐待　212
　　自傷行為　214
　　自殺の脅し　220
　　あなたの子どもが境界性パーソナリティ障害だったら　225

第9章　子どもをボーダーラインの人の行動から保護すること ………… 229
　　ボーダーラインの親が抱える典型的な問題　230
　　コントロールを失ったボーダーラインの人の行動がもたらす影響　234
　　子どもを保護するための実践的な提案　238
　　子どもをもつことを考えている人たちへ　255

第Ⅲ部　特別な問題を解決すること

第10章　次に厄介なことが起こるのを待つこと：あなたの子どもが ボーダーラインだったら ……………………………………………… 259

シャロンとトムの物語　*259*
子どもにも境界性パーソナリティ障害がありうるのでしょうか？　*261*
養子と境界性パーソナリティ障害の発生率　*263*
ノン・ボーダーラインの親の経験　*264*
兄弟姉妹への影響　*267*
ノン・ボーダーラインの親の役割　*269*

第11章　嘘，噂，言いがかり：事実をねじ曲げる作戦 ………………… 277

事実ねじ曲げ作戦の動機　*279*
自分の危険度を調べる　*282*
事実ねじ曲げ作戦との戦い　*284*

第12章　それで，いま何をすればいいの？　その人との関係に関して 決断すること ………………………………………………………… 293

このような段階を経験するでしょう　*293*
白か黒かではない関係　*296*
自分自身への問い　*297*
子どもが巻き込まれたら　*298*
選択した関係　*299*
選択の余地のない関係　*302*
癒しと希望　*303*

付　録

A　境界性パーソナリティ障害の原因と治療 ………………………………… 311

境界性パーソナリティ障害を引き起こす危険因子　*311*
治療　*313*

B　マインドフルネスの実践 …………………………………………………… 317

ボーダーラインの人を愛する人や友人たちのためのマインドフルネス　*317*
マインドフルネス・エクササイズ1：あるひとつの対象に焦点を合わせる　*320*
マインドフルネス・エクササイズ2：自らの考えを監視する　*321*

参考文献　*323*
訳者あとがき　*327*

謝　　辞

　まず第一に，この本を出版するにあたり二人の男性，私の夫であるロバート・ブルコと私の良き友人でもある出版社のスコット・エーデルスタインに感謝いたします。

　ロバートは，私が研究と執筆をしていた3年もの間，感情面と経済面で数え切れないほどたくさんの譲歩を示してくれました。彼の静かな信頼と，誠実で寛大な性格，そして深い愛情がなければ，この本は現実のものとはならなかったでしょう。

　スコットは私の代理人である以上に，良き助言者，指導者，また緊急時の相談相手であり，さらに私の応援団長かつ最も信頼する人です。私がこの本が出版されないのではないかと思った時も，彼はきっと実現すると請け合ってくれました。犠牲にするものがあまりに大きいために，本を書くことをやめたくなっていた時も，彼は私に，私がきっかけで人生が変わった人々のことを思い出させてくれました。彼のユーモアのセンスと確固たる支持により，私は元気づけられ，自分自身を信じることができたのです。

　私は，インターネット上でしか会ったことのない非常にたくさんの人たちと共に，この3年間の旅を続けてきました。彼らは，人々を孤立から開放し，希望を与えるインターネット・コミュニティを作ることで，文字どおり多くの人々の人生を救ったのです。彼らの大変な努力とこの運動への献身なくしては，インターネット上のサポートグループもBPDセントラル（www.BPDCentral.com）も，"Walking on Eggshells"の小冊子も存在しなかったでしょう。A・J・マハリ，アリッサ（アリファク），デビット・アンダース，ハージン・B，アニータ・F，マーティン・クレバー，エディス・クラッチオーロ，シャロン・ハーシュマン，ペティ・ジョンソン，リー・マインハート，ダニエル・ノートン，レイチェル・

ロッソ，キュー・ヴ，クルスティン・ワリオ，マーク・ワインストックに深く感謝いたします。

愛する人がボーダーラインである人たちのためのオンライン・コミュニティである Welcome to Oz は，1996年1月に発足しました。12人のメンバーが，境界性パーソナリティ障害（BPD）の特徴をもつ人との生活体験を公にした時，彼らは自分たちがひとりぼっちではないということに気づきました。その後，グループは 16,000 人ものメンバーを有するようになり，家族の人たちのための他のグループもいくつか誕生しました。Welcome to Oz に参加しているメンバーは皆それぞれ特別な方たちですが，特に臨床医のエリス・M・ベンハム M.S. を取り上げなければなりません。彼女は，当初から私たちの"船団のカウンセラー"であり，彼女の暖かいユーモアや思いやり，専門的な識見は，深い悲しみと混乱を抱えた多くのメンバーに希望を与えてくれました。

Welcome to Oz のメーリングリストには，BPD から回復しつつあるメンバーも少数参加しています。ときどき居心地悪く感じてももっともなのに，彼らはリストに留まることを選び，この障害を抱えて生活することの真の苦労について私たちに教えてくれました。折に触れて彼らは，ボーダーラインの人たちと家族や他の人たちの両方が，その関係における自分の役割に対して責任があるのだということを思い出させてくれました。彼らの勇気はすばらしく，彼らの優しさや思いやりは，理解，許し，そして癒しへの道に光を照らしてくれたのです。

世界中のたくさんの臨床医や BPD の代弁者たちが，この本に意見を寄せてくれました。マイク・チャセ F.N.P. は BPD の子どもたちの章のために，多くのインターネットの掲示板を分析し，まとめてくれました。

この本のためにインタビューさせていただいた以下の方々にも感謝します。エリス・M・ベンハム M.S., ヨセフ・T・バーグ M.D., マリ・E・バーンハード A.C.S.W., ロリ・ベス・ビスベイ Ph.D., バーバラ・ブラントン M.S.N., ジェームス・クライボーン Ph.D., ケニー・A・ダッ

クマン Ph.D., ジェーン・G・ドレサー R.N., ブルース・フィッシャー Ph.D., メアリベル・フィッシャー Ph.D., ジョン・M・グロール Psy.D., ジョン・ガンダーソン M.D., ポール・ハニーグ Ph.D., ペリー・ホフマン Ph.D., ジャネット・R・ジョンストン Ph.D., イカー・J・カロジェラ M.D., オットー・カーンバーグ M.D., ジェロルド・J・クレイスマン M.D., マーシャ・M・リネハン Ph.D., リチャード・A・モスコビッチ M.D., トーマス・ミーチャム M.D., スーザン・B・モース Ph.D., コリー・F・ニューマン Ph.D., アンドリュー・T・ピッキンズ M.D., マーガレット・ポフォール A.C.S.W., ヨセフ・サントロ Ph.D., ラリー・J・シーバー M.D., ハワード・I・ワインバーグ Ph.D.。

　BPD とは関係のない数多くの本も，私の考えに影響を与えています。その代表的なものは，1985 年に出版されたハリエット・ゴールダー・レーナー博士の *The Dance of Anger*（邦訳『怒りのダンス—人間関係のパターンを変えるには』誠信書房）です。その基本的な考えが，本書全体に織り込まれています。何年も前に初めてその本を読んだ時，私の人生は変わりました。私はレーナーの知恵と共に過ごせることを誇りに思い，彼女の示唆にとても感謝しています。スーザン・フォワード博士の本からも影響を受けました。主に，1997 年の *Emotional Blackmail*（邦訳『ブラックメール—他人に心をあやつられない方法』NHK 出版）と 1989 年の *Toxic Parents*（邦訳『毒になる親——生苦しむ子供』講談社）です。これらの本を特にお薦めしたいと思います。

　最後に，共著者であるポール・メイソン M.S. と出版社のニューハービンガー出版にはこの仕事を共にさせていただいたことを，私の継娘のタラ・ジェラルドには本書のタイトルをつけてくれたことを，母であるジャネット・クリーガーには学生の時以来ずっと執筆活動を支え続けてくれたことを，そしてエディス・クラッチオーロにはこの計画の間ずっと援助してくれたことを，それぞれ深く感謝いたします。

　そして読者のみなさん，私たちはあなた方の旅がより快適なものとなる

ようにと願い，この本を書きました。あなた方のためにもなるということがわかっていたので，本書のためにインタビューをさせていただいたボーダーラインの人たちとノン・ボーダーラインの人たちの苦しみを伴った経験にも，大切な意味が与えられたのです。

R. K.

　この本を書くにあたり，たくさんの方々に勇気づけられ，支えられました。私はそのすべての方々と，とりわけ次の方々に深く感謝いたします。

- 妻のモニカ，この計画の3年間，彼女の私に対する無条件の信用と信頼は他に類を見ないものでした。長い時間がかかったにもかかわらず，主婦として家庭を守りながら，彼女は常に私を支え，励ましてくれました。そして子どもたちのザチャリー，ヤコブ，ハナーにも感謝します。彼らはそれぞれの方法で，人生において大切なことを私に思い出させてくれました。
- 両親のトーマスとジーン，彼らの愛情，価値観，そして人生の苦難に対し終始粘り強く対処する態度は，私の人生の礎石となっています。
- All Saints Health Care System, Inc と Psychiatric Services の仲間には，新しいことを練習し，試すことができる刺激的で協力的な臨床的環境を提供してくれていることに感謝します。彼らが危険をものともせず，外側から客観的に考えてくれることにより，私はメンタルヘルスの専門家としての業績と方向性をこれまで形作ることができました。
- 大学院の恩師であるキャサリン・ルッシュ教授は，境界性パーソナリティ障害について私が興味を抱き始めた頃に，私を教育し，支援してくれました。特に彼女の早い段階での協力と信頼がなければ，私の臨床的，専門的な興味は別のものに移っていたことでしょう。

Wheaton Franciscan Healthcare－All Saints において，BPD の患者たちや家族の人たちに尽くし，目覚しい功績を残したマーリーン・ローソンおよび，本書のために識見，経験，知識を与えてくれたすべての臨床家と代弁者の方々にも等しく感謝いたします。

　最後に，共著者であるランディ・クリーガーと出版社のスコット・エーデルスタインに感謝します。彼らは3年以上も前に，この本を書くことを私に勧めてくれました。彼らの粘り強さと努力がなければ，私は今でも本書の執筆をただ頭で考えていただけだったろうと思います。

P. M.

プロローグ

　40万部以上，それが1998年の出版以来，本書 *Stop Walking on Eggshells* が売り上げてきた冊数です。売り上げの伸びからすると，50万部に達するのも目前と言えます。そればかりでなく，本書は数多くの国で翻訳出版されていて，何カ国語に翻訳されているのか思い出すのが難しいほどです。

　ポール・メイソンと私が本書の第1版を執筆している時，家族の人たちに役立つ情報を得ることはとても大変でした。AOLや，個人的なインターネット上の情報交換の場で境界性パーソナリティ障害について語り合っていたのもごく少人数でした。一般の人向けに書かれた本は2冊しかありませんでした。しかし今では，インターネット上には情報があふれかえっています。また，自らのものであれ外部からのものであれ，この障害に苦しんでいる人々の手による自費出版の本や電子書籍は言うまでもなく，BPD関連の一般向けの書籍を並べようとすれば，本棚はいっぱいになってしまうでしょう。

　いったい何が起こったのでしょうか？　ざまざまなことです。研究者たちは脳をスキャンすることができるようになり，正常な脳とBPDをもつ人の脳の違いを実際に目にすることができるようになりました。新しい薬剤が後に続き，研究からは，なぜBPDを抱える人々が特有の考え方，感じ方，行動の仕方をするのかを説明するデータが提供され続けています。先見の明のある臨床家たちは斬新なアプローチを開発し，それらが成果を上げ始めています。擁護者たちは自分たちの組織をつくり，知名度を上げ，研究費を得ようと努力するようになりました。

　しかし，それだけではありません。私のウェブサイト，ネット上のコミュニティである Welcome to Oz と共に，本書 *Stop Walking on Egg-*

shells が，BPD への関心を高めるうえで強い影響力を及ぼしたのです。読者たちはネット上に集まり，会話し始めました。BPD をもつ人たちや家族の人たちには語るべきことがあり，他の領域では耳を貸してもらえないと思っていたため，彼らはウェブサイトをつくり，コミュニティを形成したのです。かつては孤立していた人々が，お互いにつながり始めました。1995 年から 2008 年の間に，Welcome to Oz の家族グループは，メンバーが 12 人から 16,000 人へとふくれあがったのです。

Stop Walking on Eggshells の成功は（後の Stop Walking on Eggshells Workbook［邦訳『境界性人格障害＝BPD 実践ワークブック』星和書店］も含め），BPD に関する本が成功しうるということを出版社に対して示すこととなり，そのために関連書籍が増大しました。翻訳版は諸外国にも情報をもたらしました。2008 年には，私（ランディ・クリーガー）は日本語版の出版社の招待を受け，東京において BPD をもつ人の家族の人たち向けの講演を行いました。

しかし，すべてがバラ色というわけではありません。臨床家のほとんどには未だに必要不可欠な知識が欠けています。これは特に，BPD の症状を有する子どもや若者たちの調査や治療において言えることです。もうひとつ問題なのは，ボーダーライン行動が，非常に多くの現れ方をするということです。現在の精神科医療制度の状況下では，それらは臨床家によって BPD のサインとして必ずしも認識され診断されるわけではないのです。このようなことが根本的に理解されていないのです。

より個人的なレベルでは，まさに世の中が変化するのと同じように，共著者にも私にも変化がありました。本書の第 1 版が最初に刊行されてから数年後に，私は Stop Walking on Eggshells Workbook を著しました。ワークブック形式のこの本にはたくさんの症例や描写が含まれていて，対話式の記述によって，読者は自分自身のことを理解し，得られた情報を実生活上で応用することができます。

2008 年に，私はもうひとつ重要な本，The Essential Family Guide to

Borderline Personality Disorder[23)]（邦訳『境界性パーソナリティ障害ファミリーガイド』星和書店）を上梓しました。この本は明快なやり方で5つのスキルを紹介し，家族の人たちが非難を乗り越え，気分をよくし，行き詰まり感をなくし，相手に話を聞いてもらい，自信をもって境界を設定できるようにするための具体的な解決法を呈示しています。読み進めればおわかりいただけると思いますが，改訂版である本書においても，この本の項目のいくつかが散りばめられています。この二つの書は相互に補完しあい，それぞれ異なった見方を呈示するものです。家族の人たちには，得られるすべての支援が必要なのです！

　共著者であるポール・メイソンは，また別の道を辿りました。彼は今，ウィスコンシン州ラシーンにある Wheaton Franciscan Healthcare－All Saints で臨床部門の副院長を務めています。そこで彼はメンタルヘスルおよび依存症部門の管理責任者をしています。そこには3つの入院用プログラムと6つの外来専用のクリニックがあり，ウィスコンシン州南東部の大人，子ども，家族の人たちのニーズに応えています。

　本書が初めて本屋さんに並んだ時には小学校に入ったばかりだった彼の3人の子どもたちは，今では13歳，17歳，18歳になっています。モニカとは幸せな結婚生活を続けており，彼女は家族の世話で忙しくない時には，ラシーンで成人とカップル向けの小規模なセラピーを続けています。

　この改訂版がみなさんの気に入っていただけますように！

序
親しいけれどよくわからない人々：
本書のできるまで

　私は不完全な人間に違いない。
　私が彼の行動について考えた時，説明できる言葉はこれだけでした。どうして彼はある時はとても誠実に行動しておきながら，次には私をとことんこきおろしたのでしょう？　私のことを有能ですばらしいと言って持ち上げたかと思うと，次には卑劣で，問題の原因が私にあると怒鳴り散らしたのはなぜでしょう？　口に出して言っていたように，彼が私のことを愛していたのだったら，どうして私はあれほど操作されているように感じ，無力感を味わったのでしょう？　そして，どうしてあんなに知的で学のあった人が，ときどき完全に理性を失ってしまったかのように行動したのでしょう？
　理性的な部分では，私はこのような扱いを受けるようなことは何ひとつしていないとわかっていました。しかし，数年間かけて，私は彼の現実に対する見方を受け入れてしまいました。つまり，私が欠点だらけの人間で，すべてはわたしの責任だということです。二人の関係が終わってからも，私には，人に対する不信感と弱々しい自尊心が残りました。そして，私はセラピーを受け始めたのです。
　数カ月たって，セラピストは別れた彼について，あることを明らかにしてくれました。それは私の――そして他の多くの人たちの――人生を根本から変えてしまうものでした。セラピストは，「あなたが言っている行動は，ボーダーラインの人にぴったり当てはまるわ」と言いました。「彼に会っていないから診断はできないけれど，あなたの話してくれたことから考えて，彼は境界性パーソナリティ障害の診断基準を満たすのよ」と。

境界性パーソナリティ障害？　私には聞いたこともない言葉でした。彼女は私に，ジェロルド・クライスマンの *I Hate You−Don't leave me* [24] (邦訳『境界性人格障害（BPD）のすべて』ヴォイス）を読むように薦めてくれました。私はこの本を読み，そして，彼の理解しがたい行動が，臨床家の「バイブル」と言われる『診断と統計のためのマニュアル』(DSM) に示された境界性パーソナリティ障害の診断基準9項目のうち，7項目に該当することを知ったのです。

私は，この障害が私自身に与えた影響をもっと知りたいと思うようになりました。傷を治す方法を知る必要があったのです。しかし，境界性パーソナリティ障害に関する一般向けの本は2冊しか見つけることができませんでした。しかもそれらは，実用的でセルフヘルプに役立つ家族のための本というよりも，境界性パーソナリティ障害についての一般的な説明が書かれたものにすぎませんでした。

そこで，私は自分用のセルフヘルプの本を書くことを決心しました。北米だけでも600万人の人たちが境界性パーソナリティ障害を抱えているのですから，少なくとも1800万人の家族，パートナー，友人たちが——私のように——，自分にはほとんど何の関係もない行動のことで自分自身を責めていると思ったのです。

私が資格のあるメンタルヘルスの専門家と共に本を書きたがっていることを知った友人の一人が，同僚であるポール・メイソンに連絡を取ってはどうかと勧めてくれました。精神療法家であるポールは，10年間にわたり，入院および外来でボーダーラインの人たちとその家族に関わっていました。ある著名な雑誌には，彼の境界性パーソナリティ障害の亜型に関する研究が報告されていました。さらに，彼はこの問題に関して専門的および一般向けの講演もいくつか行っていました。

ポールは，私と同じように，次のことを強く思っていました。つまり，ボーダーラインの人の友人，パートナー，家族は，自分たちがひとりぼっちではないということをどうしても知る必要があるということです。「家

族の人たちは、自分たちが感情的な闘争地帯にいて、もはやどう対処すればいいのかわからない、と私に向かって言うのです」と彼は言いました。

ポールは関連した研究を探すため、専門的な文献を調べながら、本書の準備を始めました。多くの論文では、境界性パーソナリティ障害の患者の治療の困難さについて触れられていました。医師の中には、彼らのことを、要求が多く、挑戦的で、——よくなるとしても——治りが遅い、とみなしている人がいるのです。こうした論文には、週に1時間程度、ボーダーラインの患者さんを診察するような、訓練を受けた専門家に向けての対処方法が概説されている一方で、何の訓練も受けていないまま週7日間その人と生活を共にする家族にとって必要なことは、ほんのうわべだけの説明しかなされていませんでした。

「家族」について論じている研究では、ほとんどの場合、この用語はボーダーラインの人の出身家族のことを指していました。議論の焦点は、この障害の発展に初期の家族環境がどのような役割を果たしたのかということだったのです。言い換えれば、これらの研究は、ボーダーラインの人に影響を及ぼした周囲の人の行動についてのものであり、他人に影響を及ぼす彼らの行動についてのものではありませんでした。

ポールが専門雑誌に専念している一方で、私は多くの専門家へのインタビューを始めました。私は彼らに、「ノン・ボーダーライン」／non-BPの人たち（BPDやBPDの特徴をもつ人のパートナー、友だち、家族の人たち）は、どうすれば大切に思うボーダーラインの人のサポートを続けながら、自分自身の人生をコントロールし、「卵の殻の上を歩くようにビクビクしながら人生を送る」ことをやめることができるのか尋ねたのです。

私は驚かざるを得ませんでした。境界性パーソナリティ障害が、この障害をもつ人（以下 BP）と関係がある人々に良くない影響を及ぼしていることは疑う余地がないにもかかわらず、私が話を聞いたメンタルヘルスの専門家たちの多くが——ごくわずかの例外がありましたが——、BPの患者の要求に圧倒されていて、non-BPの人たちに向けての助言は非常に限

られていたのです．しかし，インタビューを続けるうちに，知識量は増えていきました．

　ポールと私は，BPのことを気遣っている人たちにとって重要な情報を明らかにしました．しかし，まだ本にはできませんでした——私たちが書きたいと思うような，詳細で役に立つガイドブックにはできなかったのです．そこで，インターネットにアクセスしました．

　私は，宣伝活動，マーケティング，執筆活動のために新しいコンピューターを購入したのですが，そこにはアメリカンオンライン（AOL）のディスクがついていました．インターネットに直接アクセスしたくて，そのプログラムをインストールしてみました．

　すると，そこにはそれまで私が知らなかった世界が広がっていました．AOL上のニュースやメッセージボードは，まるで世界最大規模の教会が抱える巨大な回復援助グループの集まりのようでした．そこで私は，BPとnon-BPたちのため「netizens」というグループを見つけましたが，彼らは，専門家たちが答えを出してくれるのを待っていたりはしませんでした．彼らは，対処技能を学び合い，技術的な情報を交換し，経験していることを正しく理解できた親密だけれどよくわからない人たち（intimate strangers）を感情面で支えたりしていました．

　私は，AOL上に何年にもわたって蓄積された，何百人ものBP，non-BPの人たちの投稿を読むことから始めました．最近の投稿にはメールを送り，私たちの研究に参加してくれるよう依頼しました．たいていの人が快く引き受けてくれ，境界性パーソナリティ障害についてもっと情報が必要であると考えている者がいることを喜んでくれました．

　メールのやりとりをするうちに，家族やパートナー，友人たちの主要な関心事が明らかになってきました．その後，BPの人たちに対して，彼らの見方を尋ねました．たとえば，non-BPたちがBPたちの怒りに直面した時の無力感について語った時，BPたちに対して，彼ら自身は激怒の間，何を考え，何を感じていたのか，そして周囲の人がどう反応してくれると

一番よいと思っているのかを尋ねたのです。

　当初，BPの人たちは私を信用してくれませんでした。しかし，何カ月かたち，信頼関係が芽生えるにつれ，彼らは自分自身についての心の奥深くの感情や，障害によって引き起こされる驚くべき惨状を話してくれるようになりました。性的虐待，自傷行為，抑うつ，自殺企図などのすさまじい話についても多くの人が話してくれました。「境界性パーソナリティ障害でいることは，無間地獄にいるようなもの——それよりひどい状況なんてないわ」と，ある女性が書いています。「苦痛，怒り，混乱が私を傷つけるの。ある瞬間から次の瞬間まで，自分が何を感じているのか知るすべはないわ。自分が愛する人たちを傷つけてしまうことが悲しいの。ごくたまに幸せすぎると思うわ。でも，そのせいでかえってすぐに不安になるのよ。その次には，自分を切りつけているわ。そしてまたそのことで恥ずかしくなる。私の人生は終わりのない"ホテル・カリフォルニア"みたいなものよ。そこから去る唯一の方法は，永久にチェックアウトすることね」

　セラピストの中には，BPが本当に回復するとは思っていない人もいます。しかし私は，AOLやインターネットで，セラピーと薬物療法，感情的なサポートの組み合わせによって，かなり回復している人々に出会いました。人生で初めて自分が正常であると感じることができたという彼らの喜びに，私は時に感動し，涙が出ました。そして初めて，私自身の人生で出会ったBPの彼がどれほど苦しんでいたかに気づいたのです。かつて理解不可能に思われた彼の行動にいまや説明がつきました。何年間も続いたいわれのない感情的な非難が，実際には私に向けられていたわけではないということに，初めて心から納得がいきました。それはおそらく，彼自身の羞恥心と，見捨てられることへの強い不安に起因するものだったのです。彼も犠牲者であったと気づいた時，私の怒りの一部は同情に変わりました。

　インターネットで繰り広げられる家族の人たちの話は，まさに恐怖そのものでした。自分の信頼を傷つける厄介な嘘を言ったり，虐待されたと偽

の告発をしたりする配偶者について語ってくれる人たちがいました。境界性パーソナリティ障害の傾向があると診断された子どもの親たちは，混乱しながらも愛情をもって，子どもを助けることに彼らの人生を捧げていましたが，暗にあるいはおおっぴらに，幼児虐待のかどで責められていたりするだけでした。

BP のアダルトチルドレンたちは，悪夢のような子ども時代を語ってくれました。ある男性は言いました。「僕の身体的な機能さえ批判されました。母は，僕が正しく，食べない，歩かない，話さない，考えない，座らない，走らない，排尿しない，泣かない，鼻をすすらない，咳をしない，笑わない，血を流さない，話を聞かないといって，文句を言っていたんです」と。BP の同胞たちは，親の注目を得ようとして BP の人と争わなければならなかったこと，そして自分の子どもが境界性パーソナリティ障害になるかもしれないとの心配を語ってくれました。

メッセージボードで出会ったボランティアのアシスタントたちと共に，私は境界性パーソナリティ障害についてのサイト（www.BPDCentral.com）を立ち上げました。そして，Welcome to Oz と呼ばれる，non-BP の人たちのためのオンライン・コミュニティを組織したのです。自分だけの体験だと思っていたことが，これほど多くの人たちと共通のものであったということがわかり，たいていの人がびっくりしていました。たとえば，Welcome to Oz のメンバーのうち 3 人が，大きな言い争いは空港で起こると報告していました。また，BP が見た夢の中で何かしたということで，何日間も怒りをぶつけられたことがあると言った人が 4 人いました。

ポールと私は，こうして集まった大量の情報をゆっくりと時間をかけてまとめることにしました。私たちはあるシステムを作りました。それは，インターネット上の議論が基となって思いついたアイデアや考えを私がポールに伝え，彼がそれを検討，発展させ，理論的枠組みを作るというものでした。

別の場合には，ポールが調査に基づく考えを発展させ，それを私が微調

整し，"真実の世界"に合致しているかどうか Welcome to Oz のメンバーたちの意見を聞いたりしました。私たちは共にテクノロジーには驚かされました。パソコンのキーを一回押すだけで，インターネットが世界中の何百もの人たちからの反応を返してくれるのですから。

　自分たちの仕事に納得がいった時，私たちはそれをポールの同僚や他のメンタルヘルスの専門家，さらには何年もの間，患者さんやその家族に関わってきた著名な境界性パーソナリティ障害の研究家たちとも分かち合いました。彼らは，自分たちの患者さんや家族も，私たちがインターネットで知り合った人たちと同様の関心を抱いていると請け合ってくれました。さらに，私たちの知識の正確性を高めるために，セリトス大学の心理学教授であるエディス・クラッチオーロ教授にお願いして，私たちのインターネット・サポートグループの non-BP を対象に調査を行ってもらいました。

　もちろん，私たちにはすべての人々を満足させることはできません。最初にこの本を書こうと考えた時，どうして今までこのような本がなかったのかわかりませんでした。数カ月たって，その理由がはっきりしました。境界性パーソナリティ障害というのは，現在でもなお論争の余地のある，複雑な概念なのです。これを定義することは，目隠しをして雨の中，素手で魚を捕ろうとするようなものなのです。境界性パーソナリティ障害の原因についてはたくさんの理論が出されていますが，結論は出ていません。治療に関しても，著名な研究者たちが熱心に議論している段階なのです。

　いちばん残念なことは，メンタルヘルスの世界や一般の間で，境界性パーソナリティ障害についての認識が欠如していることです。アメリカ精神医学会によれば，境界性パーソナリティ障害の発生率は，統合失調症や双極性障害（躁うつ病）のそれと大差ないとのことです。しかし，私たちがインタビューした専門家のほとんどは，自分たちがこの厄介な障害の診断や治療に関して充分な教育を受けていないことを認めていました。なかには，この問題について1，2回しか講義を受けていないという人たちもいました。

この本を書くことは，知的な面での挑戦であると同時に，感情面においても困難なことでした。多くのBPたちは，私の質問に対して，暗にあるいははっきりと，自殺すると脅してきました。また，毎日少なくとも1通は，www.BPDCentral.com を見て境界性パーソナリティ障害の存在を知り，次にどうすべきか教えてほしいという人からの必死の手紙を受けとりました。

　私たちの3年間の努力の結晶が，今あなたが手にしているこの本です。本書は，この問題についての最終的な結論ではありません。まだまだ手始めにすぎません。本書が，新しい研究への火付け役となることを願います。また，臨床医が患者さんを教育する際の手助けとなり，家族や友人に援助と安心を与え，BPにも回復の望みがあることを伝えられるようにと願います。そして何より，あなたが——あなたのような境遇にある数え切れないくらいたくさんの人たちが——人生の中でBPと出会ってからというもの，降りることができなかった感情のジェットコースターから降りる際の手助けになればと願うものです。

ランディ・クリーガー

第 I 部
境界性パーソナリティ障害の
行動を理解すること

第 1 章

はれものにさわるようにしながら相手と付き合うこと：あなたが大切に思う人は境界性パーソナリティ障害でしょうか？

　結婚して15年たっても，私は自分が間違ったことをしていたとは気づきませんでした。図書館で調べても，医師やカウンセラーと話しても，論文を読んでも，友人と話をしてもわからなかったのです。彼女が私について言うことを，不可解に思ったり，心配したり，あるいは信じ込んだりしながら，15年も過ごしてきました。自分が信じられなくなり，理由もわからぬまま，私はひどく傷つきました。

　しかし，ある日私はインターネット上でついに答えを見つけたのです。ほっとして涙が出ました。ボーダーラインの特徴をもつ彼女自身に，援助が必要であることを認めさせることはできませんが，今何が起こっているのかはわかります。私が悪いわけではない。今やっと，本当のことがわかったのです。

オンライン・コミュニティ，Welcome to Oz,
www.BPDCentral.com より

● 本書はあなたのためのもの？

- 大切に思っている人が原因で，とてもつらい思いをしてはいませんか？
- 相手の反応を怖れたり，あるいは後でひどいけんかをしたり，自分の

感情を傷つけることがばかばかしいという理由で，自分の考えや感情を心の中にしまい込んではいませんか？

- あなたの言動が曲解されたり，あなたを攻撃するために使われているような気がしませんか？　理屈に合わない時でも，二人の関係で悪いことはすべてあなたのせいだと責められたり，非難されたりしてはいませんか？

- その人は，強く激しい，不合理な怒りを向けたかと思えば，きわめてまともな，愛情のこもったふるまいをすることもあるのではありませんか？　そんなことが起こっているのだと言っても，誰にもわかってもらえないのではありませんか？

- その人があなたを「すべて善い」か「すべて悪い」かのどちらかで見ているように感じませんか？　見方がどちらかに切り替わる時に，納得のいかないことがありませんか？

操られているとか，コントロールされているとか，嘘をつかれていると感じることはありませんか？　自分を感情的な脅迫を受けている犠牲者のように感じることはありませんか？

- 「自己中心的だ」とか「あなたが間違っている」などと言われそうなので，その人に何かを求めることを怖れていませんか？　あなたはあなた自身のニーズなど重要ではないと思っていませんか？

- その人はあなたのものの見方を中傷したり，否定したりするのではありませんか？　その人の要求がコロコロ変わるので，あなたは何ひとつ正しいことができないように感じていませんか？

- 身に覚えのない言動について非難されていませんか？　誤解されていると感じることがあったり，説明しようとしてもその人が全く信用してくれなかったりするのではありませんか？

- その人にやりこめられることが多いのではありませんか？　あなたがこの関係を精算しようとしても，その人は，愛していると言ったり変わると約束したりすることから，言外あるいは明白な脅しに至るま

で，ありとあらゆる手段を使って，そうさせないようにするのではありませんか？　その人のふるまいの弁明をしたり，「すべてうまくいっている」と自分を納得させたりしてはいませんか？

　これらの質問の多くに「はい」と答えたとしても，ご安心ください。よい知らせがあります。あなたの頭がおかしくなっているわけではありません。あなたのせいでもありません。あなたは一人ではないのです。こうしたことは，身近に境界性パーソナリティ障害（Borderline Personality Disorder, BPD）の特徴をもった人がいる場合には，誰にでも起こりうることなのです。
　以下に，自分の大切な人がこの障害を患っていることに気づいた三人の実話を紹介します。これらは匿名性が保たれるように細部を改変してありますが，この本に掲載されているすべての例と同じように，インターネット・サポートグループのホームページに載せられた話に基づいています。

BPDをもつ人と結婚したジョンの話

　ボーダーラインの人との結婚生活は，つかのま天国にいるかのように感じたかと思えば，その次は地獄だよ。妻の気分はコロコロ変わるんだ。彼女を喜ばせようとしたり，けんかになるのを避けようとしたりしてビクビクしているようなものだよ。話すスピードが速いとか，声のトーンがおかしいとか，表情が変だとかで，けんかになるのはごめんだからね。

今現在，「みんなもこういうことを経験しているのだろうか」と思ってはいませんか？

　彼女がしてほしいと言ったことをその通りやっても，彼女は腹を立てるんだ。彼女が「一人になりたいから子どもをどこかに連れて行ってくれない？」と言ったことがあったよ。それで僕が子どもを連れて出かけようとすると，彼女は僕の頭めがけて鍵を投げつけて，「私のことを憎んでいるから家にいられないんでしょ！」と責めたんだ。でも僕と子どもたちが映画から帰ってき

た時には，彼女は何事もなかったかのようにふるまってた。彼女は僕に「どうしてまだ怒っているの？ 自分の怒りをコントロールできないのは問題よ」とさえ言ったんだ。

> あなたの頭がおかしくなっているわけではありません。あなたのせいではありません。あなたは一人ではないのです。

いつもこんな具合というわけではないよ。結婚前には，うっとりするような蜜月の期間もあったんだ。彼女は僕を偶像視して，いろんな点で僕のことを完璧だと言っていたよ。セックスもすばらしかった。僕は愛の詩を書いたし，高価なプレゼントも贈った。付き合って4カ月後に婚約して，それから1年後に結婚して，1万ドルの夢のようなハネムーンに出かけたんだ。でも結婚後すぐに，彼女は些細なことで僕を批判したり問い詰めたり，苦しめたりするようになった。「いつも他の女性を求めているのね」と言っては僕を責めるし，空想の"具体例"を突きつけては自分が正しいことを証明しようとしたんだ。彼女は僕の友だちを怖がって，避けるようにもなった。そして，僕の仕事，過去，価値観，プライドでもなんでも，僕に関係するものを悪く言うようになったんだ。

それでも，時には"かつての"彼女に戻ることもあった。僕のことを愛し，世界で一番すばらしい男性だと言っていた彼女にね。彼女は頭がよくて，おもしろくて，セクシーで，僕にとっては最高の女性であることに変わりはないんだ。まだ，とても愛している。結婚カウンセラーは妻を境界性パーソナリティ障害だと考えているけれど，妻は二人の関係をねじ曲げているのは僕の方だと言い張るんだ。カウンセラーのことをやぶだと思っているし，二度とカウンセリングには行きたくないと言っているよ。彼女にとって本当に必要な助けをどうやって与えてあげればいいのか，僕にはわからないんだ。

BPDをもつ子どもを育てているラリーの話

養子のリチャードが生後18カ月の時，何かがおかしいと思ったわ。彼は気難しくて，泣いてばかりで，時には3時間も続けてわめき散らすことがあっ

たの。2歳になると，一日に何回もかんしゃくを起こすようになって，それが数時間にも及んだわ。ホームドクターは「男の子はこんなものだ」とあっさり言ってのけたけど。

リチャードが7歳の時，彼の部屋で「8歳になったら死んでやる」と書かれたノートを見つけたのよ。小学校の先生は精神科医に診てもらうようにと言ったわ。その精神科医には，もっと家族の構造を保って，一貫性をもって彼に接するように言われたの。私たちは彼の良い点を褒めて，愛情をもって接するようにしたわ。食事の内容にまで気をつけたのよ。でも，何も変わらなかった。

リチャードが中学生になるまでに，嘘，盗み，不登校，手がつけられないくらいに怒りまくるといった徴候がみられるようになったわ。自殺しようとしたり，自分の身体を切りつけたり，私たちを殺すと脅したりして警察が来たこともあったの。罰として彼を部屋に閉じ込めると，彼は小児虐待の緊急電話相談に電話をかけたのよ。リチャードは，教師や家族，それに警察まで操っていたのね。彼は機転がきいて，見かけもよかったし，ユーモアのセンスもあったから，知的に見えて，人を惹きつけるところがあったの。カウンセラーたちは皆，リチャードの行動は私たちの責任だと言ったわ。カウンセラーたちが彼に騙されていることに気づきそうになると，彼はカウンセリングに行かなくなるのよ。新しい治療者たちが分厚くなった彼のカルテに目を通すことは一度もなかったわ。

学校で先生を脅す事態となって，初めて短期治療施設に行くことになったの。何度も，注意欠陥性障害とか，何らかの未知のトラウマによる外傷後ストレス障害だって言われたわ。ある精神科医には「精神障害を伴った抑うつ」と言われたわ。多くの人は彼を単なる「悪ガキ」だと言ったけれど。4回入院した後，保険会社からはもうこれ以上支払いできないと言われたし，病院からは，彼は今の状態ではとても家には戻れないと言われたわ。精神科医たちは，裁判所に行って自分たちが不適切な親であると宣告してもらいなさいって言ったのよ。やっとのことで州立の入院施設を見つけ出して，そこで初め

て境界性パーソナリティ障害の診断を告げられたの。そこではいろいろな治療がされたけど，良くなる見込みはほとんどないと言われたわ。

　リチャードはどうにか高校を卒業して大学生活を始めたけど，結局は悲惨なものになったわ。彼は今23歳だけど，精神年齢は18歳くらいでしょうね。大人になれば何か変わるかもしれないけど，彼はいまだに見捨てられることを怖れて，長く安定した人間関係をつくることができないの。だから，ここ2年の間に4回も仕事を辞めてしまったわ。彼は横柄で人にいやな思いをさせるところがあるし，操作的で頑固だから，友だちはすぐに離れていくわ。それで金銭面と感情面の両方で私たちに頼りっきりよ。彼には私たちしか残されていないのよ。

母親がBPDであるケンの話

　母の愛情は気まぐれなものだった。雑用でもなんでも期待されたことをしないと怒鳴り散らして，「お前はひどい子だから友だちもできないよ」と言っていたよ。そうかと思えば，愛情が欲しい時には僕を優しく抱きしめて，二人がどんなに親密かを話して聞かせるんだ。彼女がどんな気分でいるのか知る術は全くなかったね。

　僕が時間やエネルギーを他の人に向けすぎていると母が感じた時には，彼女は機嫌を損ねたよ。飼い犬のスヌーピーにすら嫉妬していたんだから。僕は自分が何か間違ったことをしてしまったんだとか，僕自身が間違っているんだと，いつも思っていたよ。

　母は，僕にどう変わるべきかしつこく言うことで，僕を成長させる責任を果たしていると考えていたんだ。僕の髪型，友人，テーブルマナー，態度の粗探しをしていた。彼女は何でも大げさにして，自分の言い分を正当化するために嘘までついていた。父が反対の意見を言うと，彼女は手を振ってそれを否定していたよ。自分がいつも正しくなければならなかったんだ。何年もの間，僕は母の期待に応えようとしていた。でも，僕が何かを成し遂げた頃にはいつだって，彼女の期待は変わっていたんだ。何年も辛辣な批判を浴び

ていたけれど，それに慣れるということはなかった．今，僕はみんなと親しくすることが難しいと感じている．僕は誰かを心から信用することができないんだ．妻ですら信用できない．親しみを感じるほど，拒絶されると思って身をこわばらせてしまうんだ．僕が"拒絶"だと感じるようなことを妻がしなくても，つまらないことで怒って彼女を拒絶してしまう．頭では何が起こっているかわかっているのに，それを止められないように感じるんだ．

● 境界性パーソナリティ障害の行動の激しさ

ボーダーラインの人たちの感情と私たちの感情に変わりはありません．彼らは他の人たちと同じようなことをします．ただ，以下の点で異なります．

- 彼らは私たちより物事を強烈に感じます．
- より激しい形で反応します．
- 自分自身の感情や行動をうまくコントロールすることができません．

境界性パーソナリティ障害であることが，根本的に人と異なる行動を引き起こす原因ではありませんが，極端な行動の原因にはなります．

> 20世紀前半に研究者たちが「ボーダーライン」という用語をつくった時には，現在私たちが境界性パーソナリティ障害だと考える行動特徴をもつ人々は，神経症と精神障害の「境界」に位置する人々と考えられていました．この概念は1970年代には廃れましたが，「ボーダーライン」という言葉だけが残ったのです．

● これは境界性パーソナリティ障害だとわかったら？

境界性パーソナリティ障害が，大切に思う人の突拍子のない，人を傷つける，混乱した行動の根底にあるものだとわかると，多くの人は驚きます。なぜもっと早く境界性パーソナリティ障害という言葉に出合わなかったのだろうと思うのです。長いこと精神保健の援助を求めてきた人であればなおさらです。

●BPDについてあまり耳にしないのはなぜでしょう？

残念ながら，メンタルヘルスの専門家の間でさえ，境界性パーソナリティ障害がはっきりと認知されているわけではありません。それにはいくつかの要因が考えられます。

1. アメリカ精神医学会が発行する『診断と統計のためのマニュアル』(DSM)の中に，1980年までこの疾患が正式に記載されていなかったということがあります。専門家たちの多くは，この疾患について充分教育されていないために，患者の中に存在する境界性パーソナリティ障害の特徴を見過ごしてしまっているのです。
2. 臨床医の中には，DSMの内容に賛成しない人もいれば，境界性パーソナリティ障害の存在そのものを否定する人もいます。診断が困難な患者に対する「ごみ箱診断」だと言って受け入れない専門家もいます。（長年にわたり研究が重ねられるにつれ，このようなことは少なくなってきました。BPDは，パーソナリティ障害の中では最も研究が行われているのです）
3. 境界性パーソナリティ障害という診断を烙印のように考えて，この診断をつけられた患者さんが医療機関から締め出されることを懸念し，この診断名をつけない臨床医もいます。また，カルテには境界

性パーソナリティ障害と診断名を書きながら，本人とはこのことについて話し合わない臨床医もいます。あるいは，簡単に伝えるだけで，詳しい説明は避ける人もいます。

● 告げるべきか，告げないべきか

本書を読み進めるにつれ，あなたはボーダーラインだと思われる人と境界性パーソナリティ障害について話をしたいという衝動に駆られるかもしれません。それはもっともなことです。この障害について知ることは，強力で，事態を一変させるような出来事なのですから。あなたは，その人はあなたに感謝して，喜んで治療を受けに行くだろうという夢物語を考えているのではありませんか？

残念ながら，現実はそのようにはいきません。家族の人たちは何度も，怒りや否認，そして耐えがたい批判を受けたと言っています。多くの場合，BPDの特徴をもつ人は，境界性パーソナリティ障害だと言われると，家族の中の誰かを境界性パーソナリティ障害だと言って非難します。

別のことが起こる場合もあります。つまり，BPDの特徴をもつ人は，ひどく恥じて，絶望のあまり自傷行為に至るかもしれません。あるいは，「どうすることもできないの。だってボーダーラインなんだから」と言って，責任放棄のための格好の手段にしてしまうかもしれません。

有名人で，この障害をもっていると認めた人はいませんが（タブロイド紙や伝記の中には，いろいろな点でそのように推測しているものがあります），その傾向をもった人はたくさんいます。良くも悪くも，摂食障害，家庭内暴力，AIDS，がんといった病気は，その疾患を抱える有名人が出現するまで，国民の意識の中には根づかないのです。

● 資格を有する治療者の助けを得ましょう

問題は決して単純ではありません。何事も急がないでください。境界性

> 誰も他人に、自分の行動を変えたいと思わせることはできません。障害をもつ人にとって、それは単なる"行動"ではなく、それまでの人生における"対処方法"なのです。
>
> ジョン・M・グロール医師

パーソナリティ障害を扱った経験のある専門家とよく話し合ってください。たいてい、当人にとって病気のことは専門家から——あなたからではなく——教えてもらうほうがよいのです。その人がもう大人で、今現在治療を受けている場合は、治療者は守秘義務があるため、あなたと境界性パーソナリティ障害について話し合うことは避けるでしょう。しかし、あなたはカウンセラーと自分の関心事について話し合うこともできるのです。

ボーダーラインの人の人生に関わっている人たちも、否認したり非難したりする傾向があります。原家族、すなわち両親や同胞は特にそうです。誰かに何かを納得させることはあなたの仕事ではありません。そのことを忘れないでください。学ぶ準備ができ、自ら学ぶ気持ちにならなければ、人は学ぶことはできないのです。

例 外

ある状況においては、ボーダーラインだと思われる人と、境界性パーソナリティ障害について慎重に話し合うことができます。

- 彼らが、自分の抱く感情について、どうしてそのように感じるのか、積極的に答えを見つけ出そうとしている場合。
- あなた方二人が、「非難合戦」に陥らない場合。
- 優しく愛情をもって、何年でも治療に付き合う用意があるということを伝えて安心させてあげられる場合。(軽々しく約束しないでください。約束を破るくらいなら、始めから約束をしないほうがましです)

● あなたが理解していて，当人が理解していない時

あなたが「この人は境界性パーソナリティ障害に違いない」と気づいていても，当人がそれに気づいていない場合，「卵の殻」はより壊れやすくなります。例をあげましょう。サムは，ボーダーラインだと思われる妻のアニータが何事にも責任をもとうとせず，いつも自分が「犠牲者」だと言い張るのは，この障害について彼女と話をすることができないからだと言います。治療の話など当然できることではありません。サムはまた，自分が境界性パーソナリティ障害の情報を得るために，自分だけのメールアドレスをもっていることに罪悪感を抱いています。

境界性パーソナリティ障害のことを知って，僕は前より優しくなれたし，相手の気持ちを理解できるようになった。でも，不満もたまってくる。ときどき，手に入る情報のあまりの多さに圧倒されて，殺されかけているんじゃないかと感じることもある。

ウェズレー

> あなただけが，BPDを治療する訓練を積んだメンタルヘルスの専門家と相談し，どのように進めていくかを決めることができます。セラピストの選び方については，付録Aを参照してください。

● 診断によって行き詰まらないでください

診断自体にこだわるのではなく，二人の関係の中では，二人ともがそれぞれ責任を負っているということを相手に理解させてあげてください（ボーダーラインの人にすべての責任があると思うかもしれませんが，その考えは今は脇に置いておいてください）。二人の間に問題が起こったのなら，それは二人で取り組むべき問題だということを伝えなければなりません。

ボーダーラインの人が，二人の関係に取り組むことに協力的でない場合

には，境界を設けること（第6章）に焦点を当てたほうがいいと思うかもしれません。その通りです。これから議論していくことですが，あなたの境界を尊重してもらうことは，ボーダーラインの人がこの障害について知っていたり，そうであることを認めようとしたりするかどうかには関係ないのです。

> 二人の間に問題が起こったのなら，それは二人で取り組むべき問題だということを伝えなければなりません。

覚えておいてほしいことは，その人は境界性パーソナリティ障害かもしれませんが，そうではないかもしれないということです。たとえ境界性パーソナリティ障害であったとしても，それで彼らの行動のすべてが説明できるわけではありません。彼らの行動の原因をあれこれ思案することから，行動の結果として起こる問題の解決へと，視点を移してください。

● 本書の使い方

この本にはたくさんの情報が詰め込まれています。一度にすべてを吸収しようとは思わないで，じっくりと読み進んでください。少しずつ消化していってください。

● 一歩ずつ進みましょう

読み飛ばさず，最初から順に読み進めることをお勧めします。各章で得られる知識が次の章の土台となります。第Ⅱ部では特にそうです。基本的な概念については，いくつかの章で繰り返し説明しています。そうすれば，それらを充分に吸収して，自分自身と二人の関係について新しく考えることができるでしょう。

● 用語の理解

本書を読みやすくするために，新しい用語や定義をいくつか用いています。

《ノン・ボーダーラインの人（non-BP）》

「ノン・ボーダーライン（non-BP）」というのは，「ボーダーラインではない人々」という意味ではなく，「家族，パートナー，友だちなど，ボーダーラインの人の行動に何らかの影響を受けている人」のことを指します。ノン・ボーダーラインの人とボーダーラインの人との関係にはさまざまな形態があります。私たちがインタビューしたノン・ボーダーラインの人たちの中には，ボーダーラインの人の伯母，いとこ，同僚にあたる人たちもいました。

ノン・ボーダーラインと呼ばれる人たちは多様で，ボーダーラインの人たちからさまざまな形で影響を受けています。ボーダーラインの人を懸命に支えてきた人もいれば，言葉上あるいは身体的に虐待をしてきた人もいます。ノン・ボーダーラインと呼ばれる人が，抑うつ，物質依存，注意欠陥障害，そして境界性パーソナリティ障害といったメンタルヘルスの問題を抱えている場合もあるでしょう。

> ボーダーラインの人の中には，性的，身体的，感情的に親や養育者から虐待を受けた経験のある人もいれば，善良で，我が子に治療を受けてもらおうと身を粉にしている親をもつ人もいます。私たちがインタビューした親御さんたちは，後者に数えられます。彼らが完璧な親だったというわけではありません（完璧だと主張できる人など，はたしているのでしょうか？）。しかし，虐待的なところは全くありませんでした。本書で親のことについて議論する場合には，普通の過ちは冒す，一般的な親のことを指しています。

《ボーダーラインの人（BP）》

「ボーダーラインの人（BP）」という用語は，「境界性パーソナリティ障害と診断された人々，あるいは，『診断と統計のためのマニュアル』(DSM-IV-TR)[8]の境界性パーソナリティ障害の診断基準を満たす人々」を指す場合に使われます。

> 境界性パーソナリティ障害はよく誤診されますし，他の精神障害と併存することも珍しくありません。ボーダーラインの患者さんがいくつかの施設で診察を受けている場合には，それぞれの施設で診断が異なるということもよくあります。はっきりした診断がなかったり，意見の統一がみられないと，その人をボーダーラインと呼ぶことに躊躇するかもしれません。だからといって，あなたの人生をよりよくするための重要な情報を手に入れることを思い留まったりしないでください。

本書の情報を基にして，誰かを診断したりしないでください。境界性パーソナリティ障害を評価し治療した経験のある専門家だけが，診断を下すことができます。あなたには，大切な人が本当に境界性パーソナリティ障害なのかどうか，はっきりと知ることはできないかもしれません。彼らはメンタルヘルスの専門家の診察を受けることを拒むかもしれませんし，実際，自分に問題があることを認めようとしないかもしれません。なかには，診察を受けていながら，診断名をあなたには知られたくないと思っている人もいるかもしれません。

> 覚えておいてください。本書はボーダーラインの人のための本ではなく，あなたのための本です。あなたには助けを求める権利があります。前にリストに挙げたような行動パターンにあなたが巻き込まれているのなら，境界性パーソナリティ障害の診断の有無にかかわらず，本書で示される方法はあなたにとって有益なものとなるでしょう。

《「ボーダーライン」と「BPD をもつ人」》

　専門家の中には「BPD をもつ人（person with BPD）」という言葉を好んで用いる人がいます。誰かを「ボーダーライン」と呼べば，その診断がその人を定義づけてしまうと考えているのです。このような臨床医たちは，「BPD をもつ人」という用語のほうを常に使用するべきであると主張しています。

　「BPD もつ人」という用語が「ボーダーライン」という用語よりも偏見が少ないという点は納得がいきますが，私たちの目的は，精神障害の人々に敬意を払うと同時に，簡潔で読みやすい本を書くことです。ボーダーラインの人たちとノン・ボーダーラインと呼ばれる人たちとの複雑な関係について検討するため，しばしばひとつの文章に何度も繰り返されることになるボーダーラインとノン・ボーダーラインという言葉の区別を，常に明らかにしておかなくてはなりません。長い言葉によって文章が読みにくく，冗長となる場合には，本書では「ボーダーライン」や「BP」という言葉を使用することにしました。より重要なことですが，「BP」の中には，正式に診断されてはいないけれども，BPD の特徴を示している人も含まれます。

● 焦点を見失わないでください

　読み進むにつれ，人間関係の中で生じる問題の責任は，すべてボーダーラインの人にあるかのように思えてくるかもしれません。しかし，私たちは関係全体について議論しているわけではありません。私たちが焦点を当てていることは限られています。それは，境界性パーソナリティ障害によってもたらされる行動への対処の仕方です。

　実生活では，人間関係は多面的なものです。境界性パーソナリティ障害とは関係のない要因も数

> 本書を読むことさえ，大切な人への裏切りであるかのように感じられるかもしれません。しかし，そうではありません。

多くあります。それらの要因について述べるつもりはありません。それは本書の守備領域を超えているからです。

> 二人の関係のうち，半分はボーダーラインの人に責任があり，残りの半分はノン・ボーダーラインの人に責任があります。同時に，その半分の責任に対して，各人には100％の責任があります。

● 希望があるということを知ってください

境界性パーソナリティ障害というのは，おそらく最も誤解されている診断名と言えるでしょう。一番の誤解は，ボーダーラインの特徴をもつ人は治る見込みがないというものです。実際には，薬物治療が抑うつ，気分変動，攻撃性に効果的です。ある種の治療も経験的にその有効性が認められています。私たちは，自らを傷つけようとする衝動をもはや感じなくなるまでに回復した，多くのボーダーラインの人たちに会ってきました。彼らは自分自身に対して良い感情をもち，愛情を与えたり受けたりすることに喜びを感じるようになっています。

> 最も大きな誤解は，BPDをもつ人は決してよくならないという考えです。

ボーダーラインの人が援助や治療を拒む時にはどうすればいいのか，と思われることでしょう。それでも希望はあります。ボーダーラインの人を変えることはできませんが，あなた自身は変わることができます。自分自身の行動を吟味し，修正することによって，感情という名のジェットコースターから降り，自分自身の人生を取り戻すことが可能となるのです。

第2章

ボーダーラインの人の内的世界：
境界性パーソナリティ障害の定義

境界性パーソナリティ障害を定義しようとすることは，溶岩を見つめるようなものよ。目に映るものは常に変化しているんだから。病気は不安定さの原因になっているだけじゃなくて，不安定さを象徴してもいるのよ。

ジェニス・コーウエル

Imbroglio: Rising to the Challenges of
Borderline Personality Disorder

● パーソナリティ障害の理解

DSM-IV-TR[8]によると，パーソナリティ障害は次のように定義されています。

- その人の属する文化の中で期待されているものからは著しく逸脱した，内的体験および行動の持続的様式。
- 全般的で固定化している（変化しにくい）。
- 時がたっても変質しにくい。
- 人間関係上での苦痛や機能不全をもたらす。

> 境界性パーソナリティ障害はその人の一部であって，その人そのものではありません。

パーソナリティ障害が，障害をもつ本人と，その人と関係のある人の双方に苦痛をもたらすということが，まさにこの障害を定義づけています。境界性パーソナリティ障害についての描写は非常に否定的な印象を与えるので，境界性パーソナリティ障害と診断された人たちは，烙印を押されたように感じます。境界性パーソナリティ障害と，その障害をもった人とは同じことではないということを心に留めておくことが重要です。しかし，あなたがボーダーラインの人と一緒に暮らしている場合は，この障害とそれを抱えている人とを区別することは難しいかもしれません。この障害からの回復は可能です。

結局，ボーダーラインの人の思考や感情，行動をコントロールできるのは，ボーダーラインである当の本人だけなのです。これを理解することは，ボーダーラインの人たちの回復――そしてあなた自身にとって――大変重要です。

● 境界性パーソナリティ障害の診断基準

DSM-IV-TR[8] では，境界性パーソナリティ障害の診断基準は以下のように記述されています。

　成人早期に始まり，種々の状況で明らかになる，対人関係，自己像，感情の不安定および著しい衝動性の広範な様式で，以下のうち，5つ（またはそれ以上）で示される。
1. 現実に，または想像の中で見捨てられることを避けようとする気違いじみた努力。注意：基準5で取り上げられる自殺行為または自傷行為は含めないこと。
2. 理想化とこきおろしの両極端を揺れ動くことによって特徴づけられ

る不安定で激しい対人関係様式。
3. 同一性障害：著明で持続的な不安定な自己像または自己感。
4. 自己を傷つける可能性のある衝動性で，少なくとも2つの領域にわたるもの（例：浪費，性行為，物質乱用，無謀な運転，むちゃ食い）。注意：基準5で取り上げられる自殺行為または自傷行為は含めないこと。
5. 自殺の行動，そぶり，脅し，または自傷行為の繰り返し。
6. 顕著な気分反応性による感情不安定性（例：通常は2，3時間持続し，2，3日以上持続することはまれな，エピソード的に起こる強い不快気分，イライラ，または不安）。
7. 慢性的な空虚感。
8. 不適切で激しい怒り，または怒りの制御の困難（例：しばしばかんしゃくを起こす，いつも怒っている，取っ組み合いのけんかを繰り返す）。
9. 一過性のストレス関連性の妄想様観念または重篤な解離症状。

　ボーダーラインの人たちやその家族の例を挙げながら，この診断基準を詳しく見ていくことにしましょう。アイデンティティの欠如と空虚感（診断基準の3と7）は関連があると考えられるので，まとめて説明します。自殺と自傷行為（診断基準の5）は，動機が非常に異なっているので，分けて説明することにします。

> 不快気分とは，多幸感とは反対のもので，抑うつ，不安，怒り，絶望が混在したものです。

● 診断基準１：現実に，または想像の中で見捨てられることを避けようとする気違いじみた努力

　想像してみてください。あなたは子どもで，ニューヨークのタイムズスクエアで迷子になり，恐怖心でいっぱいになっています。お母さんは，ちょっと前まであなたの手を握ってそこにいたのに，突然，群衆の中に掻き消えてしまいました。あなたはお母さんを見つけようと，必死になって周囲を見回しています。

　ボーダーラインの人は，このような感覚を常に抱いています。孤立感と不安感です。ひとりになることを考えると，恐怖感に襲われるのです。彼らにとって，自分のことを大切に思ってくれる協力的な人というのは，群衆の中にあっても親切にしてくれる人のようなものです。しかし，その人たちが，ボーダーラインの人にとっては彼らが離れていくように思えるようなことをすると，その瞬間，ボーダーラインの人はパニックに陥り，反応してきます。怒りを爆発させたり，そばにいてくれるようにしつこく頼んだりするのです。

　見捨てられ不安の誘因は些細なことです――あるボーダーラインの女性は，自分のルームメイトが洗濯に行くためにアパートを離れることを嫌がりました。見捨てられ不安は非常に強力で，ボーダーラインの人を圧倒してしまいます。たとえば，ある男性がボーダーラインの妻に，自分には致命的な病気がありそうだと伝えたところ，その妻は，（彼の病気のことを気遣うのではなく）彼が医者に会いに行ったことに対して激怒しました。

　子どもの時に親から構ってもらえなかったり，家族機能が著しく損なわれた家庭で育ったボーダーラインの人は，見捨てられることを怖れて，自分の恐怖感を否定したり抑圧したりする対処方法を身につけるかもしれません。これを何年も繰り返していると，自分の本当の感情がわからなくなってしまいます。あなたの知るボーダーラインの人が，腹を立てたり怒りをあらわにした時には，何が，その人に見捨てられ不安を引き起こしているのか考えてみると役に立つかもしれません。

アーミン（non-BP）

僕が仕事から戻るのが5分でも遅れたら，妻は，僕がどこにいるのか探そうとして電話をするよ。妻はしょっちゅう僕を呼び出すんだ。彼女が強く反対するから，友だちと出かけることなんかもうできないよ。僕が映画を見ている時だって，携帯電話を鳴らすんだから。すごいストレスだよ。だから，彼女が一緒でないかぎり，僕は友だちとは出かけないことにしたんだ。

テス（BP）

私が見捨てられたって感じる時は，孤独や恐怖，疎外感がごちゃまぜになってるの。パニックになるわ。裏切られたとか利用されたとかいう感じ。死にたくなるわ。

ある晩，ボーイフレンドに電話したら，彼はテレビを見ているところだから，あとで電話するって言ったの。だから，私はアイロンをかけながら待ってたのよ。でも彼は電話してこなかったわ。見捨てられたっていう恐ろしい感情がまた襲ってきたの。その前の日には，彼が本当に私を愛してくれているってわかったところだったから，ひどく傷ついたわ。

午後10時になって電話がかかってきた時には，彼とはもう別れようって決めてたの。彼に捨てられる前に自分から彼を捨ててやるって。でも彼はその時まで映画を見てたの。自分でもおかしくなっちゃった。だけど，この苦痛とか恐怖とか，はらわたが煮えくりかえるような感情は，とてもリアルなものなのよ。

時にボーダーラインの人たちは，自分が見捨てられることを怖れているとおおっぴらに言うことがあります。しかし，怒りのような他の方法で，その不安が表現されることのほうが多いものです。感情的に傷ついたり，自分自身のコントロールを失うように感じた時には，怒りが爆発しやすくなります。

●診断基準2：理想化とこきおろしの両極端を揺れ動くことによって特徴づけられる，不安定で激しい対人関係様式（スプリッティング）

ボーダーラインの人たちは，自分自身では得難い自尊心や賞賛や自己同一感などを，他人が与えてくれることを期待します。多くの場合，永遠の愛情や同情心をもつ援助者を探し求めます。そのような愛情や同情が，彼らの心の中にある暗黒の空虚感や絶望感を満たしてくれると考えているのです。

ビバリー（BP）

私は，優しそうな人なら誰にでも，私の世話をしてくれるだろうと期待して近づいていったものよ。でも，気がついたわ。私が望むように面倒を見てくれる人など誰もいないってこと。だって，心の中は子どもみたいに感じてるけど，外見は大人なんですものね。

ボーダーラインの人の強烈な要求が起こると，人間関係には緊張が生まれます。親がノン・ボーダーラインで，子どもがボーダーラインの場合でもそうです。

ロベルタ（non-BP）

ボーダーラインの18歳の娘の親でいることは，毎日24時間，仕事を続けるようなものだわ。彼女は落ち込んでいるから，気分を良くしてあげなきゃいけないの。毎日起こる問題の解決方法を考えるのに，誰かの手助けがいるのよ。彼女は泣いたり，自分で作った傷から血を流してみせたりするの。彼女のことはとても愛してるわ。でも，先が見えなくて，どうしていいのかわからない。私の時間とエネルギーが，全部彼女に注がれてしまっているから，他の子たちは

> BPDをもつ人は，自尊心，称賛，アイデンティティの感覚など，自ら与えることができないものを，他の人が与えてくれることを期待します。

怒ってるわ。

　ボーダーラインの人にとって，関係を失うかもしれないということは，腕や足がなくなること――さらに言えば死――に等しいことのようです。同時に，彼らの自尊心は非常に低いので，なぜ相手が自分と一緒にいたいと思うのか，理解することもできないのです。ボーダーラインの人たちは警戒心が強く，自分が大切に思う人が，本当は自分を愛していないのではないか，見捨てようとしているのではないかと疑い，それを証明する手がかりを見つけようとします。彼らの怖れていることが現実に起こりそうな時，彼らは次のようなことをするかもしれません。

- 怒りの中に逃げ込む。
- 非難する。
- 泣く。
- 報復しようとする。
- 自分を傷つける。
- 浮気をする。
- その他の破壊的行為。

　このことは，境界性パーソナリティ障害の中核にある逆説性を示しています。ボーダーラインの人たちは親密さを死に物狂いで求めます。しかし，それを手に入れようとして彼らが行うことが，結局は人々を遠ざけてしまうことになるのです。このようなことは誰にとっても苦痛ですから，この障害をもつ人にとっても苦痛であることは想像がつくでしょう。あなたなら，パーティに行ったり，本を読んだり，浜辺を歩いたりして，その苦痛から逃れることもできるでしょう。しかし，ボーダーラインの人は，この恐怖とパニックを抱えて24時間生きているのです。

《スプリッティングを理解する》

ボーダーラインの人たちの多くは、過度の理想化と脱価値化の間を揺れ動いています。これは「スプリッティング（分裂）」と呼ばれます。

> 彼らは、他人を、邪悪な魔女かすばらしい後見人、聖人か悪魔のどちらかで見ています。あなたが彼らの必要を満たしているような時には、彼らはあなたにスーパーヒーローの役を割り当てます。しかし、彼らがあなたに見捨てられたと感じると、あなたは邪悪な農奴と化すのです。

> ボーダーラインの人たちは親密さを死に物狂いで求めます。しかし、それを手に入れようとして彼らが行うことが、結局は人々を遠ざけてしまうことになるのです。

ボーダーラインの人は、人の中の良い面と悪い面とを統合することが困難なので、誰かに対するその時の見方というのは——短期記憶障害をもつ人のように——その人と関わった一番最近の出来事に基づいているということがよくあります。

『境界性人格障害（BPD）のすべて』および、*Sometimes I Act Crazy*[25]（邦訳『BPD（境界性パーソナリティ障害）を生きる七つの物語』星和書店）の著者であるジェロルド・J・クライスマンは「スプリッティング」を以下のように説明しています。

普通の人なら、相反する感情をもち、二つの矛盾する感情を一度に経験することができます。ボーダーラインの人は、ある感情を抱いている時にはもう一方の感情に気づくことなく、その間を揺れ動くのです。感情的に子どもなのです。ボーダーラインの人は、人間の矛盾や曖昧さに耐えられません。彼らは、人の良いところと悪いところを統合して、その人を一貫して理解することができないのです。どの特定の瞬間でも、ある人は「善」か「悪」のいずれかで、そこには中間や

どちらでもない領域というのは存在しません。その間の微妙な差異や濃淡を読み取ることは，たとえできたとしても非常に難しいのです。

> ボーダーラインの人の中には，問題が起こると，解決方法はまるでひとつしかないかのように考える人がいます。

全か無かという考え方は，人間関係だけでなく，ボーダーラインの人の人生の他の領域にも顔を出します。ボーダーラインの人の中には，問題が起こると，解決方法はまるでひとつしかないかのように考える人がいます。ある方法を採ると，そこから戻ることができないのです。たとえば，あるボーダーラインの女性が嫌いな仕事を新しく任された時，彼女にとっての選択肢は仕事を辞めることしかない，という具合です。ボーダーラインの人にとっての努力というものは，全か無です。たとえば，ボーダーラインの大学生が政治運動に没頭して忙しくなると，授業をすべて休んでしまうのです。次学期には，学校のほうがよくなって，政治運動からはすべて手を引きます。

《人間関係を定義することが困難》

ボーダーラインの人たちは，人間関係ははっきりと定義されていなければならないと考えるかもしれません。ある人は自分の友人か敵かのいずれかであり，またある人は情熱的な恋人か心の友かのいずれかなのです。これは，ボーダーラインの人たちが，恋愛関係にあった人と友だちになることが困難な理由のひとつです。このような定義の必要性は，他の人たちには全く当てはまりません。ボーダーラインの人は，自分自身さえも黒か白のいずれかで見ます。ボーダーラインの人たちのためのセルフヘルプに関する本，*Lost in the Mirror* [36] の中で，リチャード・モスコビッチは次のように書いています。

あなた（ボーダーラインの人）は完璧さを求めて果敢に努力し，時にはそれを成し得たと感じることがありながら，次にはほんの些細な失敗で自分を責めるのです。自分が正しいと思っている時には，特別な扱いを受け，規則に縛られずに生きる資格があると感じることでしょう。欲しいものや自分にとって良いものは何でも手にする資格があると感じるかもしれません。

《スプリッティングへの対処》

ボーダーラインの人の要求や期待のすべてに応えることは不可能です。あなたがボーダーラインの人の要求を満たそうとすれば，彼らは違うものが欲しいといって要求を変えるかもしれません。あなたは，一日に何度も，英雄から悪党へと役柄を変えなくてはならないでしょう。あるいは，何年もの月日をかけて，ボーダーラインの人が聖人／罪人のパターンを循環させることもあります。これまでの「愛の対象」に「欠点がある」とわかると，ボーダーラインの人は新しい愛の対象を見つけ，違う人と同じサイクルを繰り返すのです。

> ボーダーラインの人は，自らの歪んだ気持ちや信念は──ポジティブなものであれネガティブなものであれ──紛れもない真実であるとの強い確信をもっています。そのため，あなたの役目は，彼らのものの見方があちらこちらへ移動することがあっても，あなた自身の一貫した，バランスのとれた見方を維持することにあります。

ひとつには，「スプリッティング」の傾向があるために，ボーダーラインの人たち──特に子ども時代に虐待を受けた人たち──は，他人を信頼することが非常に難しいと感じています。信頼感が欠如していると，人間関係には大きな乱気流が起こります。たとえば，彼らがあなたを悪者とみなしている時には，自分のことを愛してくれないとか，浮気している

いってあなたを責めるのです。

　このような状況の中で，ノン・ボーダーラインの人たちは，自分が信ずるに値する人間であることをいっそう強く示そうとするのですが，多くの場合徒労に終わってしまいます。不信感は，ボーダーラインの人の心の奥底にあるものだからです。そして，その不信感は，ノン・ボーダーラインの人の特定の行動と何ら関係ありません。

　Get Me Out of Here [45]（邦訳『ここは私の居場所じゃない―境界性人格障害からの回復』）の著者であるレイチェル・レイランドは，メールで次のように書いています。

　　私はいつも，何かを貪欲に求めていたわ。それが何なのかはっきり定義することはできなかったのだけれど，要求の底無し沼と言えるわね。私がだめな人間で，どこかおかしいっていうことが他の人にわかってしまうことが怖くて，誰にも近づけなかった。ごっちゃになっていたのよ。私には友人が多かったんだけど，誰とも親密になれなかったわ。ある人は私がガードを低くしたら，私のことが変な奴だってわかって，離れていったわ。ええと，そんなことが59人の友人たちとあったかしら。

　　でも今は恋人ができたの。一人が大勢を意味するんだから，大ばくちよ。でも今回は少し違うの。彼も私を必要としているんだから，たぶん安全よ。私と一緒にいて，お願い。毎日毎晩よ。私を見て。私の言うことを聞いて。私はここにいるわ。私がわかる？　ここにいるのよ！　ここにいるの…。あら，信じられないわ。やっと，私の要求を全部叶えてくれる人ができたのよ。ほっとした…。

　　えっ，ちょっと待ってよ。彼は嫌がってるわ。静かにテレビを見たいって言うの。他のことをしたいって。いったいどうすればいいの？　ああ，もう，欲求不満だわ。いまいましい。この人が憎いわ。私はガードを解いたっていうのに。それがどんなに大変なことか，彼にはわからないのね。私と話をするより，テレビを見たいってどういうこと！　ここにいるより友だちと外出

したいってどういうこと！ 私がノイローゼだってわかったってどういうことよ！ むかつくわ。すごく恥ずかしい。不用意なところを見られてしまったわ。私の要求には終わりがないってわかってるのね。

　恥ずかしいわ。もう怒ったわ。わからせてやんなきゃ。おい，お前！ あんたなんてどうでもいいんだよ。わかったか？ あんたのことなんてこれっぽっちも大切じゃないんだから。これも，あれも，持ってけ！ 怒ってるんだよ。失神するまで叫んでやるよ。でも，目が覚めてどんなに彼を傷つけたか自分で気づくんだわ。想像できないくらいに自分を軽蔑するんだわ。死ぬほど怖いわ。だって，彼が去ってしまうってわかるのよ。私はすごく傷つきやすいの。強くなんかないの。どうか，行かないで。あなたがどうしても必要なのよ！ どうしたらわかってくれるの？

　泣いてお願いするわ。彼ってなんて素晴らしい，心の広い人なのかしら。あなたが私を嫌ってるってことだけわかるわ。嫌いになって当然よ！ 私なんて死んだほうがましね。あなたには私なんかいないほうがいいのよ！ ううん，違うわ。もし私が死んだら彼も不憫に思ってくれるわよね。ねえ，お願い。償わせて。いつでもどこでも素晴らしく愛し合いましょうよ。私の情熱をいっぱい表現させてよ。ほら，彼が戻ってきた。私のそばにいるわ。神様ありがとう，大きな災難にはならないですんだわ。彼と一緒だととてもいい気分よ。私を大切にしてくれるの。私には彼が必要なのよ。

　取り戻すことのできない傷をつくってしまったって気づいた時，このサイクルが勝手に繰り返されてしまう時，もう取り戻せないって確信するのよ。彼がどんな結論を出そうと，私は彼との関係を切って，他の人を探すのよ。そして，この忌まわしいことをまた繰り返すの。

● **診断基準３：同一性障害：著明で持続的な不安定な自己像または自己感，７：慢性的な空虚感**

たいていは20代か30代になるまでに，自己像というものはかなり一貫したものとなります。40代になって，自分が選択してきたものが正し

かったのかどうかと疑問を抱き，中年の危機を経験する人もいます。しかし，多くの場合，自らの好き嫌い，価値観，宗教上の信念，重要な問題についての立場，職業上の選択などについては，間違っていなかったと考えるものです。

《自己という感覚の欠如》

しかし，ボーダーラインの人の探求には終わりがありません。彼らは本質的な自己感がなく，それはちょうど他人に対しての一貫した見方が欠如しているのと同じです。しがみつくべき自己像がなく，いわば台風に見舞われた船のデッキに立つ人が，転がり回ったり，デッキに打ちつけられたりしているようなものです。つかまることのできるものは何でも，死に物狂いで探すのです。しかしまわりの人たちはと言えば，救命胴衣を着て，安全マストに向かって走っていくのです。波がデッキに迫り来ると，彼らは誰かがつかまっているマストを握りしめ，命からがらぶら下がります。しかし救命胴衣は一人分しかありません。さらにマストは二人の体重に耐えきれずに，折れてしまうのです。

著書である *The Role of Psychodynamic Concepts in the Diagnosis of Borderline Personality Disorder*[53] の中で，ロバート・J・ワルディンガーは，空虚感へとつながる自己同一性拡散の問題について述べています。

> 自己同一性拡散は，ボーダーラインの患者の，自分が何者かわからないという，深刻で時に恐ろしい感覚に関連しています。普通私たちは，異なる状況で異なる人々と一緒にいても，いつでも一貫した自己を感じているものです。この自己の連続性というものが，ボーダーラインの人には経験されないのです。

代わりにボーダーラインの患者は，自分自身に対する統合されない矛盾したイメージでいっぱいです。患者は通常，次のように報告します。

- 心の中が空虚である。
- 「自分のものは何もない」と感じる。
- 一緒にいる人が誰かによって，自分が異なる人間になるような気がする。
- どのように行動し，考え，存在するかについての手がかりを，他者に頼っている。
- 一人でいると，自分が何者であるかがわからなくなったり，自分が存在しないかのように感じたりする。
- 一人でいると混乱し，うんざりする。

　内的な空虚感と混沌のために，ボーダーラインの患者は，どのように行動し，どのように考え，どのようにしていればよいかについて，他の人に手がかりを求めます。逆に，孤独になると，自分が何者であるかがわからなくなったり，自分が存在しないかのような感覚を抱くのです。彼らが孤独を回避しようとして，気違いじみた衝動的な努力をしたり，パニックに陥ったり，ひどい倦怠感，解離状態に陥ることも，これである程度説明できます。

《充分に良いということがありえない》
　ボーダーラインの人は自分を定義することが困難である一方，彼らの自己同一性がどのようなものであれ，充分に良いということがありえないとも感じています。

> ボーダーラインの人の中にはかなりの成功を治めている人もいます。彼らは仕事や，コミュニティ，家庭における成功で評価されるようになります。しかし，自分のことをセリフを暗唱する俳優であるかのように感じていることがよくあります。観客がいなくなれば，存在しなくなるのです。

ボーダーラインの人は，

- 自分自身の価値が，最近何を成し得たか，あるいは何を成し得なかったかに基づいています。
- 他人を判断するのと同じように，厳しく自分自身を評価します。そのため，何をしようと決して充分ということがありません。
- 彼ら自身の行動が特定の状況に影響を及ぼしている時でさえ，自分こそが無力な被害者だとみなすことがあります。

《被害者の役割》
　たとえば，グループセラピーの時に，あるボーダーラインの男性が，アパートの大家に追い出されたから，住むところがないと言いました。20分ほど皆が同情した後，グループのメンバーが，なぜ追い出されたのかと尋ねました。すると，その男性が大家の駐車場に車を止めたりするなど，アパートの規則をたくさん破ったことがはっきりしたのです。またあるボーダーラインの女性は，繰り返し夫に暴力をふるったり，浮気をしたり，自分で夫のスーツケースの中にドラッグをしのばせておいて，夫を薬物所持で逮捕させたりしました。結局，彼女は離婚訴訟を起こしました。離婚した彼女の夫は，一緒に働く女性とデートするようになりました。しかし，彼女が友人に離婚のことを話す時は，夫が同僚の女性のために自分を見捨てたと言っていたのです。このボーダーラインの二人は，状況の中で自分の果たした役割を認識することを拒絶しているのです。

《どうしてそうするのでしょうか？》
- ボーダーラインの人の中には，同情を寄せてもらえるために，被害者の役割を演じる人がいるかもしれません。
- 被害者であることによってアイデンティティが得られると思っているのかもしれません。

- 被害者の役割は，ボーダーラインの人に，自分の行動に責任をもたなくてもよいという幻想を与えます。
- 虐待された経験をもつボーダーラインの人なら，過去の虐待のシナリオを再演することがあるかもしれません。

《援助者の役割》

ボーダーラインの人たちがよく行うもうひとつの役割は，援助者，世話焼きというものです。このようなよりポジティブな役割は，彼らに自己同一性を与え，彼らの自己統制感を高め，空虚感を和らげてくれます。

サリア（BP）

私には一緒にいる人の色に染まるっていう，カメレオンみたいな能力があるのよ。でも，これは，他人よりも自分を騙すためのものね。

私は，人生を破滅させる以外に何もない，マキャベリ流のごまかし屋とは違うわ。自分がなりたい人物になる時は，ほとんど意識してないのよ。あまりにも長く続くから，本当の自分のことがちっともわからないの。現実感がないのよ。にせものみたい。もし本当にコントロールできるなら，怖くなった時にいつでも簡単に"自分自身"に立ち戻るでしょうね。でも，いったいそれがどんな人物なのかわからないのよ。

- **診断基準４：自己を傷つける可能性のある，少なくとも２つの領域にわたる衝動的な行為（例：浪費，性行為，物質乱用，無謀な運転，むちゃ食い）**

誰にでも，できることなら欲望を満足させたいという衝動があります。箱の中のチョコレートを全部食べたいとか，かっこいいセーターを全色買いたいとか，シャンパンの最後の一杯で新年に乾杯したい，などという欲望です。多くの人は，衝動をコントロールしたり，欲望をその場で満たすのを先延ばしにすることができます。長期的な先の結果に気づいているか

らです——上の例で言えば,体重が増えるとか,クレジットカードの多額の請求がくるとか,いやな二日酔いがある,ということです。

しかし,ボーダーラインの人は,(無鉄砲とも言える) 衝動性によって特徴づけられます。

> ボーダーラインの人は,むちゃ食いや嘔吐,見境のない性交渉,万引き,強迫的な買い物,飲酒,物質依存などの衝動的な行為によって,空虚感を満たそうとしたり,自己同一性を得ようとするかもしれません。

境界性パーソナリティ障害と物質乱用は,しばしば合併します[42]。他の研究[32]では,ボーダーラインの患者の約23%が物質乱用の診断を受けていると報告されています。ボーダーラインで物質乱用のある患者は,

- 乱用がひとつの薬物に限らないでしょう(よくあるのは,薬物とアルコールの合併)。
- 抑うつを呈しやすいでしょう。
- 自殺企図や事故を起こしやすいでしょう。
- 衝動性のコントロール能力が低いでしょう。
- 反社会的傾向をもっているようです[31,37]。

もし,あなたの知っているボーダーラインの人が薬物やアルコールを盛んに乱用しているとしたら,どのふるまいが境界性パーソナリティ障害に関するもので,どのふるまいが物質乱用に関するものかを区別することが困難な場合もあるでしょう。

● 診断基準5:自殺の行動,そぶり,脅しの繰り返し
《自殺》
DSM-IV-TR[8]によると,ボーダーラインの人の8〜10%が自殺を遂

げるとのことです。この中には，飲酒や運転などで死に至る，危険な行動に携わるボーダーラインの人は含まれていません。マーシャ・M・リネハン[29]は，自殺（および他の衝動的，機能不全行動）は，圧倒的でコントロールできないような感情の痛みに対する解決策として現れると言っています。

> 自殺は，もちろん気分を変えるための究極的な方法です。他の，さほど致死的でない行動が（ボーダーラインの人の気分を変えるために）効果的な場合もあります。たとえば大量服薬などは，長い睡眠をもたらします。睡眠は，感情的な傷つきやすさを制御するのに重要な役割を果たします。…自殺の脅しも含め，自殺行為は，周囲の行動を引き出す上で非常に効果的です。感情的な苦痛を減少させるために効果的な，救いの手をもたらしてくれます。多くの例では，このような行動は，他人の注意を引きつけ，自分の感情的苦痛を和らげるためにできる唯一の手段なのです。

トニー (non-BP)

妻はボーイフレンドに捨てられたと言って，やけっぱちになって泣きながら帰ってきたよ。彼女は，僕が浮気のことで彼女を責めるべきじゃない，彼女のつらい気持ちを支えてあげるべきだって考えていたんだ。これには驚いたね。僕が充分支えてあげないと，彼女は自殺するって言って脅したんだよ。10歳の息子の前でね。

《自傷行為》

自殺目的ではない自傷行為は，境界性パーソナリティ障害にみられるもうひとつの行動ですが，家族には理解しがたいものです。自傷行為には次のものが含まれます。

- 自分を切りつける。
- 火傷させる。
- 骨折させる。
- 頭を打ちつける。
- 針で刺す。
- 皮膚を引っ掻く。
- 髪を引き抜く。
- かさぶたを剥ぎ取る。

> 時に，強迫的な行動や危険な行動が自傷行為になることもあります。たとえば，肥満になるほど過食したり，他人にけんかを売ることなどです。

　自傷行為は，圧倒されるような感情的苦痛——たいていは，羞恥心，怒り，悲しみ，見捨てられ不安など——を解放したり，処理するために用いられる対処方法です。自傷により，ベータ・エンドルフィンとして知られる麻薬様物質が脳から放出されます。これらの化学物質は，全般的な幸福感をもたらします。
　ボーダーラインの人が自傷行為をする理由は非常に多岐にわたり，以下のものも含まれます。

- 麻痺した感情や空虚感を和らげ，生きていることを実感するため。
- さらに感情を麻痺させるため。
- 他者への怒りを表現するため。
- 自分に罰を与えたり，自己嫌悪感を表現するため（虐待を受けたボーダーラインの人でより多く認められるでしょう）。
- 自分で思うほど自分が"悪"ではないことを，どうにかして証明するため。
- ストレスや不安を和らげるため。

- 苦痛をコントロールできているという感覚を得るため。
- 現実感を取り戻すため。
- "現実"を感じるため。
- 身体的な痛みを感じることで，感情的苦痛や不満，その他の否定的感情から解放されるため。
- 感情的苦痛を他人に伝えたり，援助を求めるため。

ボーダーラインの人が自傷行為について語った言葉を紹介しましょう。

- 「本当のことを言うと，誰かに私が助けを必要としているって気づいてもらえるように，やってたような気がするわ」
- 「切ると，自分がどれほどいやな気分でいるか言わなくていいでしょ。見ればわかるんだから」
- 「誰かに腹を立てると，その人を破滅させたり，傷つけたり，殺したくなるわ。でも，実際にその人を傷つけることはできないとわかってるの。だから，自分を切ったり，髪を引き抜いたりして怒りをなくそうとするのよ。その時はそれで気分がましになるわ。でも，後になって恥ずかしくなって，そんなことしなきゃよかったって思うの」
- 「私にとってからだの傷は，両親が私に対してやったことを表現した，単なる絵みたいなものよ」

自傷行為は，あらかじめ計画されることもあれば，衝動的に行われることもあります。意図的に行われることもあれば，無意識のうちに行われることもあります——もうろうとした状態で，まるで自分のしていることに気づいていないかのように。自傷行為をしている間，痛みを感じている場合もあれば，感じていない場合もあるでしょう。自傷行為を隠し，普段は服で隠れる場所だけに傷をつける人もいます。なかには，医者の目を引くこともなく，秘密もばれないので，自分で傷を縫合することを身につけ

る人もいます。自分の傷を隠さない人もいます——おそらくそれが，助けを求めたり，苦痛を伝えるための手段となるからでしょう。

ボーダーラインの人たちは多くの場合，自分の自傷行為の理由に気づいています。しかし，頭で理解していても，自傷行為を止めることは簡単ではありません。自傷行為は喫煙のように常習になることもあります。そしてその衝動は，喫煙者がタバコをもう一本ほしがるのと同じくらい，強力なものとなることがあります。

> 自傷行為は喫煙のように，それが常習になることもあります。そしてその衝動は，喫煙者がタバコをもう一本ほしがるのと同じくらい，強力なものとなることがあります。

ボーダーラインの人がみな，自分を傷つけたり，自殺をするというのは誤解です。機能レベルの高いボーダーラインの人の多くは，そうしたことをしません。しかし，自分を傷つけるボーダーラインの人たちは，自分を傷つけない人に比べて，専門的な援助を求める傾向があります。

- **診断基準6：顕著な気分反応性による感情不安定性（例：通常は2，3時間持続し，2，3日以上持続することはまれな，エピソード的に起こる強い不快気分，イライラ，または不安）**

たいていの人は，気分が悪いと感じると，気分を良くするために何かすることができます。また，自分の気分が人間関係に及ぼす影響を，ある程度コントロールすることが可能です。ボーダーラインの人たちには，それがとても難しいのです。彼らの気分は，数時間のうちに強い怒りから抑うつ，抑うつからイライラ，イライラから不安というように揺れ動くかもしれません。ノン・ボーダーラインの人たちはそれが予測できず，とても疲れてしまうのです。

ディナ（non-BP）

ボーダーラインの夫と暮らすことは，一瞬の天国で，次には地獄よ。彼の

性格を良いジキルと悪いハイドと呼んでるの。早くしゃべりすぎるとか，声のトーンが変だとか，表情がおかしいとか言って腹を立てている彼を喜ばせようとして，私はビクビクしながら彼の顔色をうかがってるのよ。

● 診断基準8：不適切で激しい怒り，または怒りの制御の困難（例：しばしばかんしゃくを起こす，いつも怒っている，取っ組み合いのけんかを繰り返す）

あなたがボーダーラインの誰かを気遣っているのなら，よくご存じでしょう。

ボーダーラインの人の怒りは激しく，予測不可能で，論理的に話をしても抑えることができません。鉄砲水や突然の地震や晴れた日の雷のようなものです。現れるのと同じように，消えるのも突然です。

しかし，ボーダーラインの人の中には，正反対の問題を抱えている人もいます。つまり，自分の怒りを全く表現することができないという問題です。マーシャ・M・リネハン[29]は著書の中で，怒りを表現しないボーダーラインの人は，「少しでも怒りを表したらコントロールを失ってしまうとか，わずかな怒りでもそれを向けた相手が仕返しをするのではないかという恐怖心を抱いている」と書いています。

境界性パーソナリティ障害の専門家であるジェーン・G・ドレサーはインタビューの中で，ボーダーラインの人は，怒りだけでなくあらゆる感情を強く感じるのだと言っています。彼女は，DSMの診断基準で怒りが強調されているのは，怒りがボーダーラインの人の身近にいる人たちにとって最も大きな問題をもたらす典型的な感情だからである，という説を立てています。リネハンもこの考えに同意し，「ボーダーラインの人たちは，からだの90％にⅢ度の熱傷を受けているようなものです。感情という皮膚がなく，わずかに触れたり，動いたりするだけでも，彼らは苦痛にもだえるのです」と言っています。

> もし，あなたがボーダーラインの人から罵られたり，身体的な暴力を受けているのなら，経験あるメンタルヘルスの専門家でさえも，ボーダーラインの人の怒りを個人的に受けとって腹を立てることがあるのだということを心に留めておいてください。どのように自分を守ればよいかについては，第8章で説明します。

ジェレミー（BP）

まわりを自分でコントロールできないと，神経質になって腹が立つよ。ストレスを感じている時は，余計ひどくなるんだ。何かきっかけがあれば，全く冷静な状態から，一瞬にして，怒り心頭で激怒してしまう。

この気質は，子どもの頃に受けた虐待に起因してると思うな。ある時，もう親からの虐待を受ける必要はないと決心したんだ。怒りを相手に返すことが，生き残る手段になったんだよ。

今では，他の人の感情を気にかけることが難しい。でも本当は，みんな僕を傷つけてきたんだから，みんなにも傷ついてほしいと思ってる。こんな考えがおかしいのはわかってる。でも，怒りの最中にはそう思っているんだ。自分が知っている一番いい方法で生き残ろうとしているだけなんだよ。

ローラ（BP）

私は，ボーダーラインの人たちが気にしていることは，ただひとつだと思うの。愛を失うことよ。追い詰められると，恐ろしくなって，怒りでそれを表現するの。怒りは恐怖よりましよ。自分が傷つきやすいんだってそれほど思わなくてすむもの。やられる前にやるだけよ。

私がおかしくなってる時は，どんな知的な理解も役に立たないの。唯一助けになるのは，夫が「君は怒ってるんじゃなくて，怖いんだね」と言ってくれる時ね。その瞬間，怒りが溶けて，再び恐怖を感じることができるの。

本当の怒りは——つまり人が不当に扱われた時に感じる普通の怒りのこと

だけど——全く感じないの。それを感じるには，自己が必要でしょ。私には自己というものがないから——というか，自分で手の届かない所にまでそれを追いやっているから——怒ることができないのよ。

● 診断基準9：一過性のストレス関連性の妄想様観念または重篤な解離症状

家までどうやってたどり着いたか記憶のないまま，職場から家に帰ってきたことがありますか？ その道を通い慣れているから，目やからだが車を運転していても，心がしばしどこかへ飛んでいたのかもしれませんね。この"抜け出た"感じというのは，軽い解離症状のひとつです。

しかし，重篤な解離を呈する人々は，非現実感，違和感，感情の麻痺，感情の分離を感じています。「どこかに行ってしまった」間，何が起こったのか覚えていたり，覚えていなかったりするのです。解離の程度は，先に示した車を運転している時の状態のようなものから，多重人格障害（現在では「解離性同一性障害」と呼ばれる）に特徴づけられる極端なものまで，さまざまです。

ボーダーラインの人たちは，苦しい状況や感情から逃れるために，さまざまな程度の解離を起こします。ストレスの多い状況であればあるほど，解離しやすくなります。極端な場合には，短時間，現実とのあらゆる接点を失ってしまうかもしれません。あなたの知るボーダーラインの人が，同じ状況を共有しているにもかかわらず，あなたとは全く違った記憶を話しているなら，解離がその理由のひとつかもしれません。

> ストレスの多い状況であればあるほど，解離しやすくなります。

カレン（BP）

ときどき，自分をいろいろな動きをするロボットのように感じるの。何も現実とは思えないの。目が曇っていて，私のまわりで映画が上映されている

みたいな感じ。セラピストが言ったわ。手の届かないところに行ってしまっているみたいって。我に返ると，みんなが私が言ったこととかしたことを教えてくれるのよ。私は覚えてないんだけど。

◉ 境界性パーソナリティ障害に見られるその他の特徴

ボーダーラインの人たちには，DSMの診断基準には含まれないけれども，研究者たちが共通していると考える特徴があるようです。ボーダーラインの人が人生早期に虐待を経験している場合，こうした特徴の多くは，性的あるいは身体的虐待と関連しているかもしれません。

● 広範な恥（pervasive shame）

ジョン・ブラッドショウ著，*Healing the Shame That Binds You*[5]は，境界性パーソナリティ障害に関するものではありませんが，彼の言う有害な恥（toxic shame）や，そこから生まれる感情や行動についての説明は，境界性パーソナリティ障害にも当てはまります。ブラッドショウは次のように書いています。

> 有害な恥というものは，自分は人間として欠点だらけであるという，全般的な感覚として経験されます。それは私たちの限界を教えてくれる感情のようなものではなく，存在のあり方，核となるアイデンティティそのものなのです。有害な恥は，無価値感，孤立感，空虚感，完全な孤独感をもたらします。自分自身をさらけ出すことは，有害な恥の核心に触れることです。羞恥心の強い人は，自分の内面を他人にさらけ出すことに用心しますが，より重要なことは，自分自身に対しても自分をさらけ出そうとはしないということです。

ブラッドショウは，恥が，以下に示すものの根本にあると考えています。

- 怒り
- あら探しや非難
- 世話や援助
- 相互依存
- 嗜癖行動
- 過度に人を喜ばせようとすること
- 摂食障害

　ボーダーラインの人に典型的にみられる全か無か思考のやり方で，彼らは羞恥心に圧倒されるか，あるいは羞恥心の存在を自分自身にも他人に対しても否定しようとするかもしれません。多くのノン・ボーダーラインの人たちにとっても，恥は——とりわけ虐待的な関係に留まることを選ぶ人たちにとって——核心的な問題です。

● 不確定な境界（undefined boundaries）
　ボーダーラインの人は，個別の境界——自分自身の境界および他者の境界——を設定したり維持したりすることが困難です。

トム（BP）
　僕は，完全に親密な関係には境界はないものだと思いながら育ったよ。境界というのは，ただ人と人の間の裂け目を意味していたんだ。境界があるというのは，孤独で，孤立していなければならない，つまりアイデンティティをもっているってことだった。孤立したアイデンティティをもつということは，僕をいい気分にしてくれるようなものではなかったよ。僕に必要なのは，すっかり巻き込まれてしまうか，完全に孤立するかのどちらかだったから。

　境界に関しては第6章でさらに説明します。

● コントロールの問題

　ボーダーラインの人は，自分をコントロールできないと感じるので，他人をコントロールしていると感じる必要があるようです。さらに，彼らは自分自身の世界をより予測しやすく，扱いやすくしようとするかもしれません。ボーダーラインの人たちは，無意識のうちに他の人を，勝ち目のない状況に追いやったり，理解しがたい混沌をつくりあげたり，他人が自分をコントロールしようとしていると言ったりして，コントロールしようとするかもしれません。

　逆に，ボーダーラインの人の中には，自分自身の力を放棄することで，コントロールできないという感情に対処しようとする人もいます。たとえば，軍隊やカルトのように，すべての決定があらかじめ与えられる生活様式を選ぶかもしれません。あるいは，恐怖心によって人をコントロールしようとする虐待的な人たちの列に加わるかもしれません。

　ブラッドショウは，羞恥心がコントロールにもつながると言っています。

　　　すべてをコントロールしなければならないと思う人は，傷つくことを怖れています。なぜでしょうか？　傷つきやすいということは，羞恥心を呼び起こすからです。コントロールは，誰からも恥ずかしい思いをさせられることのないようにするための方法です。そこには，自分の思考，表情，感情，行動をコントロールすることが含まれ，また他人の思考，感情，行動をコントロールしようとすることも含まれます[5]。

● 対象恒常性の欠如（lack of object constancy）

　孤独な時，私たちの多くは，他の人が自分に対して向けてくれている愛情を思い出すことによって，孤独を和らげることができます。たとえその人が遠くにいるとしても——時にはもはや生きていないとしても——そうすることでとてもなぐさめられるものです。この能力は，対象恒常性とし

て知られています。

　しかし,ボーダーラインの人たちの中には,怒りや不安を感じた時に落ち着かせてくれるような愛する人のイメージを呼び起こすことが難しい人がいます。肉体的に存在しなければ,感情のレベルでその人の存在を感じることができないのです。ボーダーラインの人は,あなたがその場にいて,自分のことを気にかけてくれていることを確認するためだけに頻繁にあなたに電話をしてくるかもしれません。

ボーダーラインの人が見捨てられ恐怖を理解したり,それに対処できるよう手助けするという点で,ボーダーラインの人が,あなたのことを思い出すためにあなたの写真をそばに置いたり,あなたからプレゼントされたものを肌身離さず持ち歩いたりするとよいかもしれません。それはちょうど,子どもが親の愛情を思い出すために,テディベアや毛布を抱きかかえているのと同じです。手紙や絵,コロン（ボーダーラインの人が自分のパートナーを思い出す香り）などがよく使われます。こうした方法は,しばしばボーダーラインの人の不安や恐怖を軽減する助けになります。たいていは,しがみつくようなふるまいが少なくなり,ノン・ボーダーラインの人はより安心できるようになります。

● 対人関係における過敏さ

　ボーダーラインの人の中には,人の心を読んだり,行動の動機やその人の弱みを暴くことに関して驚くべき才能をもっている人がいます。ある臨床医は,冗談まじりにボーダーラインの人たちを「霊能者」と呼んでいました。

　ボーダーラインの人はしばしば,相手がどんな人間かを見定めたり,社会的あるいは非言語的な手がかりによって相手を判断したりする抜け目のない能力をもっています。ボーダーラインの人たちは,共感したり,人が感じていることを理解し,尊重することができますが,そのような認識力

を「他人を見透かす」ために用いることもできます。

　ボーダーラインの人たちは大人になっても，このように社会に向けてアンテナを張り，さまざまな状況で自分が有利になるように，他人の動機や弱点を暴き続けます。ボーダーラインの人に携わる治療者なら，治療者がその日どのような状態にあるのか（疲れている，悩んでいる，悲しんでいる，怒っている，など）を察知する「能力」を彼らがもっており，治療の最中にそのことを持ち出すことがあるということを立証できるでしょう。

● **状況依存性の達成能力**

　ボーダーラインの人の中には，ある状況においては有能で，自分をコントロールできる人がいます。たとえば充分に仕事をこなせる人や，成功を遂げる人はたくさんいます。とても知的で，創造的で，芸術的才能を示す人も少なくありません。ある状況では非常にしっかりと行動できる人が，他の状況では支離滅裂になることに，家族の人たちは混乱することでしょう。困難な状況で発揮できながら，平凡で簡単そうなことには発揮できなくなってしまうこの能力は，状況依存性の達成能力として知られています。

　あるボーダーラインの女性はこう言っています。「私たちは心の奥底で自分が欠陥のある人間だとわかっているの。だから，まともに行動しようとして必死なのよ。みんなを喜ばせて，自分を見捨てないようにしたいからね」と。しかし，この能力は両刃の剣です。正常で，高い機能をもっているように見えるために，彼らは自分たちに必要な援助を得ることができないのです。

> ボーダーラインの人も，他人の身になり，相手が感じていることを理解し尊重できる場合がよくあります。

● **自己愛的要求**

　ボーダーラインの人の中には，他の人の関心を自分に引きつけようとする人がいます。彼らは，自分にどのような影響が及ぶかということだけを

基準に，物事に反応するかもしれません。病気だといって関心を引こうとする人もいれば，公衆の面前で不適切にふるまうことで関心を引こうとする人もいます。この自己中心的な特徴は，自己愛の構成要素として定義されます。このようなボーダーラインの人は，自分の行動が人にどのような影響を与えるか考慮すらしないでしょうから，この自己愛的行動は，ノン・ボーダーラインの人たちにとってとりわけ大きな負担となるでしょう。ボーダーラインの人の25％が自己愛性パーソナリティ障害をもっています。

ジャック（non-BP）

母は，僕や兄や父のことを，自分の延長のように考えていたよ。僕と他の人との関係はすべて，母にとってどんな影響を与えるか（良い影響か悪い影響か），そしてその関係が，母をサポートして母の存在価値を高めてあげるという僕と母の関係を脅かす恐れがないかどうかで考えられていたんだ。

母は僕の友人を皆，彼女にとっての脅威だと考えていたよ。僕の友情を邪魔するために，できることなら何でもしていたよ。唯一彼女に"受け入れられた"のは，信仰が違う人たちみたいに，決して真に親密にはなれなかった人たちさ（僕たちは信仰上はとても保守的な家族だったんだ）。

● 操作それとも自暴自棄？

ノン・ボーダーラインの人が，愛するボーダーラインの人から操作されていたり，嘘をつかれていると感じても何ら不思議ではありません。言い換えると，ノン・ボーダーラインの人たちは，脅しや勝ち目のない争い，「だんまり」，激怒やその他の，とても公平とは思えないやり方でコントロールされていたり，利用されていると感じているのです。多くの場合，ボーダーラインの人は操作しようと意図的に行動しているわけではないと，私たちは考えています。むしろ，こうした行動は，つらい感情に対処し，自らのニーズを満たすための必死の試みと言えるでしょう。他人を傷

つけようとは思っていないのです。

《ノン・ボーダーラインの人の見方》
　スーザン・フォワードは，著書である『ブラックメール』の中で，感情的脅迫とは，要求したことを行わなければ罰を与えるという，直接的あるいは間接的な脅しであると定義しています。"感情的脅迫"の核心にはある基本的な脅しがあり，それはさまざまな言い方で表現されています。たとえば，私のしてほしいようにしてくれないと，ひどい目にあうわよ，というようなものです」。ボーダーラインの人ばかりでなく，このような手口を使う人たちというのは，圧力をかけていることを上手に隠すことができ，かけられたほうはと言えば，いったい何が起こっているのかわからなくなってしまうのです，とフォワードは説明しています。

　ほとんど例外なく，ノン・ボーダーラインの人たちは，ボーダーラインの人から操作されている気がすると言っています。ボーダーラインの人がしてほしいことをノン・ボーダーラインの人がしなければ，ボーダーラインの人は二人の関係をおしまいにするとか，警察を呼ぶとか，自殺すると言ったりして脅したりするでしょう。

《ボーダーラインの人の見方》
　「操作」や「感情的脅迫」という言葉には，ある種の計画的な意図という意味合いが暗に含まれています。このことが当てはまる人もいますが，操作的に見えるボーダーラインの人はたいてい，怖れや孤独，絶望や無力感から逃れようとして衝動的に行動しているのです。悪意をもっているわけではありません。マーシャ・リネハン[29]は次のように書いています。

　　ボーダーラインの人たちは，今すぐ自殺をすると言って脅したり，苦痛や苦悩を訴えたりして，人に影響を与えます。しかし，それだけでは人を操作している証とはなりません。むしろ，苦痛や危機の中に

いる人たちに私たちが反応してしまうと，それが，彼らが「操作している」ということになるのです。

精神科医のラリー・J・シーバーは，私たちのインタビューに答えてこう言っています。

　　ボーダーラインの特徴をもつ人たちは，明らかに操作的ですが，彼らは自分たちの行動をそのように考えてはいません。彼らが知る唯一の方法で，自分のニーズを満たそうとしているだけなのです。誰かがすぐにも，彼らの怒り，不安，苦痛，差し迫る絶望感を取り除いてあげなければならないのです。彼らは，自分をなだめ，気分を良くしてくれる反応を，相手から引き出そうとするのです。

《どの程度気づいているか》
　私たちの経験では，ボーダーラインの人たちが，自分の行動が操作的だと思われているということを――多くの人がそう思っているように――意識している程度はさまざまです。

A・J・マハリ（回復したBP）
　誰に向かってどのボタンを押そうかという計画を，いつでも考えているわけではないわ。生き残るためと自分のアイデンティティを守るために行動しているのよ。それは，あらかじめ場所や時間が決められたスポーツ活動のようなものではないわ。

レイチェル・レイランド（BP）
　終わってからでないと，自分がなぜそうしたのかってことに気づかないことがよくあるの。クリスマスの時，夫が私を無視していたからひどく腹が立って，彼の目の前で，彼がくれたプレゼントをすべて壊し始めたことがあるわ。

私が一番気に入ったプレゼント——愛の詩の本——を破こうとした時,夫が止めてくれたの。その本を見た時,それを壊してしまおうと思ってたわけじゃないってことに気がついたの。夫が止めてくれるかどうかってことのほうに関心があったのよ。もし一人で住んでいたら,こういうことは起こらなかったでしょうね。どうして私がそんなことをしたかって？ 醜くて,お粗末で,恥ずかしい,うんざりするようなことが答えよ。操作してたのよ。本当に恥ずかしかったわ。

ローリー (BP)

他の人がうまくやったと思っている時,私は無力感を感じてるの。たいしたことでなくても,人が私に対してやったことに,それが実際のことであれ私がそう思ったにすぎないものであれ,ひどく傷ついたり,見捨てられたと感じて絶望的になると,私は引きこもって,ふくれっ面をして,黙ってしまうの。みんなそんなばかげたことにうんざりして,私から離れていってしまうわ。そうやって何度も,私はすべてを失って置き去りにされるのよ。

> 操作することと自暴自棄の違いを理解することが大切です。ボーダーラインの人の行動は,あなたに対するものよりも,自分自身に対するもののほうが多いのです。たとえば,ボーダーラインの人の自傷行為は,ノン・ボーダーラインの人をある関係の中に引きずり込もうとする「罠」というよりは,自分への罰として見ることができれば,わかりやすいでしょう。

● 境界性パーソナリティ障害の現実世界におけるタイプ

ボーダーラインの人たちの,家の内外で働いたり,日々の問題に対処したり,他者との関係を作ったりする能力は千差万別です。このような幅が

あるために，BPDは，この障害を定義づけようとする人を戸惑わせることになります。

『境界性パーソナリティ障害ファミリーガイド』の中で，本書の著者でもあるランディ・クリーガーは，実態に基づいた，これらの差異を見分ける方法を詳しく説明しています。彼女は，BPDをもつ人は主に3つのタイプに分けられると述べています。すなわち，低機能で「従来型」のBP，高機能で「見た目にはわからない」BP，両方の特徴をもつBPです。家族が直面する問題もそれぞれ大きく異なってくるでしょう。

● 主に低機能で従来型のBP

低機能で従来型のボーダーラインの人は，以下のような特徴をもつ傾向にあります。

1. ストレス下にある時，彼らは自傷や自殺行為のような自己破壊的な行動で対処しようとします。このような状態を表す言葉が「内（自分）に向かう行動化（acting in）」です——これと対照的なのが「外（他者）に向かう行動化（acting out）」で，これについてもすぐあとで説明します。
2. 自傷行為や重度の摂食障害，物質乱用，自殺企図などのために，彼らは多くの時間を病院で過ごしているかもしれません。このため，彼らは治療提供者の間でよく知られていて，従来の典型的なBPDをもつ人の定義に当てはまるのかもしれません。
3. 彼らは病気のために生活に支障を来していて，働くことができないかもしれません。障害年金によって暮らしている人もいます。
4. しばしば，摂食障害など．重複する，もしくは併存する障害をもっています。
5. 低機能で従来型のボーダーラインの人の身近にいる人たちは，自分が危機から危機へと渡り歩いているように思うことがしばしばで

す。彼らは，ボーダーラインの人の自傷行為や自殺企図のために，操作されていると感じているかもしれません。しかし，境界性パーソナリティ障害は明らかに病気であるとわかるので，ノン・ボーダーラインの人たちは通常，家族や友人から理解やサポートを受けることができます。

● 主に高機能で見た目にはわからない BP

対照的に，高機能で見た目にはわからないボーダーラインの人は，以下のような特徴をもつ傾向にあります。

1. 高機能で見た目にはわからないボーダーラインの人たちは，ほとんどの時間，正常に行動しています——少なくとも家族以外の人の前では。彼らは仕事をもち，日常生活では何の問題もないように見えます——これが「高機能」と言われる所以です。彼らは通常，よく知っている人の前でしかもうひとつの顔を見せません。家族の人たちが，彼らを見るとジキル博士とハイド氏を思い出すと言うのはこのためです。
2. 苦痛に対しては，外に向かって行動化し，それを他の誰かに投影することによって対処します。たとえば，怒りをぶつけたり，相手を責めたり非難したり，身体的な暴力をふるったり，言葉による虐待を行ったりします。従来型のボーダーラインの人とは異なり，彼らは通常，自らの傷つきやすさを投影したりしません。（マリリン・モンローやダイアナ妃を思い浮かべてみてください）
3. 高機能のボーダーラインの人も，低機能で従来型の人と同じ羞恥心や不安を感じているかもしれませんが，彼らの否認は徹底しているため，「私には何の問題もないわ。問題があるのはあなたのほうよ」などと言い，本当にそのように信じていたりします。
4. 彼らは，関係を終わらせると誰かが脅しでもしないかぎり，厳とし

て援助を求めようとはしません。そのようなわけで，彼らはメンタルヘルスの世界では「見た目にはわからない」のです。彼らはBPDをもつ人として統計に組み込まれてはおらず，そのため実際の有病率を極端に低めているようです。
5. 彼らが実際にカウンセリングに行くとすれば，それはおそらく，誰かが最後通牒を渡したからです。カップルセラピーはたいていうまくいきませんが，それは，彼らがセラピーを，自分は「正しく」相手が「間違っている」ことを証明するために用いようとするからです。
6. このタイプのボーダーラインの人と関わっているノン・ボーダーラインの人たちは，自らの知覚や感情を承認してもらう必要があります。ボーダーラインの人のことをあまりよく知らない友人や家族の人たちは，怒りや言葉による虐待の話を信じてくれないかもしれません。ノン・ボーダーラインの人たちの多くが，彼らのセラピストでさえ，ボーダーラインの人のコントロールを逸した行動について述べても信じようとはしなかったと言っています。

● **重複する特徴をもつBP**

もちろん，高機能のBP——「境界線上にある」ボーダーラインと言われることもあります——と低機能のBPとの間にはさまざまな段階があります。すべてのボーダーラインの人たちにとって（この障害をもたない人にとっても），ストレスの大きな生活上の出来事は，うまく機能しない対処方法を引き起こす最大の要因となります。

境界性パーソナリティ障害は広範囲に影響を及ぼします。本人の感情，思考，行動に強い衝撃を与えるのです。しかし，境界性パーソナリティ障害は真空の中に存在するわけではありません。次の章では，あなたが境界性パーソナリティ障害という事態に遭遇した時，いったい何が起こるのかについて説明することにしましょう。

第2章　ボーダーラインの人の内的世界　55

	主に低機能で従来型のBP	主に高機能で見た目にわからないBP
対処技法	内に向かう行動化（acting in）：主として自傷などの自己破壊的行動	外に向かう行動化（acting out）：抑えられない，衝動的な怒り，批判，非難。これらは，対人関係スキルのなさから生じるというよりも，無意識の，自分自身の苦痛を他者に投影することから生じる場合が多い。
援助を得ようとする意志	メンタルヘルス制度に関わる理由は，自傷や自殺傾向であることが多い（入院と外来両方）。セラピーに対する関心は高い。	否認の状態は，未治療のアルコール依存症の場合とよく似ている。人間関係の問題に対する責任を否定し，治療を拒否する。直面させられると，相手のほうがBPDであると責める。脅されればセラピストに会うかもしれないが，真剣に取り組んだり，長く続けたりすることは稀である。
同時に生じる（併存する）メンタルヘルスの問題	双極性障害や摂食障害などの精神疾患は，医学的介入を必要とし，低機能の原因となる。	併存する病気で最も一般的なのは，物質使用障害，あるいは別のパーソナリティ障害である。特に，自己愛性パーソナリティ障害が多い。
機能	BPDとそれに関連した状態は，自立した暮らし，仕事の継続，家計管理などを困難にする。家族が介入して援助することが多い。	正常に見えたり，カリスマ的にさえ見えても，裏ではBPDの特徴を示している。キャリアを積んで，成功していることもある。
家族に対する影響	家族の主な焦点は，治療の探索，自己破壊行動の阻止・軽減，実用的および感情的支援の提供など，実用的な問題に当てられる。親は，極度の罪悪感を抱え，感情的に圧倒されている。	はっきりとした診断がない場合，家族は自分自身を責め，BPDをもつ人の感情的要求を満たそうとする。彼らは，本人に専門的な援助を受けるように説得するが，無益に終わる。主な問題としては，対立点の多い離婚や親権の争いなどがある。
ランディ・クリーガー著『境界性パーソナリティ障害ファミリーガイド』より		

第 3 章

混沌の意味を知ること：
ボーダーラインの人の行動の理解

　ボーダーラインの人とノン・ボーダーラインの人は二つの異なる世界に住んでいます。その世界は同じ空間にありながら，同時に存在するとはかぎりません。私が"現実"の世界を理解することは，あなたがボーダーラインの世界を理解するのと同じくらい大変な作業なのです。

A・J・マハリ（回復した BP）
サポート・コミュニティ，Welcome to Oz, www.BPDCentral.com より

　ボーダーラインの人は一人ひとりが唯一無二の存在です。何かを読んで，それが真実のように思えても，注意深く考える必要があります。それがあなた自身の状況には当てはまらないようなら，無理やり当てはめようとはしないでください。

　ボーダーラインの人たちが，他の皆と同じような，ひどく大げさで，実際の根拠がないような反応をすることもあるということを覚えておいてください。すべてを境界性パーソナリティ障害のせいにしないでください。

　ボーダーラインの人の言葉の中に，何らかの真実が含まれていないか考えてみてください。ボーダーラインの人は直感に優れています。声の調子や身振り手振りにも非常に敏感です。彼らは，あなた自身が気づく前に，あなたが何を感じているのか見通してしまうかもしれません。

> 愛する人の激しいふるまいが境界性パーソナリティ障害のせいだと決めつける前に,あなた自身の行動が,相手に人としての自然な反応を引き起こしたのではないかどうか調べてみてください。たとえば,あなたが家の外にいる時間をできるだけ多くすることで,ボーダーラインの人の行動に対処しようと決めたとしましょう。あなたは遅くまで仕事をし,家に帰ってもボーダーラインの人にめったに話しかけなくなるとします。あなたがそうやって自分を守ろうとするのももっともなことです。しかし,あなたがそのように相手との距離を置くことが,ボーダーラインの人の見捨てられ不安や行動化のきっかけになるのだとしたら,あなた自身の行動が状況にどんな影響を与えているのか,考えてみる必要があるでしょう。

● ボーダーラインの人の世界

　ボーダーラインの人たちには特有の感じ方や考え方があるため,ほとんどの人は彼らの行動を理解することは難しいと考えています。無理もない話ですが,この考えは間違っています。高機能のボーダーラインの人たちは,きっかけとなるようなことがなければ,全く正常にふるまうことができます。障害をもっているとは思えないほどです。
　ボーダーラインの人の中には——多くは治療を受けている人たちですが——境界性パーソナリティ障害のことを非常によく理解している人がいます。なかにはDSMの診断基準を暗唱していて,自分がどの項目に当てはまるかを指摘できる人もいます。強烈な感情に圧倒されていない時には,彼らは自分の感情が,他の人が考えるような現実を反映しているわけではないということを理解している場合もあるのです。
　しかし,理解しているからといって,それが心の傷を埋めてくれるわけではありません。苦痛の原因を知ったからといって,必ずしも気持ちが楽

になるわけではありませんし，行動を変化させることが容易になるということでもありません。理解することによって，怒ったノン・ボーダーラインの人に「しっかりしてよ」と言われた時に，わかってもらえないと絶望することがなくなるわけでもないのです。

> ボーダーラインの人の行動を理解するためには，あなたの世界にさよならをして，彼らの世界に旅しなくてはなりません。あなたはボーダーラインの人に，あなたの世界に来るようにといつも頼んでいるのですから，なおさらです。先に説明しましたが，彼らの行動の多くは無意識のうちに行われているということを忘れないでください。それらは強烈な感情的苦痛から彼らを守るためのものなのです。あなたを傷つけようとしているわけではありません。

● ボーダーラインの人によくみられる思考パターン

よその国を旅する時は，その国の習慣を知ることが大切です。ボーダーラインの人と関わる時には，彼らの無意識の想定があなたのものとは非常に異なっているかもしれないと理解することがとても大切です。彼らの無意識の想定には以下のようなものがあります。

- いつ何時でも私は，大切な人たち皆から愛されなければならない。そうでなければ，私には価値がない。価値ある人間であるためには，私はあらゆる点で完璧に有能でなければならない。
- ある人々は善良で，彼らはすべての面で完璧である。また，ある人々は全くの悪人で，責めを負い，罰を受けなければならない。
- 私のさまざまな感情は外部の出来事によってもたらされる。感情や，それに対応して起こる行動を私はコントロールできない。
- 誰も，私がその人を思うほどには私のことを大切に思ってくれない。離れていくことを命がけで阻止しようとしても，大切な人はいつでも

私を捨てて去っていく。
- 私をひどく扱えば，私はひどい人間になる。
- 孤独な時，私はつまらない，何の価値もない人間になる。
- どんな時でも私を愛し，世話をしてくれる完璧な人を見つけられたら，私は幸せになれるだろう。でも，それに近いような人が私を愛してくれるとしても，その人には何か問題があるに違いない。
- 誰かの何かが必要な時，それを手に入れられないことには耐えられない。その不満を消し去るために何かをしなくてはならない。

> ボーダーラインの人の行動を理解するためには，あなたの世界にさよならをして，彼らの世界に旅しなくてはなりません。

● 感情が事実を作り上げる

　一般に，情緒が安定している人では，感情は事実に基づいているものです。もし，あなたの父親が毎晩酔って帰宅したとしたら（事実），あなたは心配で気をもむことでしょう（感情）。あなたの上司が大きなプロジェクトの件であなたを褒めたとしたら（事実），誇らしく喜びを感じるでしょう（感情）。

　しかし，ボーダーラインの人では逆のことが起こりえます。感情が事実にそぐわない時，彼らは無意識のうちに，事実を感情に合わせて修正してしまうことがあるのです。彼らのものの見方があなたのそれと大きく異なる理由のひとつは，ここにあるのかもしれません。

　ミニュート（BP）と夫のビルの例で見てみましょう。ある金曜日の昼下がり，ビルは仕事が終わったら友人と飲みに行くから帰りが遅くなると妻に電話をします。ミニュートは不安になり，自分が拒絶されたように感じ，嫉妬心を抱きます。彼女は混乱し，自分の感情に圧倒されそうになります。その感情を理解するために，彼女は，夫のせいで自分がこんな気持ちになるのだと結論づけます。彼女はビルには飲酒の問題があるといって責めるかもしれません。あるいは，忙しい1週間がようやく終わったと

いうのに，自分よりも友だちと一緒にいたいと思うなんてひどい人だ，と言うかもしれません。彼女は無意識のうちに，自分の感情のつじつまを合わせるため，事実を曲げてしまうのです。

> ボーダーラインの人は感情が事実にそぐわない時，無意識のうちに，事実を感情に合わせて修正してしまうことがあります。彼らのものの見方があなたのそれと大きく異なる理由のひとつは，ここにあるのかもしれません。

● 合理化

合理化も，よく用いられる防衛機制のひとつです。たとえば，運動しなくてはいけないと思っても，面倒に思える時があります。好きなテレビ番組を見るための時間は充分にありながら，忙しすぎて運動する時間なんてないと自分を納得させたりします。ボーダーラインの人の行動を説明するのに合理化を用いる家族もいます——たとえば，「彼は仕事でストレスがたまっているから，こんなことをするんだ」という具合です。

● あなたが鬼：投影というゲーム

行動化するボーダーラインの人の中には，不安や苦痛，羞恥心を和らげるために，「あなたが鬼」と呼ばれるゲームを用いる人がいます。これは羞恥心，スプリッティング，否認，投影などと結びつくために，複雑なものとなります。

鬼ごっこは子どもにとっては楽しいゲームですが，ボーダーラインの人にとってはこれはゲームではありません。自分が何者なのかわからず，空虚感や，自分に生まれながらの欠陥があるように感じているボーダーラインの人たちは，常に自分を「鬼 (it)」のように感じています。他の人たちが自分から逃げていくように思えるのですが，それは彼らにとっては心細い，非常に苦しいことなのです。ボーダーラインの人たちは，誰かを「鬼」にすることでこの苦しみに対処しようとします。これが投影と呼ばれます。

投影とは，自分の中にある不快な性質や行動，感情を誰か他の人のせいにして，自分では認めようとしないことです——時に相手を非難するという形で現れます。インタビューの中でエリス・M・ベンハムは，投影とは手鏡で自分を見るようなものだと説明しています。鏡の中の自分を醜いと思えば，あなたは鏡を裏返すでしょう。そうすれば鏡の中の醜い顔はあなたのものではなく，他の人のものになるのです。

《投影を理解する》

時に投影は，事実に基づく何かを大げさにしたもの，という場合があります。たとえば，あなたがイライラしていると，ボーダーラインの人は自分を「憎んでいるのだ」といってあなたを責めるかもしれません。あるいは，投影が全くの想像から生じることもあります。たとえば，靴屋がどこにあるかと店員に尋ねているだけなのに，ボーダーラインの人はあなたを店員とイチャついているといって責めるかもしれません。

自分が何者なのかわからず，空虚感や，自分に生まれながらの欠陥があるように感じているボーダーラインの人たちは，常に自分を「鬼」のように感じています。

ボーダーラインの人は，不愉快なことを他人のせいにすることで——誰かと鬼ごっこをして，その人を「鬼」にすることで——，自分のことをよく思えるようになることを無意識のうちに期待しています。実際，それでほんのしばらくは気持ちが楽になります。しかし苦しみは戻ってきます。そうしてゲームが繰り返し行われることになるのです。

《投影のもう一つの目的：再び注意を向けさせること》

投影には他の目的もあります。あなたの愛するボーダーラインの人は，自分が完璧でないとわかれば，あなたに見捨てられるだろうと無意識のうちに怖れています。オズの魔法使いのように，カーテンの後ろにいる人物をあなたが見つけてしまうのではないかといつも怖れているのです。否

定的な性質や感情をあなたに投影することは，カーテンを閉じたままにして，彼らがつくりあげようとしている彼ら自身の完璧なイメージに，あなたの注意を再び向けさせようとすることなのです。

　あなたのすべきことは，ボーダーラインの人が言うことを吟味して，その中に正しい点があるかどうかを調べてみることです。すべてが投影というわけではないことを忘れないでください。しかし，もしボーダーラインの人が投影を行っているなら，ゲームをストップし，「鬼」になることを慎重に断る必要があります。その方法については第Ⅱ部で説明します。

《ゲームはどのように行われるのでしょうか？》
　ボーダーラインの人があなたを「鬼」にしたてる時，彼らは自分の行動や感情，あるいは自分自身の特徴をあなたのほうに転嫁します。自分を不完全な人間だと感じているボーダーラインの人があなたに投影を行うと，彼らはあなたには間違ったところがあるといってあなたを責めるのです。彼らが他人の中に見つける欠点は，自分の中では認めることができない彼ら自身の欠点と全く同じである場合もありますが，そうではない場合もあります。

シャロン（BP）
　自分のことをひどく憎んでいるから物事をまっすぐに見ることができないの。自己嫌悪の中にどっぷりつかっていると，憎しみが洪水のようにまわりの人や物にあふれていくわ。そうすると，みんなのことを——主に夫に対してだけど——大嫌いになって当然だって思うのよ。彼がとってもいまいましく，哀しいほど愚かに見えてしまうのよ。

《投影を表す言葉および無意識の思考や感情》

投影を表す言葉	無意識の思考や感情
あなたはひどい人だわ。私以外にあなたを愛する人など誰もいないわ。	私みたいなだめな人間を愛してくれる人には，どこか欠陥があるに違いない。
あなたはおべっかつかいだから，ママの一番のお気に入りなのよ。	私は欠点だらけだから，母親にすら愛されないのだ。
あなたはひどい親なんだから，子どもには近づかないで。	私はほんとうにひどい親だ。
あなたたちはこの世で最低の親だ。私がボーダーラインになっても不思議はない。	私はこの世で最低の子どもだ。
私はボーダーラインなんかじゃない。あなたがそうなのよ。	自分がボーダーラインかもしれないなんて，なんて恐ろしいことだ。
あなたがひどい夫だから，そのせいで私は不倫して妊娠したのよ。	私はひどい妻で，愛される資格などないから不倫したのだ。

　ボーダーラインの人が行動を投影すると，実際には彼らがしたことであなたが責められるかもしれません。あるいは，彼らは自分自身の行動の責任やその恥ずかしさから逃れるために，あなたの実際の行動や架空の行動を利用するかもしれません。

《行動面における投影および無意識の思考や感情》

行動を投影したことを表す言葉	無意識の思考や感情
あなたが私にそうさせたのよ。	なぜだかわからないけれど，そんな行動をとった。

行動を投影したことを表す言葉	無意識の思考や感情
私があなたを操作していると思ってるの？ 操作しているのはあなたのほうよ。	今にも自分をコントロールできなくなりそうで怖い。
私を怒鳴らないで！	私はすごく腹が立ってるから，あなたを今すぐ怒鳴らなければ気がすまない。
あなたは私が何を必要としているかなんて気にかけたこともない。あなたはいつも自分のことばかり考えている。	自分自身の要求で精一杯で，あなたのことまで考えられない。
この結婚を台なしにしたのはあなたのほうよ。今のあなたは，私が好きになったあなたじゃないわ。	本当の私，欠点だらけの私を見せたからすごく怖い。あなたが私を拒絶する前に，私があなたを拒絶しなければ。
仕事中に電話に出てくれてたら，夜中の3時にあなたに電話する必要もなかったのよ。	あなたにひどいことを言わなきゃ気がすまないから，あなたと連絡を取るためだったらどんなことでもする。

　ボーダーラインの人があなたに投影を行う時，実際には彼ら自身が感じたり考えていたりすることで，あなたを責めることもあります。

エレン（BP）
　私を憎んでいることや，「早く立ち直りなさい」と言っていることに対して，主治医の精神科医を責めたのは，自分のことが憎くて，自分が早くよくなりたかったからなのよ。強い恐怖感や自己嫌悪が自分の中にあることを認めることが怖いから，誰かにそれを投影してしまうの。

《ボーダーラインの人による投影の他の例》

投影を表す言葉	無意識の思考や感情
あなたは私を憎んでいるわ。	私は私自身を憎んでいる。
あなたは私のことをしっかりした人間だとは思っていないのね。	私は自分がしっかりしているとは思わない。
あなたが「今日は外は寒いよ」と言ったのは、私が今朝、子どもに着せた服のことを批判したかったからなのね。	自分の意見に自信がないから、親としての能力にも自信がない。
あなたがそれほど仕事に時間を費やすのは、私のそばにいたくないからでしょ。	私自身、自分といるのがいやなのに、私のそばにいたい人などいるわけがない。

　ボーダーラインの人が投影を行っていることが誰の目にも明らかな時でも、彼らがそれを認めようとしないのはなぜでしょうか。それは、羞恥心やスプリッティングが投影や否認と結びつくと、不快な考えや感情の存在を否定するための「鬼ごっこ」の防衛機制がより強力になるからです。

《投影のプロセス》
　一瞬のうちに起こるこうした機制は、どのように作用しているのでしょうか。ボーダーラインの人の中には、自分の存在そのものに根本的な欠陥があるとして、羞恥心を感じている人がいます。誰でもそうですが、ボーダーラインの人にも否定的な感情、行動、特徴があります。しかし彼らは、スプリッティング（白か黒かというものの見方）のため、欠点を認めれば自分が完璧ではないということを意味するので、どのような欠点も否定します。彼らにとって完璧ではないということは、価値がないということを意味するのです。こうして、投影が完成されます。ボーダーラインの

第 3 章　混沌の意味を知ること　67

人の論理は次のようなものです。「何か問題がありそうだわ。でも私のせいじゃない。あなたのせいに決まってる」

《投影性同一視》
「鬼ごっこ」の投影については，もうひとつ理解しなければならないことがあります。このゲームを何回も続けていると，ボーダーラインの人が非難することをあなたが真実だと思い込んでしまう場合があるということです。その非難が事実になるように，あなた自身が行動し始めることすらあるのです。これを投影性同一視（projective identification）と呼びます。

たとえば，自分自身の羞恥心や無価値感に対処するために，ボーダーラインであるエディスが5歳になる娘のジョニーに，いつも「お前はひどい子ね。友だちなんてできるはずないわ」と言ったとします。結局ジョニーは，自分がひどい人間であると思い込んでしまいます。ジョニーは自分が生まれつき欠陥のある人間だと思い込み，他の人との関わりを避けるようになります。誰かが彼女に近づこうとすれば，その人が彼女を拒絶する前に，彼女のほうからその人を拒絶するのです。

> ボーダーラインの人の論理は次のようなものです。「何か問題がありそうだわ。でも私のせいじゃない。あなたのせいに決まってる」

《自ら実現させる予言》
投影性同一視と言えば，「嘘もつき通せば，みんな信じるようになる」という決まり文句が思い浮かびます。これは，自ら実現させてしまう予言のようなものです。つまり，エディスの予言は当たってしまいました。ジョニーには友だちがいません。しかしそれは彼女がいやな人間だからではなく，彼女自身がそう思い込んでしまったからなのです。

子どもというのは，アイデンティティを形成している最中なので，投影性同一視の影響を非常に受けやすくなります。実際，潜在意識下では，子どもたちは親が期待しているようなことをしなければ——悪いことも含め

——，親の愛情を得ることができないと感じてしまうのです（BPDの行動が子どもに及ぼす影響については第9章参照）。投影性同一視は，成人であっても，自己評価が低く，アイデンティティが脆弱な人に対しては大きな影響を及ぼします。

インタビューの中で，エリス・ベンハムは次のように言っています。「大人でも，自分について言われることは，その通りだと思ってしまいます。自分自身について考えていることや信じていることをひっくり返すような人と親密な関係にあれば，その人から言われることを信じるようになるものです」。大人に見られる投影や投影性同一視の例を示しましょう。

- ボーダーラインである彼女が，自分を愛してくれない，見捨てようとしているといってあなたを責めます。あなたは，何年もかかってそんなことはないと彼女にわからせようとしますが，何の効果もありません。疲れきったあなたは，彼女との関係はもうやめにして，自分自身の人生を歩まなければならないと気づきます——そして結局，彼女を「見捨てる」ことになるのです。
- 十代のボーダーラインである息子が，愛されていないから家で暮らせないのだといってあなたを責めます。たまに住居施設から戻ると，彼は暴力をふるいます。ドラッグ仲間を家に連れてきたり，妹を刃物で脅したりします。夜も眠れないあなたは，彼にもう二度と家に戻らないでくれと頼み込むでしょう——そして結局は見たところ，彼の非難どおりになってしまうのです。
- ボーダーラインであるあなたの妹は，あなたがパパやママにおべっかばかり使ってる，パパもママもあなたを一番愛しているのだといってあなたを責めます。あなたは両親と一緒にいると楽しいし，両親もあなたと一緒にいることを楽しんでいるので，あなたが両親と一緒に過ごす時間は多くなります。両親は妹のことも愛していますが，彼女の向こう見ずな行動をやめさせようとしているので，彼らの間には緊張

が走っています。あなたは時がたつにつれ，両親は私と一緒にいるほうが実際に好きなのかしら，と思うでしょう。

《投影性同一視がボーダーラインの人に提供するもの》
　ボーダーラインの人と付き合っている人の中には，彼らの非難や批判によって洗脳されているようだと感じる人もいます。ベンハムは次のように言っています。「洗脳のテクニックは単純です。被害者を隔離し，同じメッセージを繰り返し伝えます。睡眠時間を奪い，何らかの虐待を加え，自分の考えや感情に疑問を抱かせます。緊張を強いて，疲れさせ，頭を混乱させればよいのです」

● すべてあなたが悪い
　延々と続く非難や批判もまた，外に向かって行動化するボーダーラインの人が用いる防衛機制です。批判は，ボーダーラインの人が事実に基づいて誇張するものだったり，彼らの一方的な空想によるものだったりします。私たちがインタビューした家族は，買い物袋の持ち方が悪かったとか，ベッドカバーが重すぎるとか，ボーダーラインの人が読もうとしていた本を読んだとかいう理由で，怒鳴られたり折檻されたりしていました。またあるノン・ボーダーラインの人は，「ある日，万が一僕が失敗をしでかさなかったとしたら，妻はおそらく完璧すぎるといって僕を怒るだろうな」と言いました。またある家族は，「ノン・ボーダーラインの人が群衆の中で演説をして目立っている時，ボーダーラインのパートナーがまわりでそれを聞いていなかったとしても，それでもノン・ボーダーラインの人が悪いのでしょうか？」と尋ねました。
　「鬼ごっこ」の防衛機制のように，この防衛機制も見捨てられ不安に関連しているのかもしれません。ボーダーラインの人の無意識の思考過程は次のようなものです。「もし，私に間違ったところがひとつでもあれば，私のすべてが間違っている。もし私のすべてが間違っているのなら，ま

さしく私は自分が感じているように欠陥だらけの人間だ。私に欠陥があるとわかれば，皆は私を見捨てるだろう。だから私には間違ったところなどあってはならない。あるとすればそれは誰かの責任だ」。多くの場合，怒りや衝動，あるいは操作的に見える行動も，実際には人を巻き込み，関心を引き出すための見当違いの試みにすぎないのです。

パティ（BP）

　ときどき私は，愛しているならそんなことはしないはずよと言って，婚約者のどんな行動でも批判してしまうの。彼をけなしたり非難する時は，見捨てられたとか，恥をかかされたとか，彼が愛情を示してくれていないって感じているの。すごく怖いのよ。どうしていいかわからなくなってわめき散らしたり，ものをひっくり返したりしてしまうの。物事をうまく判断できないのよ。ちょうど昨日も，彼に腹が立って婚約指輪をごみ箱に捨ててしまったわ。今日になって，彼がいなければどうにもならないと気がついたの。彼は私をとても愛しているとは言ってくれないの。うまく説明できないけど，彼が私を騙すんじゃないかって思うのよ。彼のポケットや通帳を隅から隅まで調べるの。仕事場にいるか確かめるために押しかけていって彼を驚かすこともあるわ。何もおかしくないってわかると，とても安心するんだけど，恥ずかしくなってもう二度とそんなふうには考えないって誓うのよ。でもいつもそうしてしまうの。

　もし，ボーダーラインの人の批判に異議を唱えたり，それから自分を守ろうとしたりすれば，彼らはあなたを防衛的だとか神経質だとか，建設的な批判を受け入れることができないのだといって非難するかもしれません。彼らの生存がかかっているので，母熊が子熊を守る時のように，どう猛になって自分を守ろうとするのです。
　危機が過ぎ去って，ボーダーラインの人が勝利を手にしたかのように見える時は，彼らはあなたがまだ腹を立てていることが不思議だと言わん

ばかりに行動するかもしれません。彼らにしてみれば，このように反応することで，あなたに空虚な内部を見られないようにしているのです。そうすればあなたをより近くに引き寄せ，少なくともあなたが離れていくことはないと考えているのでしょう。あるいは，彼らが解離を起こしていることも考えられます。解離が起こると，彼らは物事を全く異なったように思い出すのです。

> 怒りや衝動，あるいは操作的に見える行動も，実際には人を巻き込み，関心を引き出すための見当違いの試みにすぎないのです。

　もちろんあなたは不快感を覚えます。ボーダーラインの人が自分のしたことの影響を理解していないように見えるので，困惑するでしょう。彼らが自分の行動に責任をもとうとしないので，失望も感じることでしょう。そしてこのサイクルが何度も繰り返されます。

《非難が言葉の暴力に変わる時》

　ボーダーラインの人があなたに怒鳴り散らす時，彼らは自分の要求を満たそうとやっきになっているのです。彼らが過去において経験した虐待への怒りを，あなたへの怒りに置き換えているのかもしれません。彼らが操作的に見える時は，あなたではなく，自分の人生をコントロールしようとしているのかもしれません。

　また，彼らが議論に勝ったように見える時も，実際には負けているのです。まず，彼らはあなたとの関係にダメージを与えました。怖れているように，あなたが離れていくかもしれません。事態が落ち着けば，ボーダーラインの人は自分のしたことを恥ずかしく思います。これは下向きの螺旋のように羞恥心・罪悪感・自尊心の低下となって深まっていきます。彼らは謝り，あなたの許しを請うでしょう。けれどもまた，自分の行動が常軌を逸していたと認めたことさえ否定するのです。

　しかし，いくら彼らの行動が本当はあなたに対してのものではないとし

ても，いきすぎた批判や非難は言葉の暴力になることがあります。ビバリー・エンゲルは *The Emotionally Abused Woman* [11]（邦訳『いじめられる女がパワーをとりもどす―心理的虐待から自分を救う』学陽書房）の中で次のように書いています。

> 感情的虐待とは，恐怖心や屈辱感，また言語的・身体的攻撃を通して，人をコントロールするためになされるあらゆることを指す。この中には，言葉の暴力や絶え間ない批判から，脅迫，操作，喜ぶことを拒否することなどのより巧妙なものまでが含まれる。
>
> 感情的虐待は，被害者の自尊心や自己価値観，自分の知覚に対する信頼，そして自己像を故意に摩滅させる点で洗脳に似ている。それが繰り返される叱責や蔑み，脅迫であろうと，「指導」や教育を装っていようと，結果は同じである。結局は，被害者は自己の感覚を失い，自尊心のかけらさえも失ってしまうのである。

> ボーダーラインの人があなたに怒鳴り散らす時，彼らは自分の要求を満たそうとやっきになっているのです。

《言葉による虐待の定義》

エンゲルは，言葉による虐待をいくつかに分類しています。エンゲルは著書の中では一度も境界性パーソナリティ障害について触れていませんが，定義の中には，DSM の境界性パーソナリティ障害の診断基準に類似したものもあります。以下では，ボーダーラインの人の意図について議論しているわけではないということを心に留めておいてください。彼らの用いる対処方法によってあなたがどのような影響を受けるかという点について話をしているのです。

- 支配：脅迫を用いて自分のやり方を通すこと
- 言葉による攻撃：この中には非難，蔑み，批判，悪口，絶叫，脅迫，

過度の叱責，辛辣な皮肉などが含まれます。また，失敗を大げさに言ったり，人前でからかうことも含まれます。この種の虐待を受けると，ゆっくりとですが，自尊心や自己価値観が損なわれていきます。
- **悪意ある期待**：理屈に合わない要求をし，どんな場合でもそれが最優先されることを期待する人がいます。ここには，関心や支援を得たいという要求を非難することも含まれます。
- **予測できない反応**：激しい気分変動や突然の感情的爆発が含まれます。このような人と生活を共にすると，大きな不安が生じます。怖れや不安を感じ，平静を失うかもしれません。
- **混乱させること**：あなたの考えや話したことを否定します。
- **絶え間ない混沌**：ボーダーラインの人は故意に議論を始めたり，絶えず誰かと諍いを起こしたりします。それが刺激的なため，その芝居に熱中してしまうのかもしれません（ノン・ボーダーラインの人の中にもこの芝居にはまってしまう人がいます）。

◉ ボーダーラインの人の行動パターン

● 勝ち目のない状況

　私たちがインタビューした家族のほとんどは，ボーダーラインの人に勝ち目のない状況に追い込まれているように感じると言っていました。

ジャック（non-BP）

　彼女に不幸に思うことは何かと尋ねたら，僕が神経質で妄想的なことだって言うだろうな。それを無視したら，彼女を大切に思っていないって言うだろうね。彼女を褒めれば，僕が何かたくらんでいると思われるし，批判すれば，傷つけたと言われるよ。4歳の息子とおしゃべりしていれば，何を話したのか知りたがるし，彼とゲームをしてもし僕が勝ったら，勝ったことで非難するんだ。僕がセックスしたいと言えば，自分がしたい時がいい，あとでっ

て言われるし、セックスしたくないと言えば、ホモじゃないのって言われるよ。一人で時間を過ごしていると、何かたくらんでるって言われるし、彼女と一緒にいる時間が長いと、他にすることはないのかって言われるんだ。彼女より30分早く準備できていなかったら、遅いと言われるし、彼女がまだ用意ができていないのに僕が座って本でも読もうものなら、彼女を急き立てるって言われるよ。

私たちがインタビューしたボーダーラインの人の中には、この種の行動の理由として考えられることを挙げてくれる人がいました。ペイジ（BP）は次のように言っています。「これは"すべてあなたが悪い"のバリエーションのひとつかもしれないわ。他人を勝ち目のない状況に追いやることで、自分の正当性を確認することができるのよ。私の人生では正当に評価されることがなかったんだから。たぶん、手に入れられなかったと思っているものを手に入れる手段なのかもしれないわね。長い目でみれば、人を遠ざけて、自分を傷つけることになるんだけど」

勝ち目のない状況に追いやることに関して、もうひとつ考えられる理由は、ボーダーラインの人が解離を起こしているということです。解離状態や極めて強い感情的ストレス下に置かれた人は、自分の以前の言動を思い出すことができない場合があります。

> この行動パターンは、二つの相反する根源的な恐怖から生じるものです。その二つとは、見捨てられることへの怖れと、人にコントロールされたり飲み込まれてしまうことへの怖れです。

ボーダーラインの人は自己の感覚に一貫性が欠けているので、何事にも一貫性がなく、人を勝ち目のない状況に追いやっているように見えるのかもしれません。好みを述べるためには、自分の感情や信念がはっきりしていなければなりません。そうでなければ、人に好みを伝えることはできないものです。しかしご存じのように、ボーダーラインの人の自己には一貫性があり

ません。ボーダーラインの人が何かを欲した時，実際に──その瞬間には──それを欲しているのでしょう。後になって，欲しいものは変わってしまいます。しかし，羞恥心とスプリッティングが起こるため，彼らはあなたに対して──自分自身に対しても──自分に一貫性がないと認めることはできないでしょう。彼らは，あなたの頭のほうがおかしいとさえ言おうとするかもしれません。

● 見捨てられ不安と飲み込まれ恐怖

時にボーダーラインの人は，「離れていてよ。もう少し近いところで」とあなたに要求しているかのように思えることがあります。この不可能な注文は，「鬼ごっこ」や「すべてあなたが悪い」のようなものではありません。この行動パターンは，二つの相反する根源的な恐怖から生じるものです。その二つとは，見捨てられることへの怖れと，人にコントロールされたり飲み込まれたりすることへの怖れです。

《見捨てられ不安》

幼い時には誰でも，見捨てられ不安を経験します。乳児には二つの基本的なニーズがあります。安心感を得ることと，面倒を見てくれる人への信頼感を身につけることです。泣けば，誰かが愛情や食事，おむつ交換などで応えてくれるということを知る必要があります。ママやパパが離れていっても，また戻ってくるのだということを知る必要があるのです。

成長するにつれて，自立し，家族の加護から離れていこうとするので，異なる対象への依存欲求のバランスをとることができるようになります。これは2歳の子どもを見ればわかります。彼らは得意げに遊び場を走り回り，転ぶと，泣きながら母親や父親のところへ駆け寄ってきます。時がたつにつれ，両親のもとへ駆け戻りたいという思いは減っていき，自己を確立したいという思いがより重要になります。十代の頃は，最もはっきりしたテスト期間です。思春期は，学校や家族による手ほどきが減るなか，

新たに大人の役割を試してみる時なのです。理想的には成人期に，見捨てられ不安や飲み込まれ恐怖に支配されることなく，自立を果たします。

　ボーダーラインの人は日々，見捨てられと飲み込まれの問題に取り組んでいます。他者に没入したいという衝動と自立願望との間で引き裂かれ，矛盾するものの上を歩いているように思えたり，外からもそう見えるかもしれません。ある時は親密さや保護を求めているかと思えば，またある時はあなたを遠ざけようとするので，彼らの行動はつじつまの合わないものとなるでしょう。

《コントロールを失うことへの怖れ》

　ボーダーラインの人は，人が近づきすぎると飲み込まれそうに感じたり，コントロールを失うような恐怖を感じます。彼らは健全な境界を設ける術を知りません。そして，本当の親密さは，傷つけられるような感じを彼らに与えるのです。彼らは，あなたが「本当」の彼らの姿を目にし，不快感を覚え，彼らから離れていくことを怖れています。そして，傷つけられることやコントロールされることを怖れて，距離をとるようになります。あなたと諍いを起こしたり，大切なことを「し忘れた」り，芝居がかったことや激情的なことを行ったりするのです。しかし，距離をとれば彼らは孤独を感じます。空虚感はよりひどくなり，見捨てられ不安はより強まります。彼らは再び死に物狂いで親密さを求め，そしてこのサイクルが繰り返されることになるのです。

> ある時は親密さや保護を求めているかと思えば，またある時はあなたを遠ざけようとするので，彼らの行動はつじつまの合わないものとなるでしょう。

　議論している間でも，あなたの愛する人は，見捨てられるという思いと飲み込まれるという思いの間を瞬間的に行ったり来たりしています。あるいはこのサイクルは数日，数週間，数カ月，数年単位のものかもしれません。外的な出来事が影響する場合もよくあります。たとえば，思春期のボーダーライン

の人では，大学に行くことが見捨てられ不安のきっかけになるかもしれません。アダルトチルドレンの子どもと生活し始めた，病気で年老いたボーダーラインの親は，飲み込まれるように感じるかもしれません。

親密度が高まると，見捨てられや飲み込まれの問題も深刻になり，そのことがより劇的な行動の誘因になります。あなたほどにはボーダーラインの人のことを知らない人たちが，あなたの言うボーダーラインの人についての話を信じようとしないのは，ここにひとつの理由があります。

● 愛情を試すこと

「離れていてよ。もう少し近いところで」という行ったり来たりのダンスは，友人や家族にとても大きなストレスを感じさせます。

ベス (non-BP)

ボーダーラインの夫をなだめようとすればするほど，彼はどう猛になるの。諦めてその場を立ち去ろうとしたとたんに，蔓のように私に巻きついてくるわ。帽子を取ろうとしている道化のおきまりのパロディのようなものよ。道化がかがんで帽子を取ろうとするたびに，たまたま自分の足で帽子を蹴り飛ばしてしまうというあれね。最後には嫌気がさして諦めるでしょ。でも道化が立ち去ろうとすると，帽子は風に吹かれて彼を追いかけてくるのよ。

> 親密度が高まると，見捨てられや飲み込まれの問題も深刻になり，そのことがより劇的な行動の誘因になります。

境界性パーソナリティ障害に関して，一見矛盾していると思われるものは他にもまだあります。あなたの目から見れば，ボーダーラインの人が（あなたを）コントロールしているように見えるでしょう。彼らが見捨てられ／飲み込まれダンスの振り付け師で，あなたはただぐるぐる回され，目がくらむばかりというわけです。しかし，彼らからすれば，あなたこそ

がすべての力を手にしているのです。

　彼らは，自分の行動に対して，あなたがどのように反応するのか予測することができません。予測できないことが，彼らをいつも以上に不確かで不安な気持ちにさせるのです。

　ボーダーラインの人たちにとって，物事はすべて「全か無か」だということを思い出してください。ダンスが途切れるとしたら，それは永遠に途切れたままなのです。アイデンティティが欠如しているため，いったんあなたがどこかへ行ってしまえば，彼らは存在しなくなってしまいます。自分自身の感情と予測できないあなたの行動の両方に直面して無力感を味わうと，彼らは自分の知る唯一の方法でコントロールを取り戻そうとします。つまり，あなたには非常に操作的に見えるやり方で，行動化を起こすのです。彼らは自殺するといって脅すかもしれません。あなたが降伏すると，音楽が鳴り出し，新たなダンスが始まります。

《愛情を試す》

　ボーダーラインの人の中には，あなたがどれほど真剣に愛してくれているかを試すことで，ダンスの主導権を握ろうとする人もいるでしょう。「もしあなたが本当に私を愛しているのなら，あなたは喜んで自分のしたいことを全部脇に置いて，私の要求を満たすことに集中するべきよ」という論理です。

> ボーダーラインの人たちにとって，物事はすべて「全か無か」です。

　たとえば，あなたがボーダーラインの人と，ある時間にある場所で会う約束をし，相手が１時間遅れてやってきたとしましょう。あなたがイライラしていたり，待つのをやめて家に帰ったりしてボーダーラインの人の試験に「不合格」になれば，彼らは自分の価値のなさが証明されたのだと感じるかもしれません。彼らにとってはそう考えたほうが，世界が予測しやすく，より安全なものとなるのです。

　もし，あなたが彼らの行動に耐えて，試験に「合格」すると，彼らは

(次には何時間も遅れてくるなどして）行動をエスカレートさせるかもしれません。ついにはあなたの堪忍袋の緒が切れます。すると，あなたは悪者になり，彼らは被害者となるのです。

あなたは不思議に思うかもしれません。「これは何のための試験なんだ？　何が起こっても，二人とも試験に失敗するというのに」。ごもっともです。あなたの世界ではこの試験は何の意味もありません。しかし，ボーダーラインの人の世界では意味があるのです。

● **子どもっぽい世界観**

多くの大人のボーダーライン，とりわけ幼い子どもをもつ人たちは，自分たちの世の中を見る目が非常に子どもっぽいということに気づいています。スプリッティング，対象恒常性の問題，見捨てられと飲み込まれの問題，アイデンティティの問題，自己愛的欲求，共感の欠如や操作しているように見えることなどは，幼児期の発達段階に似た，ボーダーラインの人の思考パターンです。

ローラ（BP）

2歳になる私の子どもが何かを欲しがる時は，その時欲しいのよね。私が買い物する時も，自分にダメだって言えなくて，買ってしまうの。借金があるのに。子どもにとって一番大切なことは，安全で安心できることよね。私にとって安全であるということは，人が私に望むような姿でいることなの。そうすれば誰にも嫌われることはないからね。本当の気持ちは隠されているわ。私自身にもね。でも，きちんとしていても，心の中は怒りと恐怖でいっぱいの赤ちゃんなのよ。夫は私の中の傷ついた女の子に，優先順位をつけるように言うの。「そう，僕は怒っているよ。でも，君と話をしている時は理性的であろうと

しているよ」って言いながら。2歳の女の子にそんなことは言わないでしょう？ だから私にもそういうことは言わないでほしいの。そうしたくないわけじゃないのよ。ただ，できないだけなの。

ボーダーラインの人の中には，子どもっぽいことを指摘されると，保護されているように感じる人もいれば，侮辱されているように感じる人もいます。

ジャネット（BP）

私は確かに子どもっぽいわよ！ 「大人になれ」ってみんな言うわ。泣き虫だとか，かんしゃく持ちだといって責めるのよ。そうしたくてそうしていると思ってるのかしら。感情に支配されることが面白いとでも思ってるのかしら。ほんの数分で私が20年分成長できると本気で思っているのかしら。

ボーダーラインの世界は，いくつかの点で私たちの世界とは大きく異なります。

- ボーダーラインの人たちは，自分の感情を正当化するために，無意識のうちに事実を曲げてしまうかもしれません。
  - ボーダーラインの人の中には，苦痛に満ちた感情に対処するために，極端な防衛機制を使う人がいます。
    - ボーダーラインの人たちは，見捨てられるように感じたり，飲み込まれるように感じたりを交互に繰り返すかもしれません。そのために，彼らの行動は断続的に180度変わってしまいます。
    - 世界を子どものような目で見ているボーダー

> 2歳の女の子にそんなことは言わないでしょう？ だから私にもそういうことは言わないでほしいの。そうしたくないわけじゃないのよ。ただ，できないだけなの。

ラインの人たちもいます。しかし，彼らには大人のやり方で，周囲により重大な影響を与える力があります。

第4章では，ボーダーラインの人があなたにどんな影響を及ぼすかについて説明します。

第4章

圧力鍋の中で暮らすこと：
ボーダーラインの人の行動が
あなたに及ぼす影響

　ボーダーラインの人と生活するというのは，壁の薄い，安全弁の壊れた圧力鍋の中で暮らすようなものです。

　ボーダーラインの人と生活するというのは，永遠の撞着語法の中で暮らすようなものです。矛盾の大群が終わりなくやってくるのです。

　洗濯機の中で回されているように感じます。世界がぐるぐる回っていて，上下左右がわからないんです。

ファミリーメンバー・サポート・コミュニティ，
Welcome to Oz, www.BPDCentral.com. より

自己嫌悪が強いために，ボーダーラインの人たちは，

- 周囲の人が自分を嫌っているといって責めたてるかもしれません。
- 非常に批判的になったり，結局はみな自分から離れたがっているといって怒りを表したりします。
- 他人を責め，自分を被害者にしたてるかもしれません。

境界性パーソナリティ障害は感染症ではありません。はしかとは違います。しかし，こうした行動にさらされていると，人は知らず知らずのうちにこの力関係に巻き込まれてしまうものです。友人，パートナー，家族は，たいていボーダーラインの人の行動を個人的に受けとめてしまいます。罪悪感，自責感，抑うつ，怒り，否認，孤立，混乱といった不快な罠にはめられてしまったように感じるのです。そして，長い目で見れば役に立たない，あるいは状況をさらに悪化させるような方法で対処しようとします。

> その間，ボーダーラインの人たちの不健全なふるまいは強化されます。なぜなら，本当は彼らに責任がある感情や行動に対して，ノン・ボーダーラインの人が責任を負ってしまうからです。

その間，ボーダーラインの人たちの不健全なふるまいは強化されます。なぜなら，本当は彼らに責任がある感情や行動に対して，ノン・ボーダーラインの人が責任を負ってしまうからです。

本章では，ノン・ボーダーラインの人たちに共通している，ボーダーラインの人たちの行動への対応の仕方について議論します。また，ボーダーラインの人の行動があなた個人にどのような影響を及ぼしているか理解していただくために，あなたにいくつかの質問をします。

● ノン・ボーダーラインの人に共通する思考パターン

以下に示した思い込みは，ボーダーラインの人と生活するすべての人の考え方を反映しているわけではありません。あなたの状況にはどれが当てはまるか判断してください。

● 信念と事実

信念：二人の間で生じる問題は，すべて私の責任である。
事実：各人はそれぞれが50％ずつの責任を負っています。

信念：ボーダーラインの人が起こす行動は，すべて私に関連したことである。

事実：彼らの行動は，生物学と環境の組み合わせによって生じる複雑な障害の結果です。

信念：私には，ボーダーラインの人の問題を解決する責任がある。私がやらなければ，他に誰もやろうとはしないだろう。

事実：ボーダーラインの人の人生を引き受けようとすることは，暗に，彼らには自分の面倒を見る能力がないと伝えているようなものです。また，自分自身に焦点を当てることによって，あなたは関係性を変える機会を無にしようとしています。

信念：ボーダーラインの人に，私が正しいことをわかってもらえれば，問題は解決するだろう。

事実：境界性パーソナリティ障害は，人の思考や感情，行動に深刻な影響を及ぼします。あなたにどれだけ説得力があっても，相手を思いとどまらせることはできないでしょう。

信念：彼らの非難が間違っていると証明できれば，彼らはまた私を信用してくれるだろう。

事実：信頼の欠如は，境界性パーソナリティ障害の証です。それはあなたの行動には何の関係もありません。ボーダーラインの人が世界をどう見ているかに関係しているのです。

信念：誰かを本当に愛しているのなら，その人の身体的／感情的虐待にも耐えるべきである。

事実：自分を愛しているなら，他人にあなたを虐待させるべきではありません。

信念：境界性パーソナリティ障害はどうにもならない。だから彼らに行動の責任をもたせるべきではない。
事実：確かに，ボーダーラインの人はなりたくてそうなったわけではありません。しかし手助けがあれば，人に対しての行動をコントロールできるようになります。

信念：個人としての境界を設けることは，ボーダーラインの人を傷つける。
事実：境界を設けることは，あらゆる関係にとって不可欠です。どちらか一方，あるいは双方が境界性パーソナリティ障害ならなおさらです。

信念：自分の状況を良くしようとして何かをし，うまくいかなくても，うまくいくまで諦めるべきではない。
事実：うまくいかなかったことから学び，新しいことを試してみることもできます。

信念：ボーダーラインの人がどんなことをしようと，常に愛情，理解，支持，無条件の受容を提供しなければならない。
事実：その人を愛し，支持し，受け入れることと，その人の行動を愛し，支持し，受け入れることとは，大きく異なります。実際，不健全な行動を支持し，受け入れることは，それを助長し，あなたの苦しみを永続させることになります。

● ボーダーラインの人の行動を受けたノン・ボーダーラインの人の悲哀

　ボーダーラインの人に価値下げされたノン・ボーダーラインの人たちは，ボーダーラインの人が彼らには間違ったところは何もないと考えて

くれていた頃の,鮮明で強烈な記憶を懐かしく思い出します。家族の中には,自分たちを愛してくれていた人は死んでしまって,見ず知らずの人間がボーダーラインの人の身体に乗り移ったと感じている人もいます。

あるノン・ボーダーラインの人は言いました。「私が癌だったら死ぬのは少なくとも一度だけ。でもこの感情的虐待では,何度も何度も死にかけた上に,崖っぷちに立って生きているようなものだ」

エリザベス・キューブラー＝ロスは,*Death: The Final Stage of Growth* [26] (邦訳『続・死ぬ瞬間―死,それは成長の最終段階』)の中で,悲嘆反応の5段階について述べています。これは,ボーダーラインの人を気遣っている人たちにも当てはまります。境界性パーソナリティ障害の問題を直接的に論じるために,この5段階を用います。

● 否　認

ノン・ボーダーラインの人は,ボーダーラインの人の行動について言い訳をしたり,彼らの行動が普通ではないことを認めようとしない時があります。ノン・ボーダーラインの人が孤独であればあるほど,否認する機会は増えます。これは,外部から情報が入ってこなければ,何が正常なのかわからなくなってくるからです。ボーダーラインの人は,たくみに自分の行動をノン・ボーダーラインの人のせいにすることができます。こうして,ノン・ボーダーラインの人は否認を続けることになるのです。

● 怒　り

ノン・ボーダーラインの人の中には,怒りに対して,怒りで反撃する人がいます。これは,火に油を注ぐようなものです。

ボーダーラインの人の行動に対して,怒りで反応するのは不適切であると主張するノン・

> ボーダーラインの人は,たくみに自分の行動をノン・ボーダーラインの人のせいにすることができます。こうして,ノン・ボーダーラインの人は否認を続けることになるのです。

ボーダーラインの人もいます。ある人は，「誰かが糖尿病だからといって，そのことで腹を立てないでしょう？ 境界性パーソナリティ障害だからといって，どうして腹を立てるの？」と言っています。

　感情に知能指数をつけることはできません。感情はただ存在するのです。悲哀，怒り，罪悪感，困惑，敵意，苛立ち，不満などはすべて正常な感情であり，ボーダーラインの人の行動に直面している人にはよくみられるものです。あなたとボーダーラインの人がどのような関係であろうと，このような感情は起こって当然です。しかしだからといって，ボーダーラインの人に怒りで応酬しなさいと言っているのではありません。感情を発散でき，裁かれるのではなく受け入れてもらえると思える安全な場所が，あなたには必要だということです。

● 取り引き

　この段階では，ノン・ボーダーラインの人が愛する人の行動を「正常」に戻すために何らかの譲歩をしているという特徴があげられます。「この人が望むことをしてあげれば，二人の関係に必要なものが手に入るだろう」という考え方です。私たちは誰でも，関係に妥協するものです。しかし，愛するボーダーラインの人を満足させるために支払う代償は非常に大きいものです。譲歩にはこれで充分ということはないでしょう。愛情を示せという要求がさらに大きくなり，新たな取り引きをしなければならなくなるのも時間の問題です。

> 感情を発散でき，裁かれるのではなく受け入れてもらえると思える安全な場所が，あなたには必要です。

● 抑うつ

　取り引きに支払った代償の大きさに気づいた時，ノン・ボーダーラインの人たちはうつ状態に陥ります。代償とは，友人や家族，自尊心，趣味その他を失ってしまったことです。ボーダーラインの人はちっとも変わって

いないのに，ノン・ボーダーラインの人は変わってしまったのです。

サラ（non-BP）

3年間，彼は私に問題があると言っていたわ。私の欠点のせいですべてがだめになるって。私も彼の言うとおりだと思っていたの。仲のよかった友だちの何人かとも付き合いをやめたわ。彼が嫌っていたからね。私が必要だって言うから，仕事が終わると急いで家に帰ったものよ。そのうちに，私たち大げんかしたの。今は，ひとりぼっちで気が滅入ってるわ。だって，私には他に誰も頼る人がいないんだもの。

夢は無残にも打ち砕かれます。ボーダーラインの親をもつ子どもたちは，親の愛情と承認を得ようとして何十年もの時を費やすかもしれません。しかし，何をやっても充分ではないとわかった時，それまでも決して得られはしなかった無条件の親の愛を失ってしまったことを，さらに何年もかけて嘆き悲しむことになるかもしれません。

フラン（non-BP）

ボーダーラインの息子に抱いていた夢が決して実現することはないのだと気づいてから，私は何年も悲しみに暮れました。本当の哀しみが始まったのは，息子の治療者に，彼が残りの人生を施設で送らなければならないとしたらどうするかと尋ねられた時です。私はただただ泣くばかりでした。私のものだと思っていた息子は，私が彼に抱いていた夢と共に亡くなってしまったのだと，治療者に説明されました。でも，悲しみから立ち直ったら，もう一人子どもをつくって，その子に希望を託したいと思うことでしょう。

> ノン・ボーダーラインの人が，大切に思うボーダーラインの人の「良いところ」と「悪いところ」を統合し，彼らはそのいずれかではなく両方をあわせもっているのだということに気づいた時，受容の段階が訪れます。

● 受　容

　ノン・ボーダーラインの人が，大切に思うボーダーラインの人の「良いところ」と「悪いところ」を統合し，彼らはそのいずれかではなく両方をあわせもっているのだということに気づいた時，受容の段階が訪れます。この段階になると，ノン・ボーダーラインの人たちは，自分が選択したことへの責任をもてるようになっており，人もまたその人自身の選択に対して責任があるのだと考えられるようになっています。自分自身，およびボーダーラインの人のことをはっきりと理解したうえで，二人の関係をどうしていくべきか決めることができるようになるのです。

● ボーダーラインの人の行動に対するノン・ボーダーラインの人の反応

　ボーダーラインの人の行動は，ノン・ボーダーラインの人たちのさまざまな反応を引き起こします。ここでは，ノン・ボーダーラインの人たちによく見られる反応について述べます。

● 当　惑

フィル（non-BP）
　　最初は何事も全く普通で，きちんとしているんだよ。それが突然，おかしな歪みや現実の逆転が起こるんだ。妻が私にはわかりもしないことで急に怒鳴り始める時は，時空連続体の移動がうまくいかなくて，地面に放り出されるようなものだよ。そしていきなりボーダーライン・ゾーンに入り込んでしまったことに気づかされるんだ。

　フィルは，境界性パーソナリティ障害の中核的な特徴である「衝動的攻撃性」と呼ばれる反応に当惑しています。
　ランディ・クリーガー著，『境界性パーソナリティ障害ファミリーガイ

ド』によれば，衝動的な攻撃性とは，衝動的，敵対的で，暴力的なことさえある反応であり，欲求不満と一緒になった，拒絶や見捨てられの差し迫った脅威によって引き起こされるものです。このような感情の原因は明白なこともあれば，（フィルの場合のように）何か目に見えないものによって起こっていることもあります。

衝動的な攻撃性を，クリーガーは「ボーダーライオン」とわかりやすく言い換えています。なぜなら，ボーダーラインの人の感情があまりにも強く圧倒的になって，もはやせき止められない時，それは，衝動的に檻から出てしまう猛獣に似ているからです。ボーダーライオンの「爪」は，外側に向けられることもあれば（怒り，虐待的な言葉，実際の身体的な暴力），内側に向けられることもあります（自傷や自殺企図）。

● 自尊心の喪失

ビバリー・エンゲルは『いじめられる女がパワーをとりもどす』の中で，感情的虐待が自尊心に及ぼす影響について次のように述べています。

> 感情的虐待は，人の核心部分にまで傷をつけ，身体的虐待よりもひどい傷跡を残します。侮辱やあてこすり，批判，非難なども感情的虐待と共に，被害者の自尊心を，その人が状況を現実的に判断できなくなるまで蝕んでゆきます。感情的にひどく打ちのめされると，その人は虐待の責任は自分にあると考えてしまいます。感情的虐待の被害者は，自分には何の価値もないと確信するようになり，他に自分を必要としてくれる人は一人もいないと思うようになります。他に行く場所はないと考え，虐待の場にとどまり続けるのです。彼らの究極的な怖れは，ひとりぼっちになることなのです。

● 罠にはまったような，どうしようもない感じ

ボーダーラインの人の行動は大きな苦しみをもたらしますが，そこから

離れることはできないように思えます。ノン・ボーダーラインの人たちは関係の罠にはまってしまったと信じ，ボーダーラインの人たちに対して必要以上に責任を感じたり，ひょっとしたら自分がボーダーラインの人の感情や行動の原因になっているのではないかと思って過度の罪悪感を抱いているかもしれません。ボーダーラインの人の自殺の脅しや誰かを傷つけるという脅しは，ノン・ボーダーラインの人たちに無力感を抱かせ，その関係から離れることがとても危険であるかのように感じさせるのです。

● 引きこもり

ノン・ボーダーラインの人は，感情的あるいは身体的にその状況から離れようとするかもしれません。これには，長時間仕事をしたり，何か間違ったことを言わないように沈黙を保ったり，関係に終止符を打ったりすることが含まれます。このようなことは，ボーダーラインの人に見捨てられ感を誘発し，より激しい行動化を引き起こすかもしれません。ノン・ボーダーラインの人は，子どもたちを長時間ボーダーラインの人のもとに置き去りにしてしまうかもしれません。そうなると，もしボーダーラインの人が子どもたちを虐待しても，ノン・ボーダーラインの人は子どもを守ってあげられる場にいないことになります。

"感情的虐待は，人の核心部分にまで傷をつけ，身体的虐待よりもひどい傷跡を残します"

● 罪悪感と羞恥心

繰り返しの非難には洗脳の効果があります。ノン・ボーダーラインの人たちは，問題の原因はすべて自分にあると思い込むようになるかもしれません。子どもたちにこのようなことが起こると，とても大きなダメージになります。子どもたちは親を尊敬しており，大人のボーダーラインの人の非難や意見に疑問を挟むだけの能力を備えていないのですから。

ボーダーラインの人たちの親もまた，こうしたことには弱いものです。

彼らは，普通の親がするような間違いをしていたにすぎない場合でも，自分たちがひどい親だったと思い込んでしまいます。私たちがインタビューした親の中には，自分を絶えず非難し，自分の行いの何が子どもの障害の原因になったのかを見つけ出そうと躍起になっている人たちがいました。もしそれがわからなければ，生物学的問題があるに違いないと結論づけるのです。しかし，それでも彼らは解放されることはありません。というのは，彼らは子どもの生物学的遺伝に責任を感じてしまうからです。

● 不健全な習慣を身につけること

過度の飲酒，過食，物質乱用，そして他の不健全な習慣は，ストレスに対処する手段として，ノン・ボーダーラインの人に限らず一般的によく認められるものです。はじめのうち，これらの習慣は不安やストレスを和らげてくれます。しかし，こうした対処方法がより習慣的となり，根深いものとなるにつれ，状況はさらに複雑なものとなります。

● 孤 立

ボーダーラインの人たちの予測のつかない行動や気まぐれは，友情を育むことを困難にします。なぜなら，

- ボーダーラインの人の行動を詫びたり，その尻拭いをしていると，感情的に非常に疲弊するため，努力して友だち関係を続ける価値などないと思う人もいるでしょう。
- 友だちは，簡単な，あるいは受け入れがたい解決方法を提案してくれるけれど，後に残るのは誤解されたという感情だけだと，多くのノン・ボーダーラインの人たちは言っています。
- 友だちが彼らの言うことを信じてくれなかったり，苦しんでいる話を聞くのにうんざりしたりして，友情を失ってしまうという人もいます。

ボーダーラインの人がノン・ボーダーラインの人に他の人との関係を断つようにと言い張るために，ノン・ボーダーラインの人が孤立してしまうということがよく起こります。ノン・ボーダーラインの人はたいてい，これを受け入れてしまいます。ノン・ボーダーラインの人がさらに孤立すると，起こり得ることがいくつかあります。

- 彼らはボーダーラインの人に，感情的により依存的になるかもしれません。
- 彼らは現実の世界との接点を失うため，比較するものがなくなり，ボーダーラインの人の乱暴な行動を当たり前のように思うようになるかもしれません。
- 友人たちは，二人の関係を観察することができなくなり，その関係のおかしなところを指摘することもできなくなります。

事態が明るみに出ないので，ノン・ボーダーラインの人はボーダーラインの人との問題に自分だけで対応しなければならなくなるのです。

● 過覚醒と身体疾患

目に見えて怒らせる原因があるわけでもないのに，いつでも辛辣に責め立てるような人がまわりにいることは，大きなストレスとなります。ノン・ボーダーラインの人は，予測のつかないようなボーダーラインの人の行動を多少ともコントロールしようとして，「警戒している」状態にいる自分に気づくことがあります。警戒した状態でいるには，身体的にも心理的にも高い覚醒状態が必要とされるため，時がたつにつれ，身体に本来備わっているストレスへの

> 警戒した状態でいるには，身体的にも心理的にも高い覚醒状態が必要とされるため，時がたつにつれ，身体に本来備わっているストレスへの抵抗力が失われてゆく可能性があります。

抵抗力が失われてゆく可能性があります。その結果，頭痛，潰瘍，高血圧，その他の病気が現れるかもしれません。

● ボーダーライン的な思考パターン・感情パターンへの適応

ノン・ボーダーラインの人たちも，物事を白か黒かで見たり，問題を全か無かの考え方で解決しようとするようになることがよくあります。気分変動もノン・ボーダーラインの人に頻繁に見られます——ボーダーラインの人の気分が良い時は自分も気分が良く，ボーダーラインの人の気分が悪ければ自分の気分も悪くなるからです。

> このように，ボーダーラインの人はノン・ボーダーラインの人をジェットコースターに引きずり込んでしまうのです。これは大変な苦痛であるため，境界性パーソナリティ障害であるということが実際にどのようなことなのか，少しでも感じとる機会と言えるでしょう。

● 相互依存（codependence）

よくノン・ボーダーラインの人は，どんな代償を払ってでも，英雄的に親切な行動をとろうとします。彼らは愛する人を助けようとして，

- 怒りを飲み込みます。
- 自分自身の要求を無視します。
- たいていの人には耐えられないような行動を受け入れます。
- 同じ罪を何度でも許します。

これは，ノン・ボーダーラインの人が陥りやすい罠です。とりわけ，ボーダーラインの人が不幸な幼少期を体験していて，ノン・ボーダーラインの人がそれを埋め合わせようとする場合によく起こります。

多くのノン・ボーダーラインの人たちは，ボーダーラインの人たちの

> ボーダーラインの人の行動に我慢し続けることが，彼らの幸せにつながるということはまずありません。

ために（あるいは衝突を避けるために），自分自身の要求を取り下げることが，彼らの助けになっていると考えています。ノン・ボーダーラインの人の動機が賞賛に値するものであっても，これは，不適切な行動を助長あるいは強化していることになります。ボーダーラインの人たちは，自分の行動が好ましくない結果を引き起こすわけではないと思うようになり，変化しようという動機をほとんどもたなくなるのです。

　ボーダーラインの人の行動に我慢し続けることが，彼らの幸せにつながるということはまずありません。たとえノン・ボーダーラインの人がボーダーラインの人の行動に耐えたとしても，他の人たちはそれを支持しないので，ボーダーラインの人は孤立してしまうかもしれません。ノン・ボーダーラインの人がいったいどれだけもちこたえられるものでしょうか？　妻の悲惨な子ども時代を埋め合わせるために，何年間も荒波を立てずにやってきたという男性がこう言っています。「妻が何をしても，彼女を見捨てないように努力してきたよ。でもある日，気がついたんだ。自分を見捨ててきたってことに」

ディーン（non-BP）

　二人の関係に何か間違いがあるような気がしていたよ。必要な助けを得るように妻を説得することができれば，物事はすべてうまくいくと思っていたんだ。ひどい目に会っても，立ち去ることはできないと思っていたさ。すでにたくさんの不運に見舞われてきた人間をどうして見捨てることができる？　僕がもう少し我慢すれば，彼女が子ども時代に味わった虐待の埋め合わせができると思っていたんだよ。

　このことは，一度彼女のもとを去ろうとした時に確信になった。大きな悲しい目をして，僕が戻ってくれたらうれしいと言った時の彼女の表情が忘れられないよ。「どうしてうれしいの？」って尋ねたら，彼女は「だって，他の

誰も私の人生をよくすることはできないでしょ？」って言ったんだ。僕は，カウンセラーに会うことを決めた。ある日カウンセラーは言ったよ。「君はちょっとうぬぼれてるんじゃないかな。君は自分を何者だと思っているんだい，神かい？　君は神ではない。君の責任じゃない。君がその人をよくすることなどできないんだ。君にできることは，真実を受け入れることなんだよ。それと共に生きること。自分の人生を生きるために，すべき決断をすることなんだ」

"君は神ではない。君の責任じゃない。君がその人をよくすることなどできないんだ。君にできることは，真実を受け入れることなんだよ"

● 二人の関係に及ぼす影響

　言葉の暴力，操作のように見えること，その他の防衛機制といったボーダーラインの人のふるまいは，信頼や親密さを破壊することがあります。そのため，ノン・ボーダーラインの人にとって，関係は不安定なものとなります。彼らは，自分たちの奥深くの感情や思考が，愛情や関心，気遣いによって扱かわれているとはもはや信じられなくなるのです。

　スーザン・フォワードとドナ・フラツィアは，『ブラックメール』の中で，感情的な脅しにさらされた人は，ある点において非常に用心深くなり，人生の主要な部分を人と共有しなくなると述べています。たとえば，自分のした恥ずかしいこと，恐怖感や不安感，未来への希望，自分が変化し進歩していると示すことなどを，人と共有しなくなるのです。

　　はれものにさわるように誰かの機嫌をとり続けなければならないとしたら，後に残るのは表面的な会話や不自然な沈黙，そして緊張の連続です。安心感や親密さが二人の関係から失われると，演技することに慣れてしまいます。幸せでなくても，幸せなふりをします。物事が

うまくいっていなくても，うまくいっているふりをするのです。かつては愛情と親密さに満ちていた優雅なダンスが，参加者が本来の自己をますます覆い隠してしまうような，仮面舞踏会へと変わってしまうのです。

> 感情的な脅しにさらされた人は，ある点において非常に用心深くなり，人生の主要な部分を人と共有しなくなります。

● これは正常なのですか？

どの行動が正常で，どの行動が異常なのかを判断することは非常に困難です。以下の質問が役立つかもしれません。「はい」が多ければ，ボーダーラインの人の行動がどのようにあなたの人生に影響を及ぼしているか，真剣に考えてみたほうがよいでしょう。

―健全で幸せな人間関係を築いている人があなたに，どうしてあなたがボーダーラインの人の行動に我慢を続けているのか理解できないと言ったりしますか？
―そういった人たちと接触することをあなたは避けていませんか？
―ボーダーラインの人の行動の尻拭いをしなければならないように思うことがありますか？
―ボーダーラインの人や彼らとの関係を守るために，人を裏切ったり，嘘をついたりしたことがありますか？
―だんだんと孤立しているように感じますか？
―ボーダーラインの人と共に過ごすことを考えると，不快な身体感覚を覚えますか？
―他に，ストレスに関連していると思われる病気にかかっていますか？
―あなたに法的，社会的，経済的な困難をもたらそうとして，ボーダーラインの人があなたに怒りをぶつけたことがありますか？
―こうしたことが一度ならず起こっていませんか？

―あなたは，医学的に，抑うつ状態になっていませんか？　抑うつの徴候には以下のものがあります。

- 通常の活動に対する興味の減退
- 人生の喜びの減少
- 体重増加・減少
- 睡眠障害
- 無価値感
- 持続する疲労感
- 集中困難

―自殺を考えたことがありますか？　友人や愛する人にとっては，あなたがいないほうが幸せだと思いますか？（もしそう思っているなら，すぐに治療を受けてください）
―ボーダーラインの人と関わった結果として，本来の自分の価値観や信念に反した行動をしたことがありますか？　自分の信念に従うことなどもはやできませんか？
―ボーダーラインの人の行動が子どもに及ぼす影響を心配していますか？
―虐待を未然に防ごうとして仲裁に入ったことがありますか？
―あなた，あるいはボーダーラインの人は，お互いに相手を身体的に危険な目にあわせたり，そのようなことが起こりうる状況に追いやったりしたことがありますか？
―主に恐怖心，義務感，罪悪感に基づいた決定をしていませんか？
―ボーダーラインの人との関係では，親切心や気遣いよりも，支配力やコントロールが問題となっているように感じていませんか？

　第Ⅱ部では，感情のジェットコースターを降りて，自分自身の人生に責任をもつための方法を示します。

第 II 部
自分自身の人生の
コントロールを取り戻すこと

今やあなたは，この障害について，そしてそれがあなたにどのような影響を及ぼすかについて，より多くのことを理解したことでしょう。次のステップは，あなたの人生をうまくやりくりし，まわりの混沌とした状況に押し流されないようにするための特定の戦略を身につけることです。あなたは，障害そのものを変化させることはできませんし，本人にセラピーを強制することもできませんが，二人の関係を根本的に変化させる力をもっているのです。

　本書の第1版では，特に順番を決めずに，変化をもたらすためのさまざまなテクニックを紹介しました。この改訂版では，ランディ・クリーガー著，『境界性パーソナリティ障害ファミリーガイド』で述べられた枠組みに沿って，あなたに次の段階に進んでいただきたいと思います。

　紹介されているツール自体には重複する部分もありますが，『境界性パーソナリティ障害ファミリーガイド』では，一歩ずつ学んでいけるようにツールを重要なものから順に並べ，あなたが自らの考え方を整理し，特別なスキルを身につけ，圧倒されてしまうのではなく必要なことに焦点を合わせられるようにしてあります。

　そのツールとは，

ツール1：自分自身を大切にする：サポートを得て，コミュニティを見つけ，愛情をもって距離を置き，自らの感情を理解し，自尊心を高め，気づきを深め，笑いを増やし，健康を維持する。

ツール2：行き詰まり感の原因を明らかにする：自ら選択し，相手を救助するのではなく支援し，怖れ・義務感・罪悪感をうまく処理する。

ツール3：理解されるように伝える：まずは安全を確保し，怒りを処理し，積極的に耳を傾け，非言語的なコミュニケーションを図り，怒りや非難を和らげ，承認し，共感的に認める。

ツール4：愛情をもって境界を設ける：境界線を定めることを扱い，話し

合いで"スポンジ"や"鏡"の役割を果たし，諦めずに変化を求め，DEAR（描写，表現，主張，強化）のテクニックを用いる。

ツール5：適切な行動を強化する：断続的な強化による効果をもたらす。

　これから紹介するものは，『境界性パーソナリティ障害ファミリーガイド』の後半部分で紹介されているシステムを包括的に述べたものではないということを心に留めておいてください。この改訂版においては，それらの要素の概観を述べたまでです。しかし，これは，あなたの人生と人間関係をうまくやりくりしていけるようにするうえでの大いなるスタートとなることでしょう。

　また，境界性パーソナリティ障害は複雑な障害であり，この障害をもつ人は，予想されることとはいえ，予測不可能であるということを覚えておいてください。あなた自身の特殊な状況に合わせて，これらの戦略を調整してください。理想を言えば，これらのテクニックがあなたの生活の一部となるように，セラピストを見つけ，テクニックを個人向け仕様にし，完全なものにできるように手伝ってもらえるとよいでしょう。

第5章
自分自身を変化させること

　誰であれ，あなたの許可もなしに，あなたに劣等感を感じさせることはできません。

エレノア・ルーズベルト

● ボーダーラインの人に治療を強要することはできません

　良い知らせがあります。あなたには，あなた自身の意見や考え，感情をもつ権利があります。良くても悪くても，正しくても間違っていても，それらが現在のあなたをつくり上げているのです。悪い知らせもあります。他の人たちもみな，自分の意見，考え，感情をもつ権利があるということです。あなたは他の人の意見に同意しないかもしれないし，他の人もあなたに同意しないかもしれません。が，それでよいのです。すべての人に，あなたと同じものの見方を押しつけるべきではありません。
　愛する人々の，自分自身や他人を傷つけるような行動を見ることは，心が痛むものです。しかし，あなたが何をしようとも，あなたには他の人の行動をコントロールすることはできません。さらに言うなら，それはあなたの役目ではないのです。もちろん，ボーダーラインの人というのがあなたの幼い子どもである場合は別ですが。しかしその場合ですら，あなたにできることは子どもの行動に影響を及ぼすことだけであり，コントロール

することはできません。以下が，あなたがすべきことです。

- 自分自身を知ること
- 自分の価値観と信念に基づいて行動すること
- 自分が何を必要としているかをまわりの人々に伝えること

巧妙なあるいは露骨なアメとムチによって，あなたのしてほしいことを人にさせることもできます。しかしその場合でも，どう行動するかはその人自身が決めることなのです。

● ボーダーラインの人の否認の理由

ボーダーラインの人に助けが必要であることは，あなたの目には明らかでしょう。しかし，彼ら自身の目には明らかではないかもしれません。ボーダーラインの人にとって，自分がパーソナリティ障害かもしれないと気づくことはもちろん，自分には何かしら不完全なところがあると認めることは，彼ら自身を恥と自己不信の螺旋に落とし入れることになります。

> 自己というものがほとんどなく，空虚に感じていることを想像してみてください。次に，自分が認識できるほんの小さな自己にはどこか欠点があると考えてみてください。ボーダーラインの人たちにとって，これは存在が消滅するような恐怖です。誰にとっても，そのように感じることは恐怖です。

それを避けるために，ボーダーラインの人は，強力な，よくある防衛機制を用います。否認がそれです。明らかにおかしいところがあっても，自分には何もおかしなところなどないと言い張るかもしれません。自分を失うくらいなら，仕事や友人，家族などのとても大切なものを失うほうがましなのかもしれません（あなたがこのことを理解すれば，助けを求めよう

としているボーダーラインの人たちの勇気を心から尊重できるようになるでしょう）。

> とてもできそうになかったのに成し遂げられたことを思い浮かべてみてください。大学の学位を取ったこと，あるいは 30 ポンド（約 14 kg）も痩せたこと，などです。それを成し遂げたいというあなたの強い気持ちが，どのようにそれを可能にしたのか，思い出してみてください。さて次に，その目標を「避ける」という強い必要性が出てきたと考えてみてください。そんな時，他の誰かが学位を取らせてくれたり，体重を減らしてくれたりするなどということがあるでしょうか？

　ボーダーラインの人たちは，他の人が向き合ってほしいと考えている問題に直面しようとはしないかもしれません。彼らは助けを求め，行動を改めようとするかもしれませんが，決してあなたの予定通りというわけにはいかないのです。もし彼らが変わるとすれば，それは彼らにとって都合のよい時とやり方によってなのです。実際，彼ら自身にその準備ができる前から無理やり問題を認めさせようとしても，得るものはありません。

リンダ（BP）
　自分の問題を否定するのは，ある種の対処方法で，そうすることで恐怖心や苦痛をコントロールできるの。怖れが大きいほど，否定も強くなるわ。お願いだから，自分の中の暗黒に面と向き合う準備ができていないボーダーラインの人から，否定をもぎ取らないでほしいの。それがあるからこそ，どうにか生きていけるのよ。

　そうやって，ボーダーラインの人は関係を壊していくのでしょうか。次から次へ，あちらからこちらへと。自分の行動が原因で，彼らは職を失うのでしょうか。上司をけなしては，次から次へと。子どもを保護すること

も放棄するのでしょうか。そうすると，裁判で有罪になるでしょう。変化に対する恐怖や，未知への恐怖は，まさに抵抗しがたいものです。そのため，否認は極端に強力なものになることがあります。ボーダーラインの人にとって，恐怖心は途方もなく大きく，包括的，圧倒的であるため，否認は徹底的なものにもなりえます。

● ボーダーラインの人はいつ助けを求めるのでしょうか？

ボーダーラインの人が助けを求める時，その動機はいったい何でしょうか？ 一般に，変化して得られるものが，変化する際の障害にまさると確信した時，人は自分の行動を変えようとするものです。

しかし，変化のきっかけは非常に多岐にわたります。ある人にとっては，この障害と共に生きるという感情的苦痛のほうが，変化に対する恐怖よりも耐えがたいのでしょう。また，別の人にとっては，自分の行動がいかに子どもに影響を及ぼしているか気づいたことがきっかけになります。自分の行動のために大切な誰かを失って，自分の中の悪魔に直面する人もいます。

> 変化して得られるものが，変化する際の障害にまさると確信した時，人は自分の行動を変えようとするものです。

レイチェル・レイランド（BPDからの回復についての自叙伝,『ここは私の居場所じゃない』の著者）

以前ボーダーラインだった者として言わせてもらえば，変化するためには，ある種の衝撃や動揺がなきゃいけないと思うわ。私は人生のいろいろな時期に，治療を受けるように言われたわ。でも心から変わろうと思ったことなどなかった。何も失いたくなかったのよ。でも，それだけでは充分じゃないのよね。

私がショックを受けたのは，4歳になる息子の目を見た時よ。我を忘れて，彼の腿や顔が赤くなるまで叩いた時にね。彼はなにも悪いことなどしてなかっ

たわ。自分が母親だっていう実感がない時，息子が子どもであるっていう理由だけで叩いていたの。息子が泣き叫ぶと，よけいに腹が立ったわ。もっと強く彼を叩いてしまったの。

　最後には，彼は泣かなくなったわ。そして，恐怖で見開かれた彼の目の中に，私は何年も前の自分の目と全く同じものを見たの。私が生涯かけて逃れようとしていたものを映し出していたのよ。

　稼ぎが悪いといって夫のせいにすることもできなかったわ。権力志向の上司や，いやな隣人，自分を傷つけようとしていると思えるようなたくさんの人たちのせいにすることもできなかった。息子の当惑した，怯えた目を見て，私のせいだって気づいたの。そして，その時の自分のままでは，もう生きてはいけないって思ったのよ。

《ボーダーラインの人に助けを求めるよう強制することはできません》
ランディ・クリーガー著，『境界性パーソナリティ障害ファミリーガイド』によれば，泣いたり，相手の欠点を指摘したり，理論づけや理屈づけをしたり，懇願したりといったテクニックを用いたとしても，ボーダーラインの人に治療を求める気にさせるという点では逆効果であるとのことです。大概は，これらはすべてあら探しや非難の応酬という結果に終わってしまいます（「助けが必要なのはあなたのほうよ！　私じゃないわ！」）。
最後通牒を渡すことさえ効果的ではありません。愛する人が脅しを実行するのではないかと危惧して，ボーダーラインの人は，パートナーや他の家族と一緒にセラピストに会うことに同意するかもしれません。しかし，セラピーは行き詰まります。なぜなら，どんなにすばらしいBPDの臨床家であっても，助けを求めていない人を助けることはできないからです。
いったん差し迫った脅威が消え去ると，ボーダーラインの人はセラピーをやめる理由を見つけ出します。特にこれが起こりやすいのは，セラピ

> ストが有能で，ボーダーラインの人の被害者意識を強化するのではなく，彼らの中核的な問題に焦点を合わせるのに長けている場合です。しかしながら，もしセラピストがボーダーラインの人の言葉を深く調べもせずに額面通り受け入れるとしたら——このような事態は珍しくありません——セラピストは不注意にも彼らの歪んだ思考を強化してしまい，事態を悪化させてしまうかもしれません。

● あなたにできること

　ボーダーラインの人に変わってもらいたいという気持ちに間違ったところなどありません。あなたは正しいのです。ボーダーラインの人が助けを求めるようになれば，彼らはずっと幸せになり，あなたとの関係ももっとよくなるかもしれません。しかし，感情のジェットコースターから降りるためには，あなたが誰かを変えられるとか変えなければならないといった幻想を手放さなければなりません。この考えから開放された時，真に自分の力を使うことができるのです。そう，あなた自身を変化させる力です。

> 感情のジェットコースターから降りるためには，あなたが誰かを変えられるとか変えなければならないといった幻想を手放さなければなりません。

　ひとつの灯台を思い浮かべてください。それは，船が安全に港に入ることができるように，光を放ちながら岸壁に立っています。灯台がその場を離れ，海の中を渡り，船をつかまえて，「ばか者！　このまま進んだら岩にぶち当たるぞ！」と叱ることはないでしょう。

　そうです。船の運命は船が握っているのです。灯台の案内に耳を傾けることもできます。一方，警告を無視してそのまま進むこともできます。船がどうしようと，灯台の責任ではありません。灯台にできることは，灯台としてのベストを尽くすことだけなのです。

● ボーダーラインの人の行動を個人的に受けとらないこと

　ボーダーラインの人には，世界を黒か白かで見る傾向があります。そして，他の人も同じように見ていると思いがちです。このような状況にあっても，自己価値感が安定している人にとっては，現実感をもち続けることはたやすいことです。その瞬間瞬間にボーダーラインの人がどのような感情を抱いていようとも，ノン・ボーダーラインの人が，自分は神でもなければ悪魔でもないということを理解していれば，安全で気持ちも楽になります。しかし，多くの人々にとっては，ボーダーラインの人がスプリッティングを起こした時，惑わされずに注意を集中させておくためには，手引きが必要です。

● 互い違いに解釈すること

　ボーダーラインの人が賞賛してくれている時に，助けを求めようとするノン・ボーダーラインの人はいないでしょう。しかし，スプリッティングの表側（理想化）には裏側（こきおろし）があるということを忘れないでおくことが大切です。ボーダーラインの人が言う良いことをまともにとるなという意味ではありません。どうぞそれを楽しんでください。しかし，それが実際にはありえないような話である場合には注意してください。あまりにも早い時期に愛や献身を誓うことにも注意が必要です。彼らの言動は，実際のあなたというよりも空想上のあなたをもとにしているかもしれないのですから。彼らは極端に否定的になったり，極端に理想化したりするので，いつもあなたの心の中で物事を翻訳して解釈することが重要です。

　実際の出来事ではなく，その出来事に対する解釈が，ボーダーラインの人のスプリッティングのきっかけとなる場合があります。ひどい交通事故に遭った小さな女の子を治療している，救急医を想像してみてください。助けようと一生懸命ですが，運び込まれた時，すでに瀕死の状態でした。

> 実際の出来事ではなく，その出来事に対する解釈が，ボーダーラインの人のスプリッティングのきっかけとなる場合があります。

明らかに，なす術はなかったのです。医師は待合室へ行き，女の子の両親に彼女が亡くなったことを告げます。父親は事態を受け入れることができません。

「このやぶ医者め！　あの子はたいした傷ではなかったんだぞ。助けることができたはずだ。うちの主治医が診ていたら助かったはずだ！　訴えてやる！」

たいていの医師は，娘の死というショックと心に受けた傷のせいで，父親が激怒して医師を罵るのだと考えるものです。彼らはその父親の言葉を個人的には受けとらないでしょう。なぜなら彼らは，悲嘆に暮れている多くの家族を慰めてきたでしょうし，このような反応が珍しいことではないと理解しているからです。言い換えれば，医師は父親の感情の責任を負ってはいないということです。父親の反応は，すべて状況のせいであって，医師のせいではないと理解しているのです。

この例では，父親の反応を引き起こした出来事は，外的で，はっきりしており，劇的なものです。ボーダーラインの人に関して言えば，必ずしも実際の出来事ではなく，その出来事に対する彼らの解釈が議論の種となります。おそらくご承知でしょう。何を言ったか，行ったかに関して，あなたとボーダーラインの人とが全く異なった結論に達することがあるということを。以下に例を二つあげます。

ロバート（non-BP）（言ったこと）：
遅くまで仕事があるんだ。ほんとに悪いんだけど，今日の予定はキャンセルしなきゃいけなくなったよ。

キャサリン（BP）（聞こえたこと）：
今夜は君と出かけたくない。もう君を愛していないんだから。もう二度と君には会いたくないよ。

キャサリン（言ったこと）（怒って，または泣きながら）：
よくもそんなことができるわね！　私のことを愛してなかったんだわ！あんたなんて大嫌いよ！

トム（non-BP）（言ったこと）：
娘のことが誇らしいよ。昨日は彼女がホームランを打って試合に勝ったんだよ。今晩は映画を見に行って，お祝いしよう。
ロクサーヌ（BP）（聞こえたこと）：
君より娘を愛してる。彼女には才能があるけど君にはないな。この先，僕のすべての愛情と関心を娘に与えて，君のことは無視するよ。
ロクサーヌ（考えたこと）：私が欠陥だらけの人間だって彼は気づいたんだわ。だから私から離れていってしまうんだわ。でも，違う。私は欠陥のある人間じゃない。どこもおかしくなんかない。彼のほうこそ欠陥のある人間なのよ。
ロクサーヌ（言ったこと）：いやだ，映画になんか行きたくない！　私が何をしたいかどうして聞いてくれないの？　私のことなんて考えてないのね。わがままで，何でも自分の思い通りにしようとするんだから！

　キャサリンやロクサーヌが相手の言葉をなぜこのように解釈するのか，私たちにはわかりません。おそらく彼らは見捨てられることを怖れているのでしょう。あるいは，このようなボーダーラインの人の行動は，脳内化学物質の異常によるものなのかもしれません。私たちには——ロバートやトムの言葉に示されるように——何がきっかけとなるのかはわかるのですが，原因はわからないままなのです。

● ボーダーラインの人の行動の「引き金」と「原因」
　ボーダーラインの人の行動を個人的に受けとらないためには，その「原因」と「引き金」を区別することがとても重要です。日々を過ごす中で，

あなたがボーダーラインの人の行動の引き金となることはいとも簡単です。しかし，だからといって，あなたが原因をつくっているというわけではありません。

ひどい一日を送ったと想像してみてください。のんきな同僚がニコニコしながらやってきて，「今日はなんていい日なんだ。生きていてよかったとは思わないか」と言います。

> 日々を過ごす中で，あなたがボーダーラインの人の行動の引き金となることはいとも簡単です。しかし，だからといって，あなたが原因をつくっているというわけではありません。

「全然っ！　仕事中だ。引っ込んでろ！」とあなたは怒鳴ります。

この状況では，同僚が引き金となって，あなたの怒りが爆発しました。しかし彼が原因というわけではありません。あなたがボーダーラインの誰かを大切に思っているのなら，時に彼らが全く意味不明な行動を起こすことがあるということを知っておいてください。こうしたことは，ボーダーラインの人たちや，よりはっきりした精神障害のある人たちによくみられるものです。*How to Live with a Mentally Ill Person*[1] の著者であるクリスティン・アダメクは次のように言っています。

> 精神障害のある人は時に不合理な行いをするものだということがわかるようになると，あなたの中のストレスや緊張は和らぎます。一度そうなると，あなたはもっと効果的な対処技能を身につけるようになります。心の中の「～したらどうなる？」とか「～すべき」という考えにもはや苦しめられることなく，物事のあるがままに対処できるようになります。そして，何が有効かを見出すようになるのです。

● サポートと確認を求めること

あなたは，ボーダーラインの人のことを気遣っている誰か他の人，あるいは境界性パーソナリティ障害という言葉を聞いたことがある人に会った

ことはないかもしれません。そうであれば，サポートをほとんどあるいは全く受けたことがないでしょうし，「現実をチェックしてくれる人」を一人も知らないでしょう。こうした理由から，1995年に本書の著者であるランディ・クリーガーは，www.BPDCentral.com の中に，Welcome to Oz と呼ばれる，ボーダーラインの人の家族のために自助グループを立ち上げました。このコミュニティに登録した人たちは自分たちの話を打ち明け合い，ボーダーラインの人と一緒にいることについて語り合っています。彼らの多くにとって，同じ状況にいる誰かと交流をもつことは初めての経験です。

> あなたがボーダーラインの誰かを大切に思っているのなら，時に彼らが全く意味不明な行動を起こすことがあるということを知っておいてください。

　グループに参加しているたくさんの人たちが，何よりもこのコミュニティのおかげで，ボーダーラインの人たちの行動を個人的に受けとらないようになったと言っています。話はどれもよく似ているので，ボーダーラインの人の行動が自分たちの責任ではないということに，心から納得がいくのでしょう。そう思うことで，多くの人がとても安心するのです。

地域やインターネット上の自助グループに参加することで，ボーダーラインの人たちの行動を個人的に受けとらないでおくことができるようになります。もし，こうしたグループへの参加が難しいとしても，あなたの友人や家族が喜んで耳を貸して，あなたの話を信じてくれることでしょう。しかし，あなたとボーダーラインの人の間で板挟みになったように感じない人と話すことがベストです。

● ボーダーラインの人の行動を個人的に受けとらないでください

　ボーダーラインの夫に長いこと浮気されていたという女性が，次のように言いました。「夫が結婚して以来ずっと不実を働いていたというのに，

問題を個人的にとるなと言うのですか？ 彼が彼女を選んで私とは別れると言ったら，私の気持ちが落ち着くのですか？」。悲しみを克服することと，物事を個人的にとらないということには，大きな違いがあると私たちは説明してきました。

街で一番の素敵なホールで結婚披露宴を開く予定をしていたと想像してみてください。しかし，ホールは披露宴の2日前に落雷による火事で焼け落ちてしまいました。他の会場を使おうと思いましたが，どこも予約でいっぱいです。当然，あなたは気が動転して，怒りを爆発させるかもしれません。

しかし，まさか雷があなたのことを知っていて，わざわざあなたの人生を台なしにしようとして，個人的に攻撃されたのだとは思わないでしょう。自分にコントロールできないことで自分を責めることはしないはずです。しかし，ボーダーラインの人の行動に直面した人たちは，まさにこのような状況に陥ってしまいます。ただの避雷針にすぎないのに，自分たちが雷の原因なのではないかと思いながら，何年も過ごしたりするのです。

● ユーモアのセンスをもち続けること

ユーモアのセンスをもつことが助けとなることに，多くの家族の人たちが気づいています。

ハンク（non-BP）

10月のことだけど，友人のバックが開くハロウィンのパーティに，ボーダーラインの妻と一緒に行こうとしてたんだ。僕は縞のシャツを着て，ぬいぐるみの犬を持って，チャーリー・ブラウンの扮装をしてね。妻はルーシーさ。片手にフットボールを持って，もう片方で「心の相談，5セント」って書いたものを持ってね。（皮肉だろ？）

バックがドアを開けた時，恐ろしいことに気づいたんだ。ハロウィンパーティじゃなかったんだよ。皆，セーターにジーンズ姿だったんだ。僕たち3

人は——僕と妻と妻の友人——同時に僕の間違いに気づいたんだよ。妻はすぐに怒って，僕を愚か者だと言ってわめきだしたんだ。いつもだったら，彼女の怒りや暴言に恐怖や不安，混乱で反応してたと思う。でも，この時は笑いが止まらなかったんだよ。妻が怒っている間中，僕と妻の友人は笑いころげてたよ。その次，妻がキレた時にこの日のことを思い出したんだ。そして，どう反応するかは僕が自分で選べるんだと気づいて，気持ちが楽になったよ。

● 自分自身を大切にしましょう

　ボーダーラインの人は自ら好んでこの障害になったわけではありません。そして，あなたがボーダーラインになってくれと頼んだわけでもありません。しかし，もしあなたが典型的なノン・ボーダーラインの人なら，相手の問題に関する大きな責任を背負って，解決できるのは自分——自分だけ——だと思っていることでしょう。

　多くのノン・ボーダーラインの人たち——特に，ボーダーラインの人と関わり続けることを選択してきた人たち——は，相手のために物事を取りまとめようとしたり，助けようとしてきたことでしょう。そうして彼らは，自分が相手を変えられるという幻想を抱くようになります。しかしこれは，ボーダーラインの人の人生を変えられる唯一の人——つまり彼ら自身——から責任を奪い取ることになるだけの空想にすぎません。あなたは，

- 1日24時間，愛する人の苦痛を肩代わりしてあげることもできます。
- 彼らがあなたと同じように考えられるようになるのを待って，あなた自身の人生を止めておくこともできます。
- あなた自身の感情生活を，すべてその時々の気分に支配させることもできます。

　しかし，このいずれも，ボーダーラインの人を助けることにはならない

のです。

　インタビューの中で，ハワード・I・ワインバーグ教授は言っています。「ボーダーラインの人たちにとって，友人や家族は，彼らを拒絶したり圧倒したりする存在ではなく，ゆるぎなく，しっかりした存在である必要があります。ボーダーラインの人たちにとっては，自分の面倒は自分で見る必要があり，自分でできることをあなたにやってもらう必要はないのです。そうやって彼らを手助けするための最善策は，あなたがあなた自身を大切にすることなのです」

パトリシア（BP）

　ボーダーラインの人と生活し続けることを選択してくれたあなた方に感謝します。本当にありがとう。私たちにはあなた方の愛情と支持が必要です。私たちのことを信じて，回復を目指す私たちを励ましてほしいのです。でも，もしそうすることを決めたなら，必要な時にはあなた方自身のためにセラピーを受けてください。そして，この道のりの中で，自分自身を見失わないようにしてください。ご自身のアイデンティティを失ってはいけません。ご自分のことを優先させてください。もしあなた方が自分を見失ってしまえば，ボーダーラインの人には本当に援助してくれる人がいなくなってしまいます。彼らは人生でたくさんの問題を抱えたまま，あなた以外の人との関係をつくるだけです。

● 愛情をもって離れましょう

　愛情をもって離れることを実践している家族もいます。これは，アルコール依存症者の影響を受けた人たちのためのアラノン（Al-Anon）という組織によって提起された概念です。アラノンは，「アルコール依存症」を「ボーダーラインの人の行動」に置きかえればノン・ボーダーラインの人にも適用できる，個人の境界という考え方を発展させました。原文の一部は以下のようなものです。

アラノンでは，個々人には他人の病気あるいは病気からの回復に対しての責任がないということを学びます。

他人の行動にとらわれることをやめて，もっと幸福な人生，自分でコントロールできる人生，尊厳と権利を有する人生を送り始めるのです。

アラノンで私たちは以下のことを学びます。

- 他の人の行動や反応に悩まないこと。
- 他の人の回復のために，あなた自身を利用させたり，虐待させたりしないこと。
- 他の人が自分でできることは，しないこと。
- 危機的状況を作り出さないこと。
- 自然のなりゆきで生じる危機を避けようとしないこと。

離れることは，親切なことでも不親切なことでもありません。それは，離れようとしている人や状況について批判したり非難することを意味しているのでもありません。アルコールの問題（「ボーダーラインの人の行動」と置き換えてください）が私たちの人生にもたらす不利益から，自分自身を切り離すための手段にすぎないのです。

離れることによって，家族の人たちは自分たちの状況を現実的かつ客観的に見ることができ，賢い選択をすることが可能になるのです。

● あなた自身の人生を取り戻しましょう

あなた自身の幸福を早く手に入れてください。今すぐつかみ取ってください。自分の人生を取り戻すために，今，あなたにできることがたくさんあります。振り返って考える時間を設けましょう。ボーダーラインの人とあなたとは別の人間であることを思い出すことができます。ボーダーラインの人は，あなたと一時的に離れたとしても生きていけるし，戻ってきた時にも，あなたがまだ大切に思ってくれていることがわかるでしょう。勇

気を出して退くことが，実際には関係を築くことになるのです。

> セラピストになろうと思わないでください。それはあなたの役目ではありません。ボーダーラインの人がその手の援助を求めてきたら，メンタルヘルスの専門家に診てもらうように言えばよいのです。ボーダーラインの人との付き合いがなくなったら，彼らの心理分析に時間を費やすことはやめましょう。それはもはやあなたの務めではありません——そもそも，始めからそうだったのですが。

以下の3つの"c"と3つの"g"を覚えてください。

- 私が原因（**c**ause）ではない。
- 私がコントロールする（**c**ontrol）ことはできない。
- 私が治すこと（**c**ure）はできない。
- ボーダーラインの人から離れよう（**g**et off）。
- ボーダーラインの人のやり方から抜け出よう（**g**et out of）。
- 自分の人生を生きよう（**g**et on with）。

人生を楽しんでください。いくつかアイディアがあります。

- 絵画展を見に行く。
- すごく高いチョコレート・トリュフを買う。
- マッサージを受ける。
- 友人や家族を見つける。
- ボランティア活動や政治活動に参加する。
- 病気であろうとなかろうと，あなたの要求をすべて満たしてくれる人などいないことに気づく。
- 友情を失いかけているのなら，失わないように。

- 外に出ても，すべての時間をボーダーラインの人に関する会話に費やさない。
- 映画を見る。
- 初めての食べ物に挑戦する。
- リラックスして楽しむ！

　楽しんでください。あなたが自分のために時間を使っても，世界は動き続けます。実際のところ，あなたはリフレッシュして，視野を広くして戻ってくるでしょう。
　もし，過食や過飲をしたり，他の不健全な対処方法を用いているのなら，やめてください。必要なら，専門家の援助を受けてください。現実的な期待をもち続けましょう。ボーダーラインの人の行動は，何年もかかって身についた，根深いものなのです。奇跡を期待しないでください。少しずつでも良い方向に向かって進んでいるなら，褒めてあげてください。ボーダーラインの人のことで好ましい点があれば，それを評価してください。

ターニャ（non-BP）

　すべてを良くすることなど私にはできないのだと思い出すと，救われるわ。無力さを感じるような状況にいるからといって，私に欠陥があるというわけではないってことを，いつも忘れないようにしているの。
　自分を大切にすることに罪悪感を感じないようにってセラピストが言ってくれたわ。自分を大切にしていいんだって思えるようになるにはもう少し時間が必要だけどね。自分の感情に対処しなければならないこともわかってる。でも時々，ほんのしばらくでいいから自分の人生を元に戻したいって思うのよ。

> 少しずつでも良い方向に向かって進んでいるなら，褒めてあげてください。ボーダーラインの人のことで好ましい点があれば，それを評価してください。

● あなた自身のアイデンティティと自尊心を高めましょう

誰かに非難されたり，批判されているなら，あなたの自尊心は地に落ちているかもしれません。はじめから自尊心が低い場合，状況は危機的かもしれません。私たちが話をしたノン・ボーダーラインの人たちの中には——特にボーダーラインの親をもつアダルトチルドレン——，自分には良くなる価値などないと思っているために，他人に自分を利用させている人がいました。ボーダーラインの人に低く評価されていることを追認するかのように，彼らは虐待される状況に居続けたり，気づかないうちに自分自身を傷つけているのです。

ボーダーラインの人であっても，子どもや他の人に対して支持的になれる人がたくさんいます。そうできない人もいます。ボーダーラインの人との関係によってあなたの自己価値が傷ついているとしたら，直ちにそれを修復するための手順を踏んでください。自分の価値を確認するために，ボーダーラインの人に頼ることはしないでください。おそらく彼らにはそれができないのですから。彼らがあなたのことを大切にしていないということではなく，今は彼ら自身の問題や要求が障害となってそうできないということです。

第6章では，境界を設定すること，怒り・非難・批判への反応の仕方についてお話しします。よく読んで，実生活で利用する前に，コミュニケーション方法を友人と練習してください。あなたのことを，怖い人だとか，ひどい人だとか言うような人には耳を貸す必要はありません。あなたは自分で選択できるのです。

最後に，ボーダーラインの人と生活するストレスに対処するため，セラピーを受けてください。私たちがノン・ボーダーラインの人たちを対象に行った調査では，彼らの75%がセラピーを受けたと言っています。

● 自分の行動に責任をもちましょう

　ボーダーラインの人の気まぐれに翻弄されているあなたは，自分のことを竜巻の中でもみくちゃにされた新聞紙のように感じているかもしれません。しかしあなたには，おそらくあなたが考えている以上に，二人の関係に対する影響力があるのです。あなたは自分の行動を思いのままにできます。そして，ボーダーラインの人のやっかいな行動にどう反応するか，自分で決めることができます。いったん自分自身を理解し，過去の自分の決断を理解したのなら，長い目で見て，あなたとあなた方二人にとって良い影響を及ぼすような新しい決断を下すことはたやすいことでしょう。
　『ブラックメール』の中でスーザン・フォワードとドナ・フラツィアは，危機を回避することも，行動のひとつだと言っています。

> 　何を受け入れて何を受け入れないか，どんなことに直面することを拒否するか，何をなりゆきにまかせるかなどを示すことによって，私たちは毎日，相手に自分との付き合い方を教えています。騒ぎ立てなければ，相手のやっかいな行動をなくすことができると考えているかもしれません。しかし，その場合に私たちが伝えるメッセージは，「うまくいったよ。もう一回やってみてよ」になるのです。

　ノン・ボーダーラインの人の中には，自分自身の責任を負うことに困難を感じる人がいます。それは，ボーダーラインの人の「ほらみろ，みんな君のせいだ。君にはおかしなところがあるって言っただろ」という批判の声が聞こえてくるからです。このようなノン・ボーダーラインの人たちにとっては，この段階に進む

> あなたのことを，怖い人だとか，ひどい人だとか言うような人には耳を貸す必要はありません。あなたは自分で選択できるのです。

ことは,ボーダーラインの人の批判に同意するように思えるのでしょう。あなたにも当てはまるのなら,すぐにその声を黙らせてください。あなたがボーダーラインの人の行動の原因になっていると言っているのではありません——あなたは知らず知らずのうちに,ボーダーラインの人に,過去にうまくいった行動を繰り返してもよいという許可を出してしまっていたのかもしれないということです。

● 二人の関係がいかにあなたのニーズを満たしているか考えてください

インタビューの中で,ハワード・I・ワインバーグ教授は次のように言っています。「もし,あなたがボーダーラインの人を大切に思っているなら,自分が病んでいるからその人を選んだわけではないということを覚えておいてください。その人があなたにとって大切だったから,あなたはその人を選んだのです」

二人の関係が全く否定的なものであれば,あなたはこの本を読んではいないでしょう。あなたはただ立ち去っていたでしょう。ですから,おそらく二人の関係には何かしらあなたのニーズを満たしているところがあるのです。その理由も,ボーダーラインの人との関係が,友人や恋人のように自ら選択したものなのか,あるいは身内のように選択の余地のない関係なのかによって大きく異なります。

多くの人は,ボーダーラインの人がとても面白く,愛嬌があり,明るく,機転がきき,ひょうきんで,魅力的だから,一緒にいるのです。ある女性は,ボーダーラインの彼に出会った時,初めて自分とよく似た人に出会ったように感じたと言っています。

ダイアン (BP)

ノン・ボーダーラインの人たちが,なぜボーダーラインの人の病気の理由とか,怒りや不愉快な行動のことを話したがるのか理解できるわ。ボーダーラインの人は自分自身や身近な人を破滅させることができるからね。この苦

しみを口に出したいと思うのは当たり前ね。

　でもときどき，本や討論，専門的な言葉の中でも，どうしてこの関係が始まったのかということが抜け落ちているわ。破滅にあこがれてボーダーラインの人と恋に落ちたわけではないわよね。その人に良いところがあったから恋に落ちたんでしょ。良いところというのは，悪いところと同じように，その人の特徴なのよ。

> ノン・ボーダーラインの人たちはマゾヒストではありません。楽観主義者なのです。

　ボーダーラインの人の破壊的な，悪いところが前面に出てきた時，あなたはいつかは良いところが悪いところに取って代わると自分に言い聞かせ，その場を切り抜けてきました。確かに，そうなるかもしれませんし，そうならないかもしれません。ノン・ボーダーラインの人たちはマゾヒストではありません。楽観主義者なのです——それでうまくいくか，裏目に出るかどうかわかりませんが。その楽観主義に見切りをつけて，問題さえなければ非常によい関係を手放すことが難しいのです。

● 言い訳をしたり，ことの深刻さを否定したりしないでください

　希望をもち続けることが大切です。誰にも良いところと悪いところがあるということは間違いありません。しかし，希望というものは，現実的な見通しや変化の可能性を加味したものでなければならないのです。

　ケビンのガールフレンドであるジュディは，明るくて頭の良い，魅力的な女の子でした。何より，彼女は彼を愛していました。ですから，ケビンは彼女の目覚まし電話のような行動を大目に見ていたのです。たとえば，ある日彼女が彼の職場に現れて，上司や同僚が見ている前で彼に向かってわめきだしました。何日かたっても，彼には彼女がなぜあんなに怒っていたのかわかりません。彼女は生活保護を受けており，ケビンと9歳の息子と共にゴキブリがはびこるアパートで生活していたにもかかわらず，クリスタルの花瓶やデザイナーズ・ブランドの洋服を衝動的に買ったりもし

ていました。買い物に行く時には，息子をひとりぼっちで置き去りにしたものです。

ジュディとケビンの意見が合わない時は，彼女が彼をアパートから追い出して，彼の持ち物を壊したりしました。こうしたことが頻繁に起こるので，彼は大事な物は両親のもとに置いておくようになりました。友人から，ジュディの行動はおかしいと言われると，ケビンは肩をすくめて「うーん，そうだな。完璧な人間なんていないよ。どんな関係にも問題はつきものだろ」と言うのです。

> 問題を否認しても，それは否定的な行動を可能にし，強化するだけです。

ケビンは彼女との関係を続け，自分自身の苦痛に対処するために，否認を用いているのです。この点において，ケビンは二人の間の衝突を避けているかのようです。しかし，彼が問題を否認しても，それはジュディの否定的な行動を可能にし，強化するだけです。問題を取り上げて，どうして自分が彼女のあんなひどい仕打ちを容認しているのかを考えるために，彼には友人のサポートと客観的なものの見方が必要です。さらに，ひどい目にあっているにもかかわらず，ジュディとの関係が大切なのはどうしてかを考えることも，彼には必要でしょう。

● 間歇的な強化の影響を理解してください

レバーのついた箱の中にいるネズミを想像してみてください。あなたはネズミにそのレバーを押すことを教えます。レバーを5回押すたびに餌を与えることにします。すぐにネズミはレバーを5回押すことを覚えて，餌を欲しがるようになります。しかし餌を与えないようにすると，すぐにネズミはレバーを押すことをやめてしまいます。

さて今度は，とぎれとぎれに餌を与えるようにしたらどうなるでしょう。つまり餌を与える時の決まりをつくらないのです。2回で餌を与えたり，15回で与えたりするのです。強化が一貫していないと，ネズミはいつ餌をもらえるのか予測できません。次にもう一度，餌を与えないでおき

ます。ネズミはレバーを押し続けます。20回押しました。餌はもらえません。さらに押し続けます。ネズミは思うのです。「この人間は，僕が99回押すのを待っているんだろうな」と。

　行動が間歇的に強化されると，報酬がなくなっても，行動がなくなるまでにはより長い時間がかかります。間歇的な強化には二つの作用があります。ボーダーラインの人の気分が良い時，あなたは間歇的に強化されています。次はいつ彼女の気分が良くなるのか予測できません。しかし，じきにそうなるだろうと考えます。あなたが時おり彼らの要求に屈していると，彼らも間歇的な強化を受けることになるのです。

　モリーは言っています。「今また，僕はサンドラの魅惑的な行動に捕まったよ。"あっ！　僕がかつて知っていたのはこの人だ！"って思ってる。頭では彼女とよりを戻しちゃいけないってわかってるんだけど，感情が言うことをきかないんだ」

> ボーダーラインの人からひどい扱いを受けているにもかかわらず，その人に"はまっている"と感じるならば，二人の関係に間歇的な強化が起こっていないか調べてみてください。

● ジェットコースターに乗る時の興奮を思い出してください

　物事がうまくいっている時というのは，本当に気持ちがいいものです。お世辞を言われたり，注目されたり，熱狂的に思われたりするのは，気分を良くしてくれます。自分が誰かに必要とされていると感じると，気分は昂揚し，力を与えられたように感じるのです。特に，それまで「アイドル」のように扱われることがなかったノン・ボーダーラインの人の場合は，すぐにこの興奮のとりこになるでしょう。彼らはお世辞や注目を期待し，再びその興奮を求めてしまうかもしれません。そして，しばらくしてお世辞がだんだんと言われなくなると，彼らはそれが恋しくなり，ボーダーラインの人に再び自分を理想化してもらおうとするのです。ここでも

再び間歇的な強化が用いられています。ボーダーラインの人は間歇的に，相手との関係に執着したり，相手をおだてたりするのですから。こうして，ノン・ボーダーラインの人は二人の関係にのめり込んでいくのです。

ジム（non-BP）

妻は最初，すごいお世辞を言って僕にまとわりついてきたよ。僕は自分が注目されるなんて思ってもみなかった。他の女性にそんなふうに注目されることはなかったからね。彼女は僕を崇拝してた。自分のことを理想化してくれる人のまわりで気分良く感じるのはたやすいことだよ。

でも，二人の関係は中毒みたいなものだった。自分の意志とは反対に，その関係に戻ってしまうんだ。「君を愛している自分がいやだ」っていう自己嫌悪や，ある種の羞恥心さえあるのにね。

> 行動が間歇的に強化されると，報酬がなくなっても，行動がなくなるまでにはより長い時間がかかります。

そうやって，僕らのジェットコースターみたいな関係は始まったんだ。目がくらむような高さにいたかと思うと，急降下やスイッチバック，めちゃくちゃな宙返り，びっくりするような急停止に振り回される。最後には，何事もなかったかのように静寂が訪れ，放心状態になるんだ。

● 自分で決めてください

自分には自分自身で決定する権限があるということを認めることが，新たな選択をし，人生をより良いものにするための最初のステップとなります。

ノン・ボーダーラインの人の中には，実際に恐怖を感じている時，二人の関係に対して自分は無力であると考える人がいるかもしれません。恐怖や不安を感じることは，無力であることと同じではありません。ノン・ボーダーラインの人たちは一般的に，境界を示し明らかにすることや変化に向けての努力が，ボーダーラインの人たちの怒りを買うのではないかと怖れています。それゆえ彼らは，ボーダーラインの人の否定的な反応を避

《行き詰まり感から抜け出すには》

どれを選んでも危険だから動けない，しかし同時に，何かせざるをえないように感じていますか？ BPDをもつ人との関係を満足のいくものにするためには——いまだそんなことが起こったことはないとしても——相手側が大きく変化する必要ありそうですか？

ランディ・クリーガー著,『境界性パーソナリティ障害ファミリーガイド』では，なぜノン・ボーダーラインの人たちが行き詰まりを感じるかについて，6つの一般的な理由を挙げ，それらをどうすればよいのかについて述べています。

感情的な虐待から生まれた，不健全な絆：コントロールする，脅す，罰する，そして孤立させるような行動は，やる気を失わせ，混乱をもたらし，決断を難しくします。これらはすべて，行き詰まり感を継続させるものです。

怖れ：これは実際的なもの（ボーダーラインの人はそれを一人で行えそうですか？）から，衝突への怖れ，未知の事柄への怖れまで，幅があります。

義務感，役割，責務：「なぜ僕は母の誕生日に母のもとを訪れることができないんだろう？」

罪悪感：これは家族の人たち（特に親）の判断力を奪い，自分自身に「無罪を言い渡す」まで，途方もなく長い道のりを歩かせることになります。

自尊心の低さ：自尊心が低い人たちはしばしば，良い人であることによって羞恥心を和らげようとします。「良さ」は，自分に足りないと思われるものを補うために，自分自身や，人生で達成したいことを犠牲にすることで生まれます。

「救ってあげたい」という欲求：救助は，よかれと思う気持ちから始まります——助けてあげたいのです。しばしば，平穏を保ち，衝突を避けるためには何でもし，自分の責任ではないことへの非難も甘んじて受け入れます。結局は，操作されていると感じ，怒りと欲求不満を覚えます。

行き詰まり感から抜け出すためには，別のアプローチを採用しなければなりません。ボーダーラインの人に過度に焦点を合わせるのをやめ，自分自身をしっかりと見つめるのです。より自分らしくなれるように，取り組んでください。

クリーガーは次のように述べています。「自分で選んでください。生活の中で，人や行動，出来事などにどのように反応するかは，自分が決めているということに気づいてください。みなさんには選択肢があります。楽しいものばかりではないかもしれませんが，ともかく選択することができます。今よりはましになるかもしれない選択肢です。法律関係の書類ででもないかぎり，「彼のせいで…」や「彼女が無理やり…」などといった台詞は，語彙の中からなくしましょう。「私は…しなければならない」と言うよりは，「今ここでは，私は…することにする」と言ってください。そして，新しいアイディアに心を開いてください。やってきたことがうまくいかなかったら，別のことをしてみましょう」

『境界性パーソナリティ障害ファミリーガイド』では次のことを勧めています。

- 本当の自分に真摯に向き合いましょう。あなた自身の姿勢や信念に沿って行動してください。
- 過去から学びましょう。今の感情にはなじみがありますか？ 似たような状況にいたことがありますか？
- 救助するのではなく，援助しましょう。ボーダーラインの人には自分の問題を解決する能力があると信じていることを伝えます。これが確信を育みます。
- 自分がなってほしいと思う姿ではなく，人の本来あるべき姿を受け入れましょう。「必要ならここにいるわ。でもあなたが決めることは——そしてその結果は——あなたに属するのよ」のように，健全な支持のメッセージを伝えてください。

第 5 章　自分自身を変化させること　131

けようとするなかで，自分たちを「無力だ」と言うのでしょう。それだけでなく，自分を無力だと思い込むことが，変化を起こしたり，よりよい人生を造り出すことへの責任を放棄することにつながってしまうかもしれません。自分が「無力」であるということは，自分は「犠牲者」——その状況に対する咎めを受けない人——であるとあなたは考えるかもしれません。

　あなたには人間関係やあなた自身の人生を変える力があると理解しなければなりません。最初は恐怖が伴うでしょう。しかしそうしなければ，あなたの人生は，さまざまな選択や人間関係が恐怖に支配されている，非常に不幸で不満足なものとなってしまうのです。

● ひどく扱われて当然なのだと思わないでください

　感情的な虐待を受けるような関係でも，関係が全くないよりはましだと思うことがありますか？　傷つくほうが孤独よりもましだと思うかもしれませんが，長い目でみると，虐待的な関係は自分を見失わせ，結果的には究極的な孤独をもたらします。自尊心の問題を抱えた人は，非難されたり批判されることに非常に傷つきやすいものです。彼らはそのように扱われて当然だと思い込むようになり，その場を去ってしまったら，自分を必要とする人は誰もいないと考えます。感情的に健康な人たちでさえ，自分の価値に疑問を感じることがあるものです。

> 恐怖や不安を感じることは，無力であることと同じではありません。

アレックス（non-BP）

　屈辱的な関係をどうして何年も続けているのか，考えてみるべきだった。恐怖心を克服しなければならなかったんだ。僕のことを偶像視したり，こきおろしたりするんじゃなくて——僕に良くしてくれる人たちとの関係を保っていいんだってわからなきゃならなかったんだ。

ジョン（non-BP）

僕がこの関係にとどまっていたひとつの大きな理由は、自分がこういう痛みや苦しみを受けるにふさわしい人間だと無意識のうちに思っていたからなんだ。今はこの問題に取り組んでいるから、あんな女性たちに惹かれることはもうないだろうな。

ノン・ボーダーラインの人ばかりでなく、すべての人に、健全な人間関係を築く権利があります。しかし、何カ月あるいは何年もの間、ボーダーラインの人の辛辣な批判や非難、怒りにさらされると、ノン・ボーダーラインの人は、自分にはそのような権利などないのではないかと疑うようになります。以下に示す権利があなたにあると思いますか？

> 虐待的な関係は自分を見失わせ、結果的には究極的な孤独をもたらします。

- 一人の人間として尊重されること。
- 身体的あるいは感情的要求が満たされること。
- 評価され、軽くあしらわれないこと。
- パートナーと効果的にコミュニケーションすること。
- プライバシーが尊重されること。
- コントロールを取り戻すために絶えず奮闘しないですむこと。
- 自分自身や自分の人間関係をよく思うこと。
- お互いを信用し、評価し、援助し合うこと。
- 二人の関係を通じて、あるいはその外で、成長していくこと。
- 自分自身の意見や考えをもつこと。
- 関係にとどまるか去るかを決めること。

ご存じかもしれませんが、権利というものは、それを擁護しないかぎり、尊重され、認められることはありません。あなたには自分の権利を擁

護する準備ができていますか？

● **必要とされることについての自分の問題に目を向けてください**

相互依存の問題に詳しいメロディ・ビーティは，*Codependent No More*[3]（邦訳『共依存症 いつも他人に振りまわされる人たち』講談社）の中で，誰かを救ってあげなければと思っている人々のための質問リストを作りました。わかりやすく書き換えたものを，以下に示します。

- 自分には他人の考えや行動，感情に対する責任があると感じていますか？
- 誰かが問題を打ち明けた時，自分がその問題を解決しなければならないと思いますか？
- 衝突を避けるために，自分の怒りを飲み込んでしまいますか？
- 得ることは与えることよりも難しいと考えますか？
- なぜか対人関係が危機的な時に，人生をより楽しく感じているようですか？ 退屈そうな感じがして，あまりに順風満帆な人生を送っている人をパートナーとして選ばないできましたか？
- 何かあるいは誰かに耐えていることに対して，人から聖人のように言われたことがありますか？ 心のどこかでそれを楽しんでいませんか？
- 自分の人生の諸問題を解決するよりも，他人の問題に専念するほうに魅力を感じますか？

● **自分自身の問題に焦点を絞ってください**

自分を変えるより他人を変えようとするほうが簡単だとか，他人の問題に焦点を当てていれば，自分の問題を見なくてすむと思っている人がいます。自分自身に尋ねてみてください。

- ボーダーラインの人から離れた自分はいったいどういう人間か，確固

たる認識があるだろうか？
- 人生のこの時点において，いたいと思っている場所にいるだろうか？
- もし，ボーダーラインの人との関係にはまり込んでいなければ見なくてはならなかったと思われる何かから，目をそらしているのだろうか？
- 二人の関係について気をもむことに，いったいどれだけの時間を費やしてきただろうか？
- もし，ボーダーラインの人との人生が完璧なものであったら，その時間をどのように過ごしていただろうか？

ニナ（non-BP）

ボーイフレンドたちは，はっきり言って普通じゃなかったから，私は自分の行動を甘く見ていたのよね。自分がへまをしたらそれをすぐに認めて，たとえボーダーラインの人に怒られたり非難されたりしても，従順で寛大なままでいることが私の義務だと思っていたの。でも，ボーダーラインの人との間で直面した問題は，私自身が抱えていた問題を大げさにしたものにすぎなかったって気づいたわ。

でも以前は，そんなのは，まわりの頭のおかしい男たちのことだと思っていたし，彼らさえ変われば，物事はすべてうまくいくと思っていたの。あるとき目が覚めて，私のように自らすすんで苦しんでいる者に与えられる勲章なんてひとつもないと気づいた時はつらかったわ。

● これからどこへ向かえばよいのでしょうか？

自分自身に尋ねてみてください。

- どうしてこのような事態になったのだろうか？
- 自分について，どんなことを学んだだろうか？
- 過去にどんな選択をしたのだろうか？ そして，その選択が今の自分

にとって最良だったと言えるだろうか？
- 自分を擁護することを妨げてきたものは何か？ それに関して，何か自分でできることはあるだろうか？
- 二人の関係に関して，自分にはどんな責任があるだろうか？ それに関して，何か自分でできることはあるだろうか？

これまでに起こったことや，選択してきたことに対して，あなたを責めているのではありません。ただ，問題を解決することができるのは──ボーダーラインの人やセラピスト，友人ではなく──あなただけだということです。あなた次第なのです。内省的なノン・ボーダーラインの人たちの多くは，自分自身についての発見が，非常に重要なものであることに気づきました。

アレックス (non-BP)

ボーダーラインの人の近くにいるということは，最高のプレゼントだった。自分を見つめることができたし，自分がどう人と関わっているのかを知ることもできたんだ。この関係はつらいものだったけど，今の僕があるためには必要だったんだ。

マリリン (non-BP)

無意識のうちに人生を送る人間から，意識的に自分の人生を歩む人間へと変わっていっているの。洞察の欠けた人生なんて生きるに値しないって誰かが言ってたわね。自分の人生が生きるに値するものだって言えることが，とてもうれしいわ。

ラッセル (non-BP)

いろいろな状況を，成長と学びの場だと思うことが役に立つよ。葛藤や苦難を解決しようのない危機だと考えるより，自分自身がそういう問題を抱え

ている人間だと——そしてそれがいやなことだと——考えて，自分について もっと学ぼうと思うんだ。そうすると，僕は無力ではなく，自分でそうなる ことを選んだことになるんだよ。自分で選択したことから，僕はたくさんの ことを学んだよ。

　この章では，ボーダーラインの人の行動によりよく対処するための方法を探ってきました。それはただ，自分自身を変化させること，すなわちボーダーラインの人に治療を強要することはできないこと，ボーダーラインの人の行動を個人的に受けとらないこと，自分自身を大切にすること，そして，自分の行動に責任をもつということを認めること，によるものです。次の章では，ボーダーラインの人との関わり方に変化を生み出す方法を探ってみることにしましょう。

第 6 章

自分の置かれている状況を理解すること：境界線を引くこと，スキルを磨くこと

◉ 激しい感情的反応の引き金を見定めること

あなたやボーダーラインの人が，何かに対して強い反応を起こす時，おそらく何らかの引き金が引かれたか，「核ボタン」が押されています。核ボタンや引き金となるのは，心の中にたまった憤り，後悔，不安，怒り，恐怖などで，そこが刺激されると気分が害され，自動的に感情反応が引き起こされます。感情反応の引き金となりそうな特定の行為，言葉，出来事を同定することができれば，あなたにとってもボーダーラインの人にとっても，これらの反応は予測しやすく，扱いやすくなります。

◉ 記録すること

> 愛するボーダーラインの人たちの行動パターンを毎日記録することが，その行動を理解し，その行動を個人的に受けとらないようにすることに役立つと，多くの家族が気づいています。とりわけボーダーラインの子どもをもつ親は，子どもの適切な診断と治療のために，記録が役に立つことを知っています。

ボーダーラインの人の行動をただ観察するにしろ，彼らの気分や行動を書き留めるにしろ，目的は，その行動について判断することではなく，その行動に感情的に反応するのを止め，そこから何かを学ぶことにあります。あなたの行動とボーダーラインの人の行動との間にほとんど関連がないようであれば，彼らの行動があなたに関してのものではないということが明白になるでしょう。

 外部の何らかの出来事がボーダーラインの人の行動の引き金になっているようであれば，どんな要因がからんでいるのか，調べてみてください。

- 彼らのいつもの気分ですか？
- ストレスのレベルや責任感ですか？
- 時間帯ですか？
- アルコールの有無ですか？
- 空腹であるとか，疲れているといった，身体的な要因ですか？
- 目下の環境ですか？

 彼らの行動パターンがわかれば，予測がつきやすくなります。

ポーティア (non-BP)

 サンディと私には，おそらくボーダーラインだと思われる息子がいます。私たちは，息子の気分や行動をグラフに書き表してみました。一番ひどい時が－10で，すごくいい時が＋10，ゼロはふつうの気分の時です。セラピストは私たちの記録に感動していました。そしてその記録が，セラピストが息子がボーダーラインか躁うつ病かを判断するうえでも役に立ったんです。

ヘンリー (non-BP)

 僕は日記なんて一度も書いたことはなかったけど，10年の間に，バーバラの気分は6週間でひとまわりするってことに気がついたんだ。こんなふうにね。

1. 爆発的で暴力的な怒りは，10分から数時間持続する。
2. だんまりは2日から5日続く。
3. 優しくて，明るくて，愛情に満ちた行動は3，4日続く。（物事がうまくいっている時，彼女は僕に謝るし，何が「ばかげた行動」の原因なのか見つけてほしいって頼むことさえあるよ）
4. 悪い気分は4週間から10週間続く。批判や非難がだんだん増えて，気が短くなる。前に謝ったことを取り消したりする。ついには，怒りが爆発して，新しいサイクルが始まる。

　このパターンに気づいてからは，次に起こることがわかるようになったよ。それで，物事が前より扱いやすくなったんだ。

● ノン・ボーダーラインの人にとっての引き金

　ノン・ボーダーラインの人たちの多くが，彼らの反応の引き金となるものが何なのか，ボーダーラインの人たちは気づいているようだ，と言っています。ボーダーラインの人たちは自分が脅かされると，意識的あるいは無意識的に，その引き金を引くことによって苦痛に満ちた感情から自分自身を守ろうとしたということです。

　たとえば，自尊心の非常に低いノン・ボーダーラインの女性がいるとします。彼女は人とあまり付き合うこともなく，高校時代にボーダーラインの男性と結婚しました。彼は彼女を感情的に虐待するような人だったので，結婚生活はうまくいきませんでした。しかし彼女が別れを口にしても，夫は必ず，彼女を受け入れてくれる人など誰もいない，頭がいいわけでも能力があるわけでもないから，いい仕事に就くこともできないと言うのです。

　ボーダーラインの人の言動は，時にひどく人の心を傷つけます。そうでない場合もあるかもしれませんが，相手の言動にすぐに反応するのではなく，自分自身の反応を観察して，よく考えてみてください。相手の批判は正しいですか？　真実をついているところがありませんか？　覚えてお

てください。あなたにはボーダーラインの人の言葉をそっくりそのまま受け入れたり，拒否したりする必要はないのです。スプリッティング（黒か白かの考え方），過度の一般化（「いつもあなたは」とか「絶対あなたは〜ない」），不合理な関連づけ（「私のことが嫌いだから，パーティに連れていかないのね」）がないかどうか，考えてみてください。

ある種の核ボタンは何度も押されますから，ちょっと触れられただけでも苦痛を感じるようになります。ノン・ボーダーラインの人たちにとっての核ボタンには次のようなものがあります。

- ボーダーラインの人から不当な非難を受けること。
- 自分のニーズや感情，反応をボーダーラインの人に無視されたり，否定されたりすること。
- ボーダーラインの人に賞賛されたり，崇拝されること（こきおろしと批判が用意されています）。
- 他の，ボーダーラインの人の激怒や行動化に先んじて起こる事態（たとえばある女性は，電話が鳴ると必ず，それがボーダーラインの母からなのではないかと怯え，震えが起こっていました）。

> 相手の言動にすぐに反応するのではなく，自分自身の反応を観察して，よく考えてみてください。

《怖れ・義務感・罪悪感（FOG）》

スーザン・フォワードとドナ・フラツィアは，『ブラックメール』の中で，感情的な脅しに弱い人の特徴として，怖れ（Fear），義務感（Obligation），罪悪感（Guilt）があげられると述べています（略してFOG［霧］）。FOGによって決断は妨げられ，脅しにどう対処するかの選択肢が制限されてしまします。

- 怖れ：何かを失うことを怖れているのかもしれません。愛情，お金，賞賛，子どもとの接触，関係そのものなど。自分自身の怒りや，感情

をコントロールできなくなることを怖れている場合もあるでしょう。
- **義務感**：フォワードは言います。「脅迫者に施された記憶が，義務感チャンネルとなり，そこでは彼らが見せた優しい態度が何度も繰り返し放送されています。自尊心や自分を大切に思う気持ちよりも，義務感を感じている気持ちの方が強くなると，相手はすぐにそこにつけこんでくるものです」
- **罪悪感**：あなたのごく普通の行動が，ボーダーラインの人の行動の引き金になっている場合，彼らは，第3章で述べた「鬼ごっこ」のゲームをして，混乱した自分の感情をあなたのせいにします。彼らはあなたの行動がよこしまだといって責めるだけでなく，わざと彼らを傷つけようとしてそんなことをするのだと非難するかもしれません。彼らの思い込みに疑問を抱く代わりに，あなたは罪悪感を感じるかもしれません。

● **対処方法**

自分自身の反応の引き金が何なのかに気づくだけでも，ボーダーラインの人の行動に対処しやすくなります。他の方法として，以下のようなものがあります。

- **自分自身のことに取り組みましょう**：たとえば，自尊心の低い女性であれば，セラピストを訪ね，自分がなぜそんなに自信がないのか調べてみるのもよいかもしれません。あるいは仕事の能力を高めたり，もっと収入の多い仕事に就くための訓練をするために，大学の講座を受けるのもよいでしょう。そうこうするうちに，ボーダーラインの人の批判を個人的に受けとらないで，それをかわすのが上手になるでしょう――あるいは感情的に虐待的な関係から離れることになるでしょう。
- **他の人と一緒に現実をチェックしましょう**：あなたがボーダーライン

の人に，恩知らずだとか能無しだとか，あるいは他の否定的な言葉で責められたら，彼らの言葉に正しい部分があるかどうか，友人に尋ねてみてください。
- あなた自身の反応を引き起こすような状況に身を置くことは，最低限にとどめましょう：あなたには自分自身を大切にする権利があります。
- 目に見えるような反応は最小限にしましょう：意識的であれ無意識的であれ，ボタンを押せば望んだ効果が得られるとボーダーラインの人が思うようになると，おそらくその行動は繰り返されるものです。
- 人の考え方をコントロールすることはできないと気づいてください：あなたにはすべての人を幸福にすることはできません――自分の不幸せをあなたに投影しているような人ならなおさらです。ボーダーラインの人の心の世界に責任を感じることを止め，自分自身の心に責任をもつようにしましょう。

● あなたの個人としての境界を明らかにすること

個人としての限界や境界線は，どこまでがあなたの領域で，どこからが他人の領域かを示すものです。境界は，あなたが何者なのか，何を信じているのか，人にどう対処し，人からどう扱われたいのかを定義づけるものです。卵の殻のように，境界はあなたを形づくり，あなたを守ります。ゲームのルールのように，それはあなたの人生に秩序をもたらし，あなたにとって有益な決定をする際の手助けとなるものです。

> あなたには自分自身を大切にする権利があります。

健全な境界というものには，柔らかいプラスティックのように，ある程度の融通性があります。曲げることはできますが，壊れることはありません。しかし，境界があまりにしなやかすぎると，違反や侵入が起こりやすくなります。他人の感情や責任を引き受けるようになり，自分自身のそれを見失ってしまうかもしれません。

逆に，境界があまりに硬直したものであれば，周囲の人からは冷たく，近寄りがたい人と思われるでしょう。しなやかさを欠いた境界というものは，他人に対してだけでなく，あなた自身の感情に対しても，鎧のように働くからです。悲しみや怒り，その他の否定的な感情に気づけなくなるかもしれません。時には幸福感や他の好ましい感情にも手が届かなくなるかもしれません。他の人や自分自身の経験から切り離されているような感じがするかもしれません。

メロディ・ビーティは『共依存症 いつも他人に振りまわされる人たち』の中で，境界を設けることは孤立へのプロセスではないと述べています。彼女は以下のように記しています。

　　境界を設けるということは，何が起ころうと，どこへ行こうと，誰と一緒にいようと，自分自身を大切にするようになるということです。境界というものは，自分が何に値し，何に値しないかという信念に基づいています。
　　境界はもともと，私たちの奥深くにある個人の権利——とりわけ，自分が自分であるための権利——の意識から生じるものです。境界は，私たちが自分自身に価値を置き，自分を信じ，自分の心の声を聞けるようになった時，姿を現します。何を欲し，何を必要とし，何が好きで，何が嫌いかが大切なのだという確信の中から，境界は自然と現れてくるのです。

個人としての境界は，人の行動をコントロールしたり変化させたりすることを意味するものではありません。事実，それは他人に関するものではないのです。それはあなた自身と，あなた自身を大切にするためには何が必要かということに関係しているのです。たとえば，結婚して新しい家族をもつことになった時，あなたにはせんさく好きな親戚のしつこい質問をやめさせることはできないかもしれません。しかし，その質問に答えるか

答えないかを決めることはできますし，彼らとどれだけ一緒に時間を過ごすかを決めることもできるのです。

ときには自分の境界を大目にみることもあるでしょう。たとえば，あなたの年老いた父親が凍った道の上で滑ってけがをし，回復するまであなたの家族と一緒に住んでもよいかどうか，相談してきたとします。愛する父親なのですから——たとえあなたが自分のプライバシーを大切にする人だとしても——あなたは「いいよ」と答えるでしょう。大切なのは，自分には選択の自由があるのだと感じているかどうかです。これは，プレゼントをあげることと盗まれることとの違いのようなものです。

● **感情的境界**

感情的境界は，自分の感情と他人の感情とを区別する，目に見えない境界線です。感情的境界は，どこまでがあなたの感情で，どこからが他人の感情なのかを線引きをするだけでなく，傷つきやすくなっている時には感情を保護し，人との間に親密さや安心感を感じている時には気持ちを交流させる手助けをしてくれます。

健全な感情的境界をもつ人は，自分の考えや感情について理解しており，それを尊重にします。つまり，自分自身とその独自性を尊重するのです。アン・キャサリン[21]は「ノーと言える権利があれば，感情的境界はしっかりとしてきます。同様に，イエスと言える自由があれば，感情を尊重し，違いを受け入れ，表現を許せるようになるのです」と言っています。

> 時には自分の境界を大目にみることもあるでしょう。…大切なのは，自分には選択の自由があるのだと感じているかどうかです。

《健全な例》

以下は，どのように自分自身の感情や考えを尊重しながら行動するのか，その例を示したものです。

- ダンは自分の父親が境界性パーソナリティ障害だと思っています。彼の弟のランディはそう思っていません。ダンは一年程父親とは会っていませんが，ランディは週に一回，父親と一緒に食事をしています。二人は違った見方をしていますが，腹を割って父親のことについて話し合っています。二人とも兄弟としての関係を楽しんでいますが，それが父親との関係とは別ものであることもわかっています。
- ロベルタの恋人であるキャシー（BP）は，ロベルタが友だちと出かけることを嫌がります。キャシーも一緒にどうかといつも誘われるのですが，彼女はロベルタの友人と過ごすのは「全くの時間の無駄」だと思っているので家にいたがります。

 ある晩，身支度を整えたロベルタが出かけようとすると，キャシーが「行かないで」と頼みます。「あなたがいないと寂しいの」。キャシーは泣きながら言うのです。

 ロベルタは，一週間前に自分の予定を話したこと，そしてキャシーには，自分で，あるいは友人と一緒に何かの予定を立てる時間があったはずだということをやさしく気づかせます。しかし，キャシーはただ泣きながら「もう私を愛していないのね」と言うのです。

 ロベルタは「私があなたのことを拒否しているとか見捨てていると感じているみたいね。そんなふうに感じるのは，とてもつらいだろうと思うわ。でも，そう思いこんで，自分で気分を悪くするのは自由だけど，どうして私の愛情を疑うのかって考えてみることもできるのよ。私が帰ってきてから，そのことについて話しましょうよ。11時くらいには戻るから」と答えます。

● 境界を設けることによって得られるもの

 境界を設け，それを維持することは難しいものですが，それができればそれなりの見返りがあります。

《境界は自分が何者なのか，明確にしてくれます》

　境界とアイデンティティを確立するための努力との間には，密接な関係があります。境界がしっかりしていない人は，アイデンティティの確立も不充分であることが多いのです。境界がしっかりしていない人，あるいはそれが全くない人は，自分自身の考えや感情と他人のそれとを区別することができません。自分自身の問題や責任と，他人の問題や責任との間で混乱してしまうのです。アイデンティティがはっきりしないまま，誰かのアイデンティティを借り受けたり，慣れ親しんだ役割（たとえば，母，経営者，ボーダーラインなど）に同一化したりするのです。

> 境界がしっかりしていれば，このような行動に対処できますし，自分を操り人形のように感じることもなくなるでしょう。

　よく発達した境界をもつ人たちは，

- 自分自身と他人とを適切に区別することができます。
- 自分自身の感情や思考や価値を見極めたり，それらに責任をもつことができます。
- 自分自身の感情や思考や価値が，自分という存在の重要な一部分であると見ることができます。
- 他人の考えや感情も尊重します——たとえそれが自分のものと異なっていたとしても。
- 自分自身が何者であるかを明確にするという点で，他人の価値観や信念も等しく重要であることを理解しています。

《境界は人生に秩序をもたらします》

　もしあなたがいつも他人の要求に振り回されていたら，あなたの人生はコントロールが失われ，螺旋を描いて落ちていくでしょう。ボーダーラインの人は，決まりを変えようとしたり，衝動的に行動したり，あなたの都合ではなく自分の都合に合わせるように要求する傾向があります。境界が

しっかりしていれば，このような行動に対処できますし，自分を操り人形のように感じることもなくなるでしょう。

また境界は，人との関係をはっきりさせてくれますし，事前に境界設定をしておけば，将来的な問題を未然に防ぐことができます。

《境界を設けることは安心感を与えてくれます》

境界のない人は，いつでも他人のなすがままです。彼らは他人の影響力になす術もなく感じ，人が与えるものは何でも受けとってしまいます。一方，境界がしっかりしている人は，許容できる行動を自分で選べるとわかっているので，人生をコントロールできていると感じています。彼らにはノーと言える力が備わっています。このことが，彼らに安心感とコントロールできているという感覚を与えるのです。

たとえば，ジェーンとベンは付き合い始めてから数カ月になります。ベンはジェーンのことをどう思っているのかはっきりわからないので，彼女はつらい日々を送っています。ベンがジェーンとセックスすると，彼女はうれしくなります。しかし，彼が一歩下がって「ただの友だちでいたいんだ」と言うと，彼女は落ち込んで困惑します。

ある日，ベンはジェーンに話があると言います。「違う人と付き合い始めたんだ。でも彼女が恋人になる人なのかどうかはまだわからないよ。それがはっきりするまで，君たち二人とデートを続けたいんだ」

境界が明確なので，ジェーンは自分を擁護し，彼とどのような関係でいたいか伝えることができます。健全な境界があるので，彼女は自分の要求がベンの要求と同じく重要であるとわかっているのです。彼女はベンの行動が自分にどんな影響を与えたか，彼に言うことができます。また，彼の提案を，彼女自身の価値観と信念に照らし合わせて評価することもできます。彼女にはさまざまな選択肢があるとわかっています。そのひとつが，彼を愛しているけれど，彼女自身のニーズが満たされない関係は解消しなければならない，というものであることも彼女は知っているのです。

《境界を設けることは絡み合いではなく，親密さを深めてくれます》

昔から，結婚すると，二人の人間がひとつになると言われてきました。最近の花嫁や花婿は，（1＋1＝1ではなく）1＋1はやはり2であると考えるようになってきています。彼らは結婚式の際に，カーリル・ジブランの *The Prophet*[14]（邦訳『預言者』至光社，成甲書房ほか）を読んでもらい，このことを確認しています。結婚生活を続ける中で，親密さの中にもそれぞれの空間をもつようにと，ジブランは説いています。「共に立ちなさい。しかし，あまり近すぎてはいけません。寺院の柱は離れて立っています。ナラの木やスギの木は，お互いの影に隠れてしまっては成長することができません」

ジブランは健全な境界について述べているのです。反対に，絡み合いは，近づきすぎて枝や根が絡みついてしまったナラの木やスギの木にたとえられます。まもなく，どちらの木も成長する余地がなくなり，部分的に枯れ，充分な成長を遂げることができなくなってしまうでしょう。

> 意識的なギブ・アンド・テイクである妥協とは異なり，絡み合いは，他人を喜ばせるために自分の存在や要求を否定してしまうことになります。

Boundaries: Where You End and I Begin[21] の中で，アン・キャサリンは次のように述べています。

> それぞれの個性が二人の関係の犠牲になった時，絡み合いが生じます。恋に落ちることは，刺激的で人を夢中にさせます。しかし実際には，この段階の関係はかなり絡み合ったものと言えます。自分と同じ考えや感情を相手がもっているということを確認するのです。これは素晴らしいことです。しかし結局のところ，二人の感じ方は異なっています。それをどのように扱うかということは，二人の関係にとってとても重要な問題です。

どちらかが相手に対し，その人自身の考えや価値観，好みを手放すように強いることで，絡み合いが生じる場合があります。また，相手との一体感を得たいという気持ちから，自ら進んで相手の見方を自分のものとして受け入れてしまう場合もあります。少なくともはじめのうちは，自分の一部を否定するほうが，孤独よりはましなのです。しかし，他人を喜ばせるために自分の一部を犠牲にすることは，長く続けられるものではありません。何年もかかるかもしれませんが，結局は，関係を手に入れた代わりに自分自身を見失っていたことに気づくでしょう。自分自身を相手と共有するためには，相手に対して何かを表現できるだけの，自分の個性に対する認識が必要です。あなたが自分のことをよくわかっているとしても，親密さを得るには，時間，寛容さ，人を判断せず，傾聴し，受容する態度が必要です。

● ボーダーラインの人とノン・ボーダーラインの人との境界線の問題

　個人の権利や境界について，そしてなぜそれらが大切なのかを教えてくれた親や他の役割モデルが存在した人は，幸運だと言えるでしょう。不幸なことに，境界を傷つけられたり踏みにじられたり，あるいは境界をもてないまま成長した人がたくさんいます。多くの場合，親が日常的に子どもの境界や権利を侵し，不適切な役割を子どもに強いているのです。

　さまざまな種類の境界侵入は，子どもたちが大人になる際，いろいろな問題を引き起こす原因となります。

- 親や他の養育者が子どもを依存的にしてしまえば，大人になってもその子は，自分が完全であるためには誰かが必要だと信じるようになります。
- 親から離されたり見捨てられたりした子どもは，他人と感情的な交流をもつことが困難になります。
- 支配的な親のもとでは，子どもは，他人には何の権利もないと思うよ

うになります。
- 過保護な親のもとでは，子どもはアイデンティティを発達させることが困難になります。

ボーダーラインの人たちの中には，子ども時代に性的あるいは身体的な虐待——これは最も恐ろしい境界侵入です——を受けている人たちがいます。虐待，屈辱，恥辱というものは，個人の境界をひどく損ないます。虐待された子どもは，自分が他人から身体的にどう扱われるべきなのか，感情的にどう扱われるべきなのか，社会的に適切な方法で他人とどう交流すべきなのかがわからず，混乱してしまいます。

> 虐待を経験した子どもは，苦痛や混沌の存在を否定するようになったり，あるいはそれらを当然のこととして受け入れるようになります。

子どもの頃に虐待を受けた経験のある大人は，自分と他人との間に強力な壁をつくることで自分を守ろうとすることがあります。あるいは，身体的，感情的に引きこもり，人と感情を共有しなくなることもあります。逆に，他人に対して開放的になりすぎる人もいます。彼らは，実際には自分のことを大切に思わない人たちとの性的関係に没頭するかもしれません。

虐待を経験した子どもは，苦痛や混沌の存在を否定するようになったり，あるいはそれらを当然のこととして受け入れるようになります。彼らは，自分の感情が間違いで，とるにたらないものと思うようになります。今生き延びること——虐待を避けること——に集中するようになり，重要な発達段階を歩む機会を逃してしまいます。結果的に，彼らはアイデンティティをうまく育むことができなくなってしまうのです。

カマラ（BP）

私の両親は，身体的，性的，感情的に私を虐待してたの。二人とも私を愛していなかったし，私がどう感じているかなど気にもかけていなかったわ。

だから，私は個別化とか分離とかいう正常の発達を経験する機会に恵まれなかったの。

　大人になって，すばらしく見える"現実"の世界に逃げ出したのよ。でも，私の中には"他人"という概念がなかったし，境界なんていうものもなかったの。自己という感覚の発達も不充分だから，まわりの人たちというのは私自身の延長だったわ。だから，私は自分が憎くて，自分を痛めつけたけど，同じように他人を憎んで，痛めつけたのよ。

　まっとうな人間関係を築こうとした時には，他人のもつ境界が最大の敵だったわ。境界のある人はノーと言えるわよね。ああ神様，ノーという言葉は私にとっては死に等しかったの。腹の底からそんな気持ちを感じていたわ。人は私を，要求が多いとか，まったくわけがわからないとか，欲張りとか，支配的とか，操作的とか言うわ。でも本当は，満たされず，びくびくして，傷ついた，小さな女の子の叫びなのよ。今でも，成長しようと，そして生き延びようともがいてるの。

　人は健全な境界をもつことができない時，防衛を必要としますが，防衛は人との親密さを傷つけます。防衛には以下のものが含まれます。

- 支配
- 引きこもり
- 非難
- 合理化
- 知性化
- 悪口
- 完璧主義
- 黒か白か思考
- 脅し
- 無意味な争い

● 他人への過度の関心

「これらはどれも，感情やコミュニケーションから逃れるための手ごろな方法です。これに代わる健康的な手段とは，自分の本当の感情を話すことです」とインタビューの中でアン・キャサリンは言っています。

もちろん，ノン・ボーダーラインの人の境界が脆弱な場合もあります。しかし，それはボーダーラインの人とは異なったやり方で表現されるかもしれません。ボーダーラインの人が自分自身の行動や感情に対して責任を取りたがらない反面，ノン・ボーダーラインの人は他人の言動に過度に責任を感じやすい傾向があるのです。この傾向は子どもの頃の経験に根ざしているようです。ノン・ボーダーラインの人の中には，子ども時代に，感情的，身体的に両親や他の人たちの世話係としての役割を期待されていた人がいます。彼らは，自分自身の要求を否定し，他人の感情，思考，問題の責任を担うようになったのです。

"健康的な手段とは，自分の本当の感情を話すことです"

ジョン（non-BP）

弟が生まれた時，僕は11歳だった。1年後，双子の妹が生まれたよ。もともとうちにはお金がなかったんだけど，それが本当に深刻な問題になったんだ。中学の時は，学校が終わったらすぐに帰って，弟や妹の面倒を見て，夕食の準備を始めなくてはいけなかった。ある日，クロスカントリーの陸上チームがウォーミングアップをして，走る準備をしてた。それを見て，僕は一緒に走りたくなったんだ。

でも，両親にそのチームに入っていいかって聞いたら，母は涙を流しながら言ったよ。「ジョン，あなたには子どもたちの面倒を見てもらわなくちゃならないの。もし，子どもたちの面倒を見るために私が働くのを止めたら，もっと安いアパートに引っ越さなくてはならなくなるわ」って。父も怒って言ったよ。「わがままな奴だな。誰か代わりの奴を見つけてこれるのか？」って。

ジョンの両親は，彼が自分の要求を彼らの要求とは別のものとして見ることをよしとしませんでした。ジョンは両親の愛情を失わないために，自分の本当の感情を否定しなければならなかったのです。そして，大人になっても，彼は自分の感情を否定し続けました。そうすることに慣れていたし，そのほうが安全だと思ったからです。ジョンはまた，成長するうちに自分の感情は重要ではないと学んでしまいました。ですから，大人になって彼がボーダーラインの人との関係に入り込んだ時，そもそも境界を維持する訓練をしてこなかった彼には，自分の境界をうまく維持することができませんでした。

《過去から続く台本》

自分自身の行動や感情に対して責任をもちたがらないボーダーラインの人がいる一方で，過度に責任を感じやすいノン・ボーダーラインの人がいます。過去の痛ましい台本を繰り返し演じていることに気づかないまま，ボーダーラインの人は，ノン・ボーダーラインの人に彼らの苦痛や怒りの的になるよう強いるのです。そして時に，ノン・ボーダーラインの人は喜んでそれを受け入れます。

ボーダーラインの人とノン・ボーダーラインの人が行う「取り引き」は，この世界で生き延びるために必要なものは何かということに関しての，深くて広大な無意識の信念に根ざしているようです。ボーダーラインの人にとっては，他の人から自分が切り離されていると感じるのは恐ろしいことです。彼らは拒絶され，見捨てられ，孤独になったと感じます。ですから，意識的であれ無意識的であれ，彼らは身近な人の自主性や独立した考えを諦めさせようとするのです。

カマラ（BP）

以前だったら，他人が彼ら自身をうまく保護できていなかったら，私はすぐに彼らを標的にしていただろうと思うわ。射落とせる標的がほしくない人

なんていないでしょ？　でも，私がしていたことは，多くのボーダーラインの人がしていることでもあるけど，ゲームでも，刺激を得るためのものでもなかったのよ。それは生死に関わることだったの。健全な境界をちゃんともっている人たちといると，自分には欠陥があるとか，自分をコントロールできていないとか，自分があまりに弱いという感情が湧いてきたものよ。

それに対して，多くのノン・ボーダーラインの人たちは，少なくともはじめのうちは，ボーダーラインの人のネガティブな反応を引き起こすようなことをしないようにします。彼らは，もし自己主張をすれば，関係を失い，愛されなくなり，孤独になるだろうと心配しているのでしょう。そして，自分が知る唯一の方法で自分自身の痛みを処理しているボーダーラインの人は，ノン・ボーダーラインの人に，彼らがわがままで，責任感がなく，配慮に欠けていると巧みに思いこませることができます。時間がたつにつれて，ノン・ボーダーラインの人は，どれほど自分がボーダーラインの人の歪んだ現実に適応してしまっているか，わからなくなってしまうかもしれません。

《境界線を引くこと》

境界がないと，ボーダーラインの人の行動は全くコントロールを失ってしまうことでしょう。本書のためにインタビューに応じてくれたノン・ボーダーラインの人たちの中には，ボーダーラインの妻が他の女性と話をするのを嫌がるからという理由で，電話をかけてこないでほしいという人がいました。また，妊娠や性行為感染症にまで至るような，ボーダーラインの人の複数の人との不倫関係に耐えている人や，「要求が多くて，操作的だ」と非難されることになるからといって，ボーダーラインの人に対して自分の要求は一切口にしないという人もいました。

> あなたが境界を設け，それを守ることは，共に生活するボーダーラインの人のためにもなるのです。

また別のノン・ボーダーラインの人たちの中には，ボーダーラインの人から批判を受けるからといって，自分のための活動や友人との付き合いをやめたり，彼らの行動について友人や家族に嘘をついたり，身体的虐待に耐えたり，十年以上も性交渉をもたなかったり，ボーダーラインの人がひとりになるのを嫌がるからといって，長い時間，家の外へ出なかったり，子どもへの虐待を放置したりしている人もいました。

> あなたも過去において，自分の境界線を誰かに侵されたことがあるかもしれません。しかし，あなたがその許しを与えないかぎり，再びそうさせてはならないのです。まずは，あなた自身の境界を決定することが必要です。

《境界がどのようにボーダーラインの人の助けとなるのでしょうか》

境界を設けることは，はじめのうちは恐怖感を伴うかもしれません。ですから，自分自身のためだけにそうするのではないということを忘れないことが大切です。あなたが境界を設け，それを守ることは，共に生活するボーダーラインの人のためにもなるのです。実際，ボーダーラインの人にあなたの境界に侵入させたり，あるいは境界を設けないでおけば，事態は悪化するばかりでしょう。ノン・ボーダーラインの人の中には，自分の要求をすべて脇に置いておけば，愛するボーダーラインの人を「おとなしくさせておく」ことができると思っている人がいます。しかし，そうはなりません。

ジョージ (non-BP)

僕は，キムが僕に何をしようと，全く気にしていなかったよ。確かに，彼女のやることなすことで，僕は苦しんできた。でも，境界性パーソナリティ障害についてたくさんのことを知ったおかげで，彼女の苦痛が僕のものなんかよりずっと大きいってことを知ったんだ。僕が彼女の人生に変化をもたら

していると思うとうれしいよ。人生ってそういうものじゃないかな——人を助けるってことだよ。

> 境界を設け、それを守ることによって、あなたはボーダーラインの人や家族の人たちに対して役割モデルを示すことになるのです。

　ジョージの心意気は立派です。しかし、自分自身の要求を犠牲にすることは、長い目で見れば、彼だけでなく、彼の妻のためにもなりません。ジョージがキムの感情や行動に対して責任を負ってしまえば、彼女にはその必要がなくなってしまいます。自分の行動に対する責任が問われないとなれば、彼女にはそれが自分やまわりの人々にどのような影響を及ぼすのか、顧みる必要もなくなってしまうでしょう。そして、彼女自身の行動の責任は彼女にあると、周囲の人だけでなく彼女自身も認め、さらに彼女が変化しようと思わないかぎり、彼女は改善しないでしょう。実際、彼女はもっと悪くなるかもしれないのです。

　ジョージはキムとこのような関係をいつまで続けることができるのでしょうか。自分に苦痛をもたらすような人との関係を維持するために、長期的に、何をすすんで諦めるのでしょうか（友人？　安心感？　自尊心？）。ジョージのしていることは、子どものためを思って取り決めようとしているお手本なのでしょうか？

　あなたが、妥当な境界を設けて、それを守り、また自分のニーズを大切にして自分自身の人生を生きる方法を学べば、ボーダーラインの人との関係を長く続けられるチャンスはずっと大きくなるでしょう。そして結果的に、二人の関係がうまくいき、幸福なものとなる可能性も大きくなります。境界を設け、それを守ることによって、あなたはボーダーラインの人や家族の人たちに対して役割モデルを示すことになるのです。あなたが健全でしっかりとした境界を維持すれば、結果的にはそれが、ボーダーラインの人が自分自身の境界を設定するための助けとなるでしょう。

● 境界を設ける権利

　よく，ノン・ボーダーラインの人は，ある領域において境界を設けてよいものかどうか確認しようとして，周囲を見回すことがあります。自分の境界を認めてもらっていない時，怒ってもいいのだろうかと考えるのです。

　ノン・ボーダーラインの人だけでなく多くの人が，自分の感情を二つのグループに分けているようです。すなわち，正当な感情と正当ではない感情の二つです。たとえば，友人のスーと昼食の約束をしたところ，彼女が30分遅刻してきたと想像してみてください。やっと来たかと思ったのに，彼女が遅れた理由も言わず，謝りもしないとすれば，あなたは彼女に対して怒ったとしてもそれを正当だと考えるでしょう。しかし，彼女が結局現れず，次の日になってそれは彼女が交通事故にあったためだとわかれば，あなたは自分が腹を立てたことは正しくなかったと思うことでしょう。

　どのように感じ，どうしたいかに関して，誰の感じ方や言うことが正しいのかについて議論するために，人は多くの時間をかけます。議論の際には，誰の欲求がより「正常」なのかを延々と言い合うのです。『怒りのダンス』の中でハリエット・ゴールダー・レーナーは，こうした考え方の誤りについて説明しています。

　　私たちの多くは，自分たちのほうが「真実」の側にいて，そして他の人も皆，自分たちと同じように考え，反応してくれれば，世界はさらによくなるだろうと心秘かに信じています。とりわけ夫婦や家族は，皆が同意すべき「事実」はただひとつであるかのようにふるまう傾向があります。

　　しかし，私たちがなすべきことは，自分の考えや感情を明確に述べ，自分の価値観や信念に一致した責任ある決定を下すことです。他の人にも自分と同じように，あるいは望むように，考え，感じるように強いることは，すべきではありません。他人を変えたりコントロールすることができるという幻想は捨てなければなりません。そうして

はじめて、私たちは真の力を手にすることができるのです。その力とはつまり、自分自身を変化させ、新たな、これまでとは違った行動を自分のために起こすための力です。

スーの例に戻りましょう。彼女は遅刻した上に電話や謝罪もしなかったので、あなたは腹を立てています。彼女の立場から言えば、あなたは先に行って一人で食事をすべきだったのです。そうせずに腹を立てたとしても、それはあなた自身のせいだと彼女は考えます。

実際に腹が立つのですから、腹を立てる「べき」かどうかを論じても意味のないことです。あなたのなすべきことは、自分がどう感じたかをスーに伝えることです。スーがなすべきことは、彼女自身がどう感じたかをあなたに伝えることです。自分の考えが最も正しいことをわからせなければならないと思う必要はないし、そうすべきでもありません。その代わり、遅刻に対するスーの態度がわかったのですから、この先、それに備えておけばよいのです。

《「私がわがままなの？」》
自分の要求がわがままなものだと思い込むことは、人々が陥りやすいもうひとつの罠です。たとえば、32歳の女性であるバーブは言っています。「これからもお母さんを喜ばせ続けられるか自信がないわ。いつも私は彼女を手助けすることばかり考えているのよ。でもときどき思うの"そんなこと忘れちゃえ。もう私には何もできないわ"って。こんなふうに考えるのはわがままなのかしら？」

境界線を引いたり、それを押し通すことはわがままではありません。当然のことであり、必要なことです。ノン・ボーダーラインの人たちの中には、ただ自分自身に注意を向けただけでも、それを「わがまま」だと考える人がいます。

テレル（non-BP）

子どもの頃，私の家では「わがまま」は無礼なことでした。それは「悪い」人たちだけがやることだったのです。しかし，自分自身を大切にできてはじめて，本当に他の人のことを気遣えるのだということを私は学びました。

● 境界を設けるためのガイドライン

『境界性パーソナリティ障害ファミリーガイド』において，著者のランディ・クリーガーは，「愛情をもって境界を設ける」の章の中で，「5つのC」という計画を立てることについて述べています。以下がその要約です。

《境界を明確にする（Clarify your limits）》

パトリシア・エバンスは *The Verbally Abusive Relationship* [12] の中で，いくつかの権利が人間関係には必須であると述べています。その権利とは，以下のようなものです。

- 相手から感情的なサポート，励まし，親切を受ける権利
- 敬意を払われながら，話を聞いてもらい，それに答えてもらう権利
- 相手が違ったものの見方をしていても，あなた自身の見方をもつ権利
- あなたの感情や経験が真実であると認められる権利
- 過度の言いがかりや非難，批判を受けずに生活をする権利
- 感情的あるいは身体的虐待を受けずに生活する権利

自問してみると，境界をよりいっそう理解することができます。

- 何に傷つきますか？
- 何が気分をよくしてくれますか？
- 二人の関係のために何をすすんで諦められますか？
- 腹が立ち，利用されていると感じる他人の行動は何ですか？

- 罪悪感を感じずにノーと言うことができますか？
- 身体的に，どのくらいまで他人に接近されても平気ですか？
- どのくらいの距離になると，不安や不快感を感じますか？
- あなたの身近にいるボーダーラインの人は，あなたの身体的な境界を尊重してくれますか？

腰を据えて考えれば，一晩で——あるいは１カ月かければ——この質問に答えられるとは思わないでください。境界を設けることは，一生をかけて行われるものなのです。

《代償を見積もりましょう（Calculate the costs）》
境界がないことが，あなたにどれだけの影響を与えているでしょうか？ クリーガーは次のように書いています。「私たちは日々の生活にあまりにも忙しいので，自分たちを苛んでいる物事にそれほど目を光らせたりはしません。解決できない問題に直面すれば，見て見ぬふりをし，消え去ってくれることを願います」

《結末を提示しましょう（Come up with consequences）》
境界がないことがあなたにどんな代償を強いているかを心に留めながら，ボーダーラインの人があなたの境界に踏み込んでくる時には（万一の話ではなく），どうするつもりかを考えてみてください。境界にふさわしい結末を用意しておいてください。

> 境界を設けることは，一生をかけて行われるものなのです。

《同意を図りましょう（Create a consensus）》
理想を言うなら，家族全員の足並みがそろっているべきです。

《起こりうる結果を考慮しましょう（Consider possible outcomes）》
　ボーダーラインの人は対抗手段をとり，あなたが本気なのかどうかを試そうとするため，事態は良くなる前にいったん悪くなるでしょう。これに備えてください。もし，あなたやボーダーラインの人にとって危険な事態となれば，専門家の助けが必要かもしれません。

怒りや批判を取り除いてください

スティーブ（non-BP）
　お茶の時間に和尚さんのところに行き，机を挟んで座る修行僧の話を読んだことがあるよ。和尚さんは手に棒を持って，「お前がお茶を飲んだらこの棒でお前を叩く，お前がお茶を飲まないならこの棒でお前を叩く」と修行僧に言うんだ。一体どうしたらいいのか？　僕にはわかったよ！　その棒を取っちゃえばいいのさ。

　第5章で述べた，相手の言動を個人的に受けとらず，距離を置く方法というのは，この「棒を取り払う」ことと同じです。ここで述べる，怒りや批判を取り除く方法にも同様の効果があります。この章で説明するスキルを，日々の生活の中で実践してみてください。最初はなるべくボーダーラインではない人と練習してください。

> 腹を立てたり，イライラしたり，あるいは実際の状況で激昂してそのやり方を忘れたとしても，気にしないでください。そうなって当然なのですから。訓練を受けた専門家にとってさえ難しいことをしているのだということを忘れないでください。ほんのわずかでも前進したら，自分を褒めてあげましょう。

● 争わないコミュニケーション技術を用いること

うまくコミュニケーションするための第一歩は，聞き上手になることです。あなたが聞く番の時には，真剣に相手の話を聞いてください。次に何を言おうかなどと考えないでください。たとえ身に覚えのないことで責められたとしても，守り腰になったり無視したりしないでください。あなたには後で主張する機会があります。

相手の言葉，身振り，表情，声の調子に注意を払ってください。そうすることで，相手の感情を確認することができます。ボーダーラインの人たちが自分の感情をわかっているとはかぎりません。あなたがきちんと話を聞くことで，彼らの言外の言葉を読み取り，表面には出てこない感情を探り出すことができるかもしれません。

メアリー・リン・ヘルドマンは，*When Words Hurt* [17] の中で次のように述べています。

> 傾聴には集中力と配慮が必要です。あなたは話している相手だけに集中し，自分が言いたいことは忘れなければなりません。自分の中の批判の声に最終的に同意しようとしまいと，傾聴はあなたに学びの機会を与えてくれます。

ヘルドマンは傾聴の妨げになるものとして，自分の論点に夢中になること，気が散るような考え，相手が言おうとしていることがもうわかっていると決めつけること，話し手のメッセージを自分の期待通りにねじ曲げてしまうことなどを挙げています。（より詳しい情報は付録Bを参照）

傾聴していることを示す方法としては，黙って聞く，話す前に一息つく，相手を怖れさせない程度に視線を合わせる，身体を相手に向ける，腕を組まない，適切な時に頷く，などが挙げられます。

《パラフレーズ（paraphrasing）と再帰的傾聴（reflexive listening）》

「私」を用いて話しましょう。ボーダーラインの人の言葉に対しては，「あなた」ではなく，「私」を用いて応えてください。あなたには他の人の心を読むことはできません。その人の意図や感情を取り違えるかもしれないのです。しかし，あなた自身のことに関しては，あなたがエキスパートです。あなたがあなた自身の感情や動機について話し，相手にもその人自身の感情や動機について話してもらえば，心配はありません。

例として，あなたとあなたの同僚のシェルビーが，電話応対の仕事に忙しいとしましょう。しかし，あなたのほうの負担が重いようです。シェルビーは長い昼休みをとります。何時間もオフィスを離れることもあります。そしてそんな時，彼は「自分は忙しいから」と言って，あなたに電話を受けてくれと頼みます。

そこで，あなたはシェルビーとちょっと話をしようと決めました。以下に「あなた（君）」を主語にした話の例を示します。どれも，シェルビーの心の状態を想像しての言葉です。

- 「僕に仕事を押しつけるなんて，君はとても自己中心的だ」
- 「長い昼休みをとっているくらいだから，君は電話を受ける必要なんてないと思っているんだろう」
- 「君は，自分だけが忙しいと思っているみたいだな」

誰でも，自分の意図することが何なのか，人から言われたくはありません。ボーダーラインの人なら特にそうです。さらに，このような言い方は批判を招きます。シェルビーが長い昼休みをとっている理由があなたの想像と違っていたらどうしますか？　たとえ違っていなかったとしても，自己中心的だとか肥大したエゴの持ち主だ，などと言われて，果たしてシェルビーはそれに同意するでしょうか？　ボーダーラインの人にとって，自分のことを認めてもらっていないと感じることは，感情反応や行動の主要

な引き金になることを忘れないでください。「私」を用いて話せば，この引き金を引かずにすみます。

以下に，シェルビーに対して「私（僕）」を主語にして話す例を示します。自信をもって言ってみてください。口ごもったり，感情や意見をもつことに気後れしないようにしましょう。

- 「僕のほうが電話を受ける回数が多いと思うんだ。そのせいで仕事を全部終わらせることができなくて困っているよ。このことについてじっくり話そうじゃないか」
- 「しょっちゅう電話応対しているから，仕事を全部終わらせるのが大変なんだ。僕の理解では，この仕事は僕ら二人が均等に分担することになっているはずだよ。君とこのことについて話す時間をもちたいと思うんだが」

> 一般的に「私」を主語にして話すと，人は防衛的でなくなり，問題の解決策を見出すことに対してより積極的になります。しかし，ボーダーラインの人の場合，あなたが「私は」を使っていても「あなたは」と言っているように受けとることがあるかもしれません。時間をかければ，彼らもあなたが実際にどう言っているか，理解できるようになるでしょう。

要点を言い換えましょう。ボーダーラインの人と話をする時には，彼らの感情や論点を言い換えることで，彼らの話を積極的に聞いていることを示すことができます。しかしこれは，彼らの言うことに同意しなければならないということを意味しているのではありません。顧客サービスの仕事に携わる人たちは，顧客の怒りを沈める一番良い方法は，彼らの感情を認めることであると教えられています。それによって会社が過失を認めたということにはなりません。しかし，顧客が問題を抱えたことに対する，会社側の気遣いを示すことにはなるのです。

ヘルドマンは，相手が言っていることを理解したいと思っていることを示すために，相手の言葉を言い換えたり繰り返したりすることを勧めています。自然にできるように，自分なりのやり方を身につけてください。

解釈は控えてください。相手の言うことを解釈しないように注意してください。解釈は相手を怒らせ，防衛的にするだけです。パラフレーズと解釈の違いを見てみましょう。

BP：
「あなたは一度も私に電話してこない！ いつも私が電話しなければならないのよ！ 本当に私の友だちでいたいと思ってるの！ 他の人みたいに私を避けているんじゃないの！ ほんと最悪！ 前の彼のリックがボーダーの娘とはやっていけないと言っていた時と同じだわ！ 二人とも最低ね！ この病気になりたくてなったわけじゃないのよ！ 二人とも地獄に落ちればいいんだわ」

non-BP（パラフレーズ）：
「僕から最近電話がないと思って，ほんとに腹を立てているみたいだね。君が言ってることからすると，僕がもう君と友だちでいたくないんじゃないかと不安に思っているようだね。それと，2，3週間前にリックがしたのと同じようなことを僕がしているみたいで不安なんだね」

non-BP（解釈）：
「君は，リックと僕をごっちゃにして，彼が君から離れたから僕もそうするだろうと思っているみたいだね。君は，まだあのことを引きずっていて，それを僕にぶつけてるんだろ」（解釈していることと，「あなた（君）は」で話していることに注目してください）

中立的な立場で観察しましょう。再帰的傾聴もコミュニケーションに役立ちます。相手の話に耳を傾けていること，そして相手のことを気にかけていることを示すために，その人がどのように感じているとあなたが思っているかを，相手に伝えるのです。ヘルドマンの言葉です。

> 私たちは誰でも感情をもっています。他人の感情に異議を唱えたり，そのように感じるべきではないなどと言っても意味がありません。一方，相手の感情を中立的な立場で観察することは，相手の心を開かせ，余裕をもたせるための良い方法です。他人がどう感じているかを「正しく」言い当てる必要はありません。心のドアを開くには，真摯な態度で相手に注目するだけで充分なのです[17]。

相手の感情が明らかな時は，「すごく怒っているのね」「とても悲しそうだね」のように，言葉であなたの観察した結果を表現してもよいでしょう。相手の感情が微妙で，はっきりしない時には，次のように質問してみたほうがよいかもしれません。「ひょっとして，僕が離婚したがってるんじゃないかと思って怯えているのかな？」。必要以上に探るようなことはしないでください。相手の感情を分析するのではなく，相手が感情を表現できるように手助けすることが目的なのですから。

ヘルドマンは，「話し手があなたを批判している場合には，再帰的傾聴は難しいかもしれません。しかし，あなたが落ち着いて，コントロールを失わずにいることができれば，相手は蒸気を放出させて，気分も良くなるでしょう。そして，彼らの感情を自由に表現させることで，あなたは自分の寛容さを伝えたことになるのです」[17]と言っています。

《境界性パーソナリティ障害に特異的なコミュニケーション方法》
以下に示す例のいくつかは，マーシャ・リネハンのワークブック，*Skills Training Manual for Treating Borderline Personality Disorder*[30]

(邦訳『弁証法的行動療法実践マニュアル―境界性パーソナリティ障害への新しいアプローチ』金剛出版)から抜粋したものです。

- 言いたいことの焦点をそらさない。会話の途中で相手は，あなたを攻撃したり，脅したり，あるいは話題を変えようとしたりするかもしれません。こうしたことが起こるのには多くの理由があります。たとえば，あなたが相手の微妙な領域に触れたために，その人は話題を変えようとしているのかもしれません。相手があなたの注意をそらそうとしても，それを無視してください。落ち着いて自分の論点を守り，あとで適当な時に別の問題に移ってください。
- 簡潔に。微妙な問題を扱っている時や，ボーダーラインの人が困惑しているような時には，話を簡潔にしてください。このような時は，あなたもボーダーラインの人も強い感情を体験しているので，高度な思考をするだけのエネルギーが残っていないでしょう。センテンスは短く，簡潔に，明確に，直接的にしてください。誤解の余地がないように。
- 相手とあなたとの関係にとって適切な，ポジティブなフィードバックを。あるボーダーラインの人は言っています。「自分のまともな部分に焦点を当てようとするんだけれど，いつもみんなが"君は精神的に病んでる，境界性パーソナリティ障害だ"ってことを思い出させるの。幸福で創造的になれる可能性や未来を探そうと頑張っているのに。レッテルを貼って，私の個性や成長の可能性を認めようとしない人たちがいるから，楽じゃないわ」
- 質問してください。問題を相手に投げ返してください。代わりになる解決方法を尋ねてみてください。たとえば，「私たちはここで何をすべきだと思う？」とか「私にはイエスとは言えないわ。あなたはそう言ってほしいみたいだけど。どうしたらこの問題を解決できるかしら？」と聞いてみます。
- 自分の声の調子や非言語的コミュニケーションを意識してください。

あなたが口にする言葉と同じくらい，あるいはそれ以上に，これらはコミュニケーションを形づくります。落ち着いて，はっきりと，自信をもって話してください。

> あなたが自分の要求を述べる時には，質問する時のように言葉尻を上げるようなことはしないでください。これは「尻上げ口調（Uptalk）」と呼ばれ，言わんとすることを不明確にしてしまいます。

《攻撃や操作への対応》

　時には，これまで示したような対応の仕方ではうまくいかない場合もあります。それは，ボーダーラインの人を煩わせるようなあなたの言動に関して，彼らが真面目に会話を始めるのではなく，話をそらそうとするからです。このような時，あなたは，攻撃されている，操作されている，あるいは傷つけられているように感じるかもしれません。例を示しましょう。

- 「いつだってお前の妹はお前より可愛かったよ」
- 「あなたがもっといい親だったら，私はもっといい子になれたのに」
- 「あなたはまた友だちと出かけたいんでしょ」（認めないことを暗に示して）
- 「それがあなたが考えていることなのね」

　人はたいてい，子どもの頃に身につけたやり方で批判に反応するとヘルドマンは述べています[17]。彼女はそれを「4つの禁止事項」と呼び，弁護，否定，反撃，引きこもりを挙げています。このような反応は避けましょう。

- **弁護**しないでください。何ら間違ったことをしていない時でも，そのことを証明しようとすると，自分をばからしく，子どもっぽく，やま

しく感じるものです。

- **否定しないでください。**責められていることが何であれ，そのことに関して実際に責任がない場合は，あなたは否定するでしょう。しかし，否定を繰り返すと，やはり自分を子どもっぽく感じるでしょう（「そんなことしてない！」「お前もしただろ！」）。
- **反撃しないでください。**議論に勝とうとしたり，自分の感情を吐き出そうとするために，ボーダーラインの人に仕返ししようと思うかもしれません。しかしそうすれば，ボーダーラインの人が無意識のうちにあなたに対して行っている投影や投影性同一視（第3章参照）の罠にはまり込むことになります。
- **引きこもらないでください。**弁護も否定も反撃もうまくいかないことに気づくと，ノン・ボーダーラインの人たちはよく引きこもります。完全にだんまりを決め込む人もいます。身体的にその場を離れる人もいます。解離を身につける人もいます。攻撃されたと感じた時，その場を立ち去ることは悪いことではありません。実際，良い場合もあります（第8章参照）。しかし，あなた個人の力や自尊心が弱くなっているのに，相手の批判を受け入れて，受け身になり，沈黙することは，あなたを傷つけることになります。

● 相手の怒りや批判を取り除くためのテクニック

以下に，ヘルドマンが挙げた相手へのより良い対応の仕方を示します。これらは，相手への批判を取り除き，あなたの力を高めてくれます。これらの言葉を使う時には，誠実な態度で，自然に，中立的な立場で話してください。軽薄な感じになったり，相手をやりこめたりしないように。相手がどう反応するかわからないのですから，注意深く話してください。同じテクニックでも，使う日が異なれば，違う反応を引き起こすかもしれません。

《話の一部分に同意してください》
批判:「また友だちと出かけるつもりなのね」(不賛成な様子で)
反応:「ええ,出かけるわ」

批判:「私があなたぐらいの年の頃には,そんな格好でデートに行かなかったわよ」
反応:「ええ,そうだと思うわ」(同意を示して)

批判:「私の部屋でマリファナを見つけたからって,私が友だちと出かけることを許さないなんて信じられない。あんたが私の母親じゃなかったら,私の人生はもっと良くなってたわよ」
反応:「そうね。あなたがマリファナを吸っていたから,友だちと出かけてほしくないのよ」

《相手の批判が正しいかもしれないということを認めてください》
批判:「俺は浮気したよ。だからどうだって言うんだ!」
反応:「夫が浮気しても,大したことじゃないと思う人もいるかもしれないけど,私はそうじゃないのよ」

批判:「どうしてママをパーティに招待しないなんて言うの。確かにママは時々おかしなことをするけど,それでもあなたの母親でしょ!」
反応:「ああ,彼女は僕の母親さ。ふるまいに関係なく家族を招待する人もいるかもしれない。でも,ママがどうふるまうかはママが決めることだ。ママが,人の感情を傷つけるようなことを言うんだったら,招待したくはないな」

《批判にもそれなりの意見が含まれているということを認めてください》
批判：「子どもたちは母親のもので，父親のものじゃない。裁判でもそう言われるに決まってるわ」
反応：「君が保護義務について確固とした意見をもってるのは知ってるよ。裁判官もそう言うかもしれない。でも，そうじゃないかもしれないよ」

誠実な態度で，自然に，中立的な立場で話してください。軽薄な感じになったり，相手をやりこめたりしないように。

批判：「ボーダーラインの人がいるとしたら，それはあなたよ。私じゃないわ」
反応：「君のことをボーダーラインだというセラピストの意見に君は反対しているんだね」

《適切な時に軽いユーモアを使ってください》
批判：「炭を買い忘れるなんて！　どうやって魚を焼くのよ」
反応：「そうだな。でもいつも寿司を作ってみようって言ってたじゃないか」（皮肉を込めずに）

　相手の批判や怒りを取り除く方法は，まずあまり危険ではない状況で練習してみてください。何が起ころうと，自分の努力を称えてください。
　この章では，ボーダーラインの人との関係において重要な変化を起こすための基本的な事柄を扱ってきました。次の章では，これを実際にボーダーラインの人とどう話し合うかについて説明します。その前に，この章の内容を理解しているかどうかを確認してください。以下のことをきちんと理解しておく必要があります。

- あなたに責任のないことでも，ボーダーラインの人の行動の引き金になりうるということを認識しながら，何がその行動の引き金になるの

かについて。
- どのようにボーダーラインの人があなたに，恐怖，義務，罪悪感をもたらすのか。
- 自分の境界をもつことが，いかに二人の関係に役立つか。
- ボーダーラインの人に認めてもらいたいあなた自身の境界。
- 境界を設けるために，自分の「権利」を議論しても無意味であること。問題は「権利」ではなく，あなたがどう扱われたいかということに関する自分の気持ちであること。
- 良いコミュニケーションのための指針。

次の章では，どうすればボーダーラインの人にうまく自分のニーズを伝えられるかについて考えることにしましょう。

第 7 章

自信をもってはっきりと
あなたの要求を主張すること

　ボーダーラインの妻に僕は，どんなに彼女を愛しているか，決して彼女のもとを離れないこと，彼女が美しくて知的な人であることを，繰り返し繰り返し言ってきたよ。でもそれで充分ってことはなかったんだ。おつりを渡そうとした女性店員の指が僕の指に触れただけで，妻は浮気していると言って責めたよ。ボーダーラインの人の心の闇を埋めることは，水鉄砲の水でグランドキャニオンをいっぱいにするようなものだね。グランドキャニオンにはまだ底があるからいいけど。

　　　　　インターネット・サポート・コミュニティ，Welcome to Oz より

　ボーダーラインの人に対して，基本的には二つのやり方で対応することができます。それはスポンジのようになるか，鏡のようになるかです。同じ人でも両方のやり方で対応しているのが一般的です。つまり，時にはスポンジのように吸収し，時には鏡のように反射しているのです。

● 「スポンジ」をやめ，「映し返し」を始めてください

　ノン・ボーダーラインの人の中には，ボーダーラインの人の投影をそのまま受け入れ，彼らの苦痛や怒りを（スポンジのように）吸収してしまう

人たちがいます。このようなノン・ボーダーラインの人たちは，自分たちがボーダーラインの人を助けているという幻想を抱いています。しかし実際には，ボーダーラインの人が抱く苦しみを（鏡のように）持ち主に返さないことによって，ボーダーラインの人に防衛機制を使うことへの報酬を与え，将来的にもそのやり方を続けさせることになっているのです。

> ボーダーラインの人の空虚感は彼ら自身のものであり，それを埋めることができるのは彼ら自身でしかないのです。

スポンジのように反応する人は，自分がボーダーラインの人の心のブラックホールを満たそうとしているようだと言っています。しかし，どんなに愛し，気遣い，身を捧げても，充分ということはありません。それゆえ，彼らは自分を責め，さらに恐ろしいほど一所懸命になります。また同時に，ボーダーラインの人は心の空洞に生々しい，ひどい痛みを感じるので，もっと早く，もっと頑張ってその穴を埋めてくれとノン・ボーダーラインの人をせかします。外に向かって行動化を起こすボーダーラインの人であれば，なまくらだとか，自分の苦しみに無関心だなどといって，ノン・ボーダーラインの人を厳しく責めるかもしれません。内に向かうタイプであれば，この苦しみを終わらせるのを助けてくれと，涙ながらに訴えるかもしれません。

しかし，こんなことをしていても，ボーダーライン，ノン・ボーダーラインの双方が，現実の問題から目をそらしているにすぎません。つまり，ボーダーラインの人の空虚感は彼ら自身のものであり，それを埋めることができるのは彼ら自身でしかないのです。

● 自分の境界に焦点を当て，それを守ってください

ボーダーラインの人の言いがかり，非難，不可能な要求，批判に巻き込まれないようにしてください。相手の苦しみを吸収する代わりに，以下のことを行うようにしてください。

- 相手に何と言われようと，自分の現実的な感覚を見失わないようにしてください。
- 痛みは，本来の持ち主——ボーダーラインの人——に返してください。
- ボーダーラインの人も自分の感情に対処できるようになるのだと，自信をもって言ってあげてください。
- サポートを提供してください。
- 自分の感情や反応をコントロールできるのは，その人自身だけであることを明らかにしてください。
- 受け入れることのできる行動，できない行動には，それぞれ限界があることを行動で示してください。
- これらの限界をはっきりと伝え，常にそれに基づいて行動してください。

　自分自身や子どもたちを守るための手段を講じなければならないこともあるでしょう。それは相手の行動の良し悪しを判断したり，それにレッテルを貼っているからではなく，自分や自分の感情を尊重しているからです。それらの手段には，以下のものが含まれます。

- 自分や子どもを虐待の状況から離してください。
- ボーダーラインの人に，彼ら自身の行動に対する責任をもってもらいます。
- あなた自身の気持ちや願いをはっきり述べてください。
- 悪口や突発的な行動は無視してください。
- 怒りの最中にある人との話を拒否してください。
- 人前であなたに恥をかかせるような行動はやめてもらいます。
- 単純に「ノー」と言ってください。

● あなたの限界はどこにありますか？
さまざまな状況における自分の限界について知っておく必要がありま

す。ボーダーラインではない誰かが同じような行動をした時に、あなたはどうするかを考えてみてください。たとえば、食品売り場で見ず知らずの人が、ボーダーラインの人と同じようにあなたに話しかけてきたらどうしますか。そんなふうにされるのをやめさせるために、その人に対して何らかの手段を講じるのであれば、ボーダーラインの人がそうした時にも同じことをしてはどうでしょうか。子どもに対するボーダーラインの人のふるまいが気になっているのであれば、学校の先生が子どもに対して同じようなことをした時にどうするかを考えてみてください。教師から虐待をうけることと、養育者から虐待を受けることのどちらが潜在的に害が大きいと思いますか。このように厄介な問題を考える時の方法としては、他に、同じような立場の友人や恋人が相談してきたら自分はどうアドバイスをするか考えてみることがあります。自問してみてください。そのアドバイスがあなたにも当てはまるでしょうか？

> 「すべて」や「決して〜ない」といった言葉は使わないようにしましょう。あらゆる事柄を「あれか、これか」で考えるのではなく、さらに3つの選択肢を考え出してください。

このような状況でも自分が無力感を抱いていることがわかれば、あなたはセラピストと共に自分個人の限界を見つけたいと思うかもしれません。そうすることができれば、ボーダーラインの人との関係だけではなく、すべての人間関係においてあなたの役に立つでしょう。

●BPDの行動を「鏡」のように映し返すうえで役立つ方法

気が動転しているボーダーラインの人と話す時に、その影響を吸収する代わりに、彼らの行動を鏡のように映し返すための特別な方法があります。

1. ゆっくりと深呼吸してください。ストレスを感じると、呼吸は短

く，浅くなりがちです。戦うか逃げるかの反応が始まると，物事を論理的に考えることが難しくなります。同じことが，ボーダーラインの人にも起こります。ゆっくりと深い呼吸をすることで，ただ感情的に反応してしまう代わりに，落ち着いて論理的に考えることができるのです。

2. **灰色の領域を見続けてください。**ノン・ボーダーラインの人は，スプリッティング，つまり物事を白か黒で判断するボーダーラインの人の防衛機制をたやすく身につけてしまうことがあります。あらゆる状況に本来備わっている微妙な領域を心に留めてください。相手の激しい反応に巻き込まれないように。自分の直感と判断を信じてください。

3. **あなたの感情とボーダーラインの人の感情をきちんと分けて考えるようにしてください。**第3章で，ボーダーラインの人は，自分の感情を相手にも感じさせる投影という機制をよく用いることを説明しました。どの感情が誰のものなのかを常に確認する必要があります。もし，無力感や怒りを感じ始めたら，それは，相手の無力感や怒りがあなたに投影されているからではないでしょうか。

4. **自分の意見を承認し，心を開いてください。**ボーダーラインの人は，あなたには嘘だとわかっている「事実」や，とうてい賛成しかねる意見を主張するかもしれません。しかし，ボーダーラインの人は鋭く人の心を見抜くことができます。ですから，ボーダーラインの人が何を言っているか，客観的に考えるようにしてください。ボーダーラインの人の感情を鏡のように返したあとでも，彼らの言うことに同意できない時は，あなたにとっての現実も他の人にとっての現実と同じように正当であることを思い出してください。あなたの感情もボーダーラインの人の感情と同等に承認されなければならないということです。

5. **タイミングをはかりましょう。**問題にはそれぞれ，取り上げるのに

適切な時とそうでない時があります。何らかの理由で，ボーダーラインの人が拒絶された，見捨てられた，無力である，などと感じている時，彼らはあなたの言うことに強烈に反応するかもしれません。そんな時は，事態が落ち着くまで，会話は先延ばしにしたほうがよいでしょう。

6. 自分自身の気分にも注意してください。傷ついていたり，孤独や悲しみを感じている時——あるいは疲れていたり，お腹がすいている時——には，もっと元気になるまで待ったほうがよいかもしれません。
7. 自分の感情は選ぶことができるということを覚えておいてください。どう感じるかは，全くその人次第です。ボーダーラインの人から，「あなたはこの世で最低の母親だわ」と言われても，それを信じて罪悪感を感じるか，その言葉が真実ではないことがわかっているから個人的には受けとらないでおくか，あなたは選択することができるのです。

> 相手の激しい反応に巻き込まれないように。自分の直感と判断を信じてください。

● 言い争う前に認めること

ボーダーラインの人は無意識のうちに，自分の感情に合うように事実をねじ曲げることがあります。その時，事実はどうなのかと議論したくなるかもしれませんが，それをしても問題の本質，つまりボーダーラインの人の感情を見失ってしまうだけです。以下の例から，ボーダーラインの人にとっての事実に同意することなく，あるいはそのことに関して言い争うことなく，彼らの感情に対処するにはどうすればよいかを考えてみましょう。

事実：十代のジェシーはボーダーラインで，その母親であるシンシアは，友人が訪ねて来た夜にはときどきワインを飲みます。

感情：シンシアの友人がやって来ると，ジェシーは無視されたように感じ，抑うつ的になり，怒りを覚えます。

ジェシーにとっての「事実」：羞恥心とスプリッティングのために，ジェシーは自分自身の陰性感情に責任をもとうとはしません。代わりに，そのような感情が起こるのを母親のせいにします。母親のシンシアにはアルコールの問題があると実際に思い込むのです。ジェシー（他のボーダーラインの人でも）にとっては，それで説明がつけば，それが正しいのです。ボーダーラインの人の理屈に合わない事実は，否定されたり無視されたりします。

　ジェシーが母親をアルコール依存症だといって非難すれば，母親のシンシアは，当然の反応として，ただちに自分を弁護するでしょう。するとジェシーはそれを，「あなたがそんなふうに感じるのはおかしい，間違っている」と言われているように受けとめます。そして，自分の気持ちがわかってもらえないといって，いっそう腹を立てるのです。一方，ジェシーの見捨てられ不安という本当の問題は取り上げられることはありません。つまり，何の解決にもなっていないのです。

　ジェシーにとっての事実に反論する前に，その感情を話題とすることによって，母親のシンシアは，いつかジェシーに聞く耳がある時に，彼女自身にとっての事実をジェシーと共有することができるでしょう。以下に示す例では，シンシアは自分にとっての事実を言う前に，ジェシーに自分の感情を充分に表現させている点に注意してください。シンシアは，自分がアルコール依存症かどうかということから会話を始めてはいません。それでは事実を問題にすることになってしまいます。ジェシーのようなボーダーラインの世界では，その場で重要なのは，感情だけなのです。

　　ジェシー：（怒りながら）玄関先で友人と何時間も飲んでるのね。ただの酔っ払いだわ！
　　シンシア：怒っているみたいね。
　　ジェシー：当たり前よ！　アル中の母親をもつ子どもの身になってよ！

シンシア：（真面目に）そうね。母親が面倒を見てくれなくなったら，恐ろしいし，困ったことよね。そういう気持ちなのかしら？

ジェシー：まったく，おかしくなりそうだわ！　明日，子どもの虐待相談に電話するわ。ママが家で一日中飲んだくれてるって言ってやるわ。

シンシア：家で一日中飲んだくれている母親がいいなんて人はいないわよね。ママがそうしてると思っているみたいね。あなたには，自分の感情や意見をもつ権利があるわ。でも，ママの見方は違うの。ママも気持ちや考えをもってもいいわよね。ママはいつも忙しくて，飲むのはほんのたまによ。酔っ払うまで飲むこともないわ。今も酔っていないし，酔っ払いみたいにふるまうこともないと思うんだけど。

ジェシー：飲みすぎよ。おじいちゃんが酔っ払っていた時みたいじゃない。友だちと一緒に家の周りで座り込んでる必要があるわけ？　あの人たち，私は嫌いよ。生意気な雌犬の集まりだわ！

シンシア：あなたがママの友だちのことをよく思っていないのは知ってるわ。あなたがどう思おうと自由よ。同じ人を好きになる必要はないんですもの。

ジェシー：何であいつらがいつも来るのかわからないわ！

シンシア：彼女たちがいつもここにいるみたいに思ってるみたいね。でも，ロニーとマルタには何週間も会っていなかったのよ。彼女たちと過ごすのは楽しいのよ。あなたと買い物に行ったり，他のことをするのも楽しいの。昨日もダンス用のドレスを買いに行ったじゃない。ハンバーガーを食べてミルクシェイクも飲んだわよね。楽しくなかった？　覚えてるでしょ？

ジェシー：（落ち着いて）そうね。でも，あの人たちと一緒にお酒を飲んでほしくないのよ。

シンシア：（理解を示して）ええ，あなたが嫌がっているのはわかって

るわ。

　シンシアは，酒を飲むことと酔っ払うことが同じだということには同意せずに，ジェシーの気持ちを鏡のように映し出していることに注意してください。もちろん，理屈に合わない非難にさらされるのは，ストレスのたまるものです。フェアではないと思うでしょう。シンシアは，はらわたが煮えくり返れば二階に駆け上がり，唇を嚙みしめることもできます。ジェシーがどこか別の所に住んでくれたらいいのにと思うこともできます。しかし，シンシアは，娘を当惑させている本当の問題について，彼女と話をすることに成功しました。またシンシアは，ジェシーの考えやものの見方を無効にすることなく，自分の考えや見方を表現することができたのです。これは，かなりの成功と言えるでしょう。

　このような状況では，第3章で学んだ発達段階のことを思い出すことが役に立ちます。ジェシーは見た目も話しぶりも，大人の女性のようです。しかし情緒面では，母親に見捨てられ，自分の存在に気づいてもらえないと思っている，小さくて傷つきやすい女の子なのです。赤ちゃんのように泣く代わりに，ジェシーは叫んだり，脅したりします。子どもっぽい感情が，大人のやり方で表現されるのです。これが，境界性パーソナリティ障害の本質です。現時点では大人のようにふるまうことのできない人にそれを期待したり，あなた自身の陰性感情を抑圧して，そんな感情をもつ自分を責めたりしても，事態はより複雑なものになるばかりです。

予測できないと思っておいてください。自分のあるがままの感情を受け入れてください。そして，同じ状況であれば誰でもそう思うものだということを知ってください。ボーダーラインの人の内面を見通し，今のところ彼らには，人々が「正常」だと考える行動ができないかもしれないということを理解してください。

● 話し合いの用意をすること

ボーダーラインの人と個人の境界について話をすることは可能ですし，その用意をすべきです。あなたが自分の境界について話をする時のヒントをいくつか示しましょう。

- 明確にはっきりと：「私のことをもう少し大切にしてほしい」と言うのでは曖昧です。何を大切にすればよいのでしょう？　大切にしてもらえたということはどうしたらわかりますか？　「あなたのからだの病気のことで，私を責めることはやめてほしい」と言うほうが，はっきりしていてわかりやすいものです。
- 話題にするのは一度にひとつの境界に限定しましょう：ボーダーラインの人は，耐えがたい，いろいろな仕打ちをあなたにしていることでしょう。しかし，問題をすべて私のせいにしないで，声を荒げないで，悪口を言わないで，などの要求を一度に言っても，ボーダーラインの人には多すぎます。まず，どれかひとつを選んでください。
- 簡単なものから始めましょう：悪口を言わないでと言うほうが，あまりひどく責めないでと言うよりわかりやすいかもしれません。簡単なものから始めたほうがうまくいきやすいですし，あなたの自信もつくでしょう。
- 仲のよい友だちと練習をしましょう：友人とロールプレイをしてください。ボーダーラインの人の反応の仕方を変えながら，しばらく練習してください。急ぐ必要はありません。練習中であれ，実際の状況であれ，考えて反応するために，好きなだけ時間をかけてください。いろいろなことが一度に起こりますが，だんだんと対処しやすくなるでしょう。ただ，時間はかかるものです。
- 見返りがどんなものかを考えましょう：個人としての完全性を維持で

きた時には，勇気，自尊心，自信，希望，誇りなどが感じられるものです。

◉ あなたにとっての事実を確認し，それに忠実であってください

　真実というものはたいてい，そうはっきりとはしていないものです。私たちがインタビューしたノン・ボーダーラインの人たちの中には，自分の現実感に自信をもてない人がたくさんいました。というのも，ボーダーラインの人が，自分が正しくて相手が間違っていると強く主張するからです。

　ノン・ボーダーラインのサラの例を見てみましょう。彼女の母親のマリアはボーダーラインです。サラは，非難や批判ばかり言うのだったらもう電話は切る，とマリアに言います。サラは，母親の電話の回数を週に何回と決めることで境界を設定しようとしています。

　「自分の母親にそんなことはしないものよ！　母親からの電話を切るなんて，どういうこと！　そうやって私の気持ちを傷つけるのね！　こんなに冷たくて，わがままな子どもに育てた覚えはないわ！」とマリアはサラに噛みつきます。

　サラの父親のジョージもマリアに同意します。彼はサラを脇に置いて，「サラ，お母さんはこんなふうにしかできないんだよ。お母さんにはどうしようもないんだ。いい子になって，お母さんの言う通りにしなさい」

　サラは混乱してしまいます。自分だけが悪くて，わがままなのでしょうか？　母親からがみがみ言われて胸が締めつけられたように感じても，母親がいいと言うまで電話を切ることができないのでしょうか？

　ボーダーラインの人や彼らのまわりの人たちが反論したら，あなたは，自分にも意見や考えや感情をもつ権利があるという信念にいったん立ち返る必要があります。良くても悪くても，正しくても間違っていても，それらはあなたの一部分なのです。自分のために設定した境界を心に留めてお

● あなたにとっての事実を主張すること

サラが常識的な電話のかけ方について両親と議論しても，それでは現実の問題を避けていることになります。サラには，大人として自分がどのように扱ってほしいかを決定する責任があるのです。

サラは言います。「パパ，電話に関してママに境界を守ってほしいという私の考えとパパの考えが違うのはわかっているわ。パパとママだって違う見方をすることがあるわよね。でも，私もあなたたちとは違うの。私は私なの。自分自信と自分の気持ちを大切にしたいから，電話を週1回に制限する必要があるのよ。延々と話をしていられないし，気分が悪くなるような批判や非難は聞きたくないのよ」

> ボーダーラインの人や彼らのまわりの人たちが反論したら，あなたは，自分にも意見や考えや感情をもつ権利があるという信念にいったん立ち返る必要があります。

事実に即して話をするという方法は，あなたにとってもボーダーラインの人にとっても役に立ちます。あなたにとっての「真実」と相手にとっての「真実」という白か黒かの間には，灰色の部分もあるということを意識させてくれるからです。二人で取り決めればよいのです。たとえば，サラとマリアは，週1回ではなく週2回の電話にするということで同意に達するかもしれません。

《責任を返すこと》

いったん自分自身にとっての事実に即して主張をしたら，ボーダーラインの人の感情や行動の責任は彼ら自身に返さなければいけません。あなたが彼らを援助することはできるけれど，彼らの気分をより良くすることができるのは，結局彼ら自身でしかないということをわかってもらえるでしょう。

ボーダーラインの人が，自分は境界性パーソナリティ障害であるということを認めているとしても，この診断名を持ち出すことによって彼らに責任を返すことは，賢い方法とは言えません。彼らは見下され，侮辱されたと感じるかもしれません。

　サラとマリアの例を用いて，より上手な責任を返す方法を示しましょう。「ママが電話の制限に納得いかないということはわかったわ。電話で話す時にママにいやなことを言われる私にも気持ちがあるってことがわかったら，ママは気分を悪くするかもしれないわね。批判や非難を言われなければ，私もママと電話で話がしたいと思ってることがわかってもらえるといいのだけれど。私はママのことを大切に思ってるし，ママと話したいのよ。ただ，敬意をもって扱ってほしいだけなの」

> ボーダーラインの人の感情や行動の責任は彼ら自身に返さなければいけません。

● 責任を分かち合うこと

　たとえば，ボーダーラインの娘に約束していたのに，本を図書館から借りてくることを忘れてしまったとしましょう。そして，彼女の反応が度を越しているとします。彼女は，あなたが「いつも」こういう約束を破るとか，自分のことを大切に思っていないに違いないとか，死んだらいいと思っているに違いないと言い張ります。

　このような例では，あなたは責任を相手に返すよりも，分かち合おうとするでしょう。ここで，充分に注意をはらい，充分に理解することなどは，もうすでに行っていることを確認してください。

　次のように言ってはどうでしょう。「本を借り忘れたことで，君が傷つき，怒っていることはわかってるよ。君は言ったよね。『いつだってそうだ』とか『愛していないからだ』って。僕は，謝って，明日借りてくることを約束することでこの償いをしようとしているんだ。そう言ったよね。忘れずに君の望み通りのことをしてあげた時のことも言えるよ。君をとて

も愛しているとも言える。いつも言ってるだろ。今できることはこれで全部だよ。過去を変えることはできない。僕が君を愛しているってことを君に信じさせることもできない。君が傷ついていて，気がおかしくなりそうだってことはわかるよ。君はいま思っているように考え続けることもできるけど，落ち着いて，僕が謝っていることを受け入れて，僕たちがこれからどこに向かっていけるのかを考えてみることもできるんだよ」

> あなたが間違いをして，ボーダーラインの人が怒っているなら，あなたは責任を分かち合うべきでしょう。

● コミュニケーションスキルを身につけること

　ボーダーラインの人が落ち着いている時には，あなたもシンシアと娘のジェシーの場合以上に問題を深く掘り下げることができますし，その問題を明確にし，さらには解決することもできるでしょう。ボーダーラインの人とこのような話し合いをする時に大切なのは，あなたが聞く番の時には，相手の話に真剣に耳を傾けるということです。いくつかコツを紹介しましょう。

- 次に何を言おうかなどと考えないでください。
- 身に覚えのない言動について非難されても，防衛的になったり，無視しないでください。あとで，あなたにもそのことについて話をする機会がやってきます。
- 相手の言葉，身振り手振り，表情，声の調子に注意を払ってください。そうすることによって，相手の感情を確認することができます。ボーダーラインの人たちは，必ずしも自分の感情を認識できているとはかぎりません。注意深く耳を傾けることで，彼らの言葉の裏に隠された感情を特定することができるでしょう。

第7章　自信をもってはっきりとあなたの要求を主張すること　*187*

　ボーダーラインの人が，何のことで取り乱しているのかを充分に理解することも重要です。彼らは時に，あなたにとっては意味不明のことを言ったり，そのことであなたを責めたりするでしょう。腹立ちまぎれに怒りを爆発させることはたやすいことですが，ボーダーラインの人が無力感や誤解されたと感じているような状況では，事態は悪化するばかりです。

> あなたとボーダーラインの人は異なる言語で話をしていると思ってください。冷静さを失わずに，相手が何を言おうとしているのかを優しく尋ねてみてください。

　テラ（BP）とコリー（non-BP）の会話を通して，ボーダーラインの人をよりよく理解する方法を示しましょう。テラがどんなに怒って取り乱していても，コリーは落ち着いています。

テ　ラ：あなたが浮気してることは知ってるのよ！
コリー：(驚いて) どうしてそう思うんだい？
テ　ラ：あなたは私のことなんてもう愛してないのよ。絶対そうよ。それで私から離れようとしてるんだわ。
コリー：ちょっと待てよ。ひとつずつ話そうじゃないか。どうして僕の愛が信じられないんだい？
テ　ラ：何かしても，私とは長く一緒にいてくれないじゃない。
コリー：僕が君と充分な時間を過ごしていないと言うんだね。どういうことなのか話してくれる？
テ　ラ：わかってるくせに！
コリー：本当にわからないんだ。でも，わかりたいと思うよ。わかるように手助けしてくれるかい？
テ　ラ：先週の土曜日，私をおいて友だちと映画を見に行ったでしょ。

この状況では、テラに詳しく語ってもらうことで、コリーはより多くの必要な情報を手にしています。もし彼が、すぐさま浮気を否定して反論していたら、本当の問題——コリーが友人と映画を見に行ったことで引き起こされた、テラの見捨てられ不安——が明らかにされず、いたずらにけんかが続いていたでしょう。

● ボーダーラインの人の感情を承認する

話をより理解しやすいものにしたいと思ったら、ボーダーラインの人の感情を承認する必要があります。第6章で学んだような、パラフレーズや再帰的傾聴を組み合わせるのです。

リン (BP)

最後のカウンセリングを受けた時、自分が感じるように感じていい、私のいた状況では、そういう気持ちになることは健全で知的な反応だと言われて、奇跡が起こったような気がしたわ。家族からは、私の感じ方がおかしいと言われていたから、そのたびにますます腹が立って、どうしていいかわからなくなっていたのよ。

ボーダーラインの人の感情は、あなたにとって意味不明の場合があるかもしれませんが、彼ら自身にとっては意味のあることです。以下は、彼らの感情に対処するためのガイドラインです。

- 相手の感情の良し悪しを判断したり、否定したり、過小評価したり、それを「正当」と考えるかどうかについて議論したりしないでください。
- 相手の感情を言い換えてみてください。はっきりしていない感情の表面に、小さな穴を開けてみてください。
- あなたの見方が正しいかどうか聞いてみてください。
- あなたがボーダーラインの人の言葉にきちんと耳を傾けているという

ことを示してください。
- 恩きせがましい態度にはならないように。そうでないと、悩みを真面目に受けとめていないといって、彼らは腹を立てるでしょう。

話をより理解しやすいものにしたいと思ったら、ボーダーラインの人の感情を承認する必要があります。

感情の承認の仕方を、先ほどのテラとコリーの話の続きから見てみましょう。

テ　ラ：先週の土曜日、私をおいて友だちと映画を見に行ったでしょ。
コリー：かなり怒ってるみたいだね。僕が映画に出かけたことと、僕が君のことを愛していないと思ってることで。声と表情からそれがわかるよ。僕が君のことを愛していないと思って腹を立ててるんだったら、それは理解できるけど、もしそれが本当なら、怒るどころか、打ちのめされてしまうだろ。君はいま、傷ついていて、悲しいんだね。
テ　ラ：そうよ！

● あなたにとっての事実を表現してください

相手の感情を確認できたら、次は「あなたにとっての事実」をはっきりと述べることです。この例では、コリーにとっての事実ははっきりしています。彼は彼女を映画に誘いましたが、彼女は断りました。また、彼は彼女を確かに愛しています。この場合、彼は次のように言えるでしょう。「テラ、僕は確かに友だちと出かけたよ。君が行きたくないと言ったからそうしたんだ。友だちとは楽しく過ごしたよ。でもそれが、君を愛していないということにはならないだろ。僕は君を愛している。本当にとても愛しているんだ」

事実を述べる場合、それが実際の出来事に基づいていることもあるでしょう（例：「何か焦げ臭いとは言ったけど、君の料理のことを言ったん

じゃないよ。ただ，焦げてる臭いに気づいただけだよ」)。あるいは，あなたの意見を反映することもあるでしょう（例：「友だちと映画を見に行くことがわがままなことだとは思わないよ。結婚はしても，お互い別の友だちをもったり，自分の趣味をもち続けることはいいことだと思うんだ」)。

あなたにとっての事実をはっきりと述べましょう。ボーダーラインの人はどちらが「正しい」とか，どちらが「悪い」ということで，あなたと議論したがるかもしれません。こういった議論の多くは論理的ではありません。たとえば，あるボーダーラインの妻は，夫が彼女のことを「暴力的だ」と言うのだから，自分は夫を叩いたり蹴ったりしてもかまわないのだと言い張ります。どちらが正しいかはっきりさせたい，じっくり説明したい，議論したい，などという誘惑に負けないでください。ただ，自分の言いたいことを見失わないようにしてください。たとえば，非難された時には，「あなたはこんなふうに感じているのね。でも私の見方は違うわ」などと言えばよいでしょう。必要に応じてこれを繰り返してください。

> どちらが正しいかはっきりさせたい，じっくり説明したい，議論したい，などという誘惑に負けないでください。ただ，自分の言いたいことを見失わないようにしてください。

● 相手に変化を求めること

自分の境界が理解できたら，今度はそれをボーダーラインの人に伝える番です。しかしその前に，まず，相手に頼んで当然のものと，そうではないものをはっきりさせてください。

ボーダーラインの人に行動の変化を求めるのはもっともなことです。彼らが友人の前や公共の場，あるいは職場にいる時とは違ったやり方であなたに対応しているなら，チャンスです。彼らがある状況下で自分の行動をコントロールできるのであれば，他の状況でもコントロールできるはずです。

もちろん，ボーダーラインの人たちが行動を変化させるためには，助けが必要かもしれません。あなたのまわりのボーダーラインの人が援助を求めている時は，彼らはあなたの境界をいつもよりずっと簡単に守れることでしょう。しかし，ご存じのように，決めるのは彼ら自身です。

また，人に対して行動の変化を求めることは道理にかなったことですが，どのように感じるべきかを押しつけることはできません。別の言葉で言えば，ボーダーラインの人に「怒鳴るな」とは言えても，「怒るな」とは言えないのです。ボーダーラインの人に1日2回以上は電話をしてこないように言うことはできますが，あなたがいない時に孤独を感じたり，怯えたりしないようにとは言えません。彼らが鉄の意志で自分の感情を変えることができるなら，彼らはとっくにそうしていたでしょう。

> 人に対して行動の変化を求めることは道理にかなったことですが，どのように感じるべきかを押しつけることはできません。

『怒りのダンス』の中で，ハリエット・ゴールダー・レーナーは以下のように書いています。

> 私たちはたいてい，不可能なことをしたがります。自分の決断や選択だけでなく，それに対する相手の反応をもコントロールしたがるのです。変化したがるばかりでなく，その変化を相手にも気に入ってもらいたいと思います。もっとうまく自己主張し，物事を明確にしたいと思うのと同時に，変化以前の慣れ親しんだ自分を選んでくれていた人々からの称賛や強化を得たいとも思うのです。

● あなたの境界を伝えてください

話をするのにふさわしい時間を見つけてください。あなたとボーダーラインの人の気持ちが落ち着いていて，元気な時がよいでしょう。物事がうまくいっている時は，ノン・ボーダーラインの人たちも気分を台なしにし

たくないので，難しい問題を取り上げることをしないかもしれません。時には，その場を離れて一人になりたいと思う気持ちに打ち勝たなくてはならないかもしれません。

境界性パーソナリティ障害の研究をしているマーシャ・M・リネハン[30]は，DEARとして知られるコミュニケーション方法を考案しました。DEARとは，Describe（描写），Express（表現），Assert（主張），Reinforce（強化）の4つを表しています。各ステップと，それを自分の境界を説明する時にどう使えばよいのかを以下に示します。

> あなたが目にした状況を，誇張したり，判断を加えたり，どう感じるかを述べたりすることなく，描写してください。

《描写すること（Describe）》

あなたが目にした状況を，誇張したり，判断を加えたり，どう感じるかを述べたりすることなく，描写してください。できるだけ客観的に，はっきりと。起こったことを正確に記録したビデオ・カメラのつもりになってもよいかもしれません。判断が含まれた，偏った言葉や表現を使わないようにしましょう。取り乱していた「ようだ」，怒っていた「ようだ」のように言うことはできますが，その人物の動機や感情をあたかも自分がわかっているかのように断定するのはやめてください。

たとえば，次のように言うことができるでしょう。「昨日，休日を終えて車で家に向かっていた時なんだけど，いつお昼を食べようかって話になった時，君は怒った調子で僕に話しかけてきたよね。だんだん声が大きくなってさ。何か前の日のことで腹を立ててるみたいだったね。10分ぐらいして，僕は話の続きはあとにしようって言ったよね。でも，君は怒鳴り続けた。数分たってからもう一度，この話は家に戻ってからにしようと言ったよね。でも君はやめずに僕を罵っていたよ」という具合です。

《表現すること（Express）》

　次に，その状況においてのあなたの気持ちや意見を明確に表現してください。自分の感情には責任をもちましょう。「あなたのせいでこんな気持ちになった」などとは言わずに，「私はこんなふうに感じた」と言ってください。自分がどう感じたのかをはっきりさせるために，前もって考える時間が必要かもしれません。

　たとえば，次のように言うことができるでしょう。「君が僕に怒鳴っていた時は，とてもいやな気分だったよ。君が次に何をしだすか，何を言いだすかわからなかったから，不安だったんだ。車の中だったから他に行き場もなくて，どうしていいかわからなかったよ。君が僕に腹を立ててることが悲しかった。僕がやめてくれと言っても，君はやめてくれなかったね。君が僕の言うことを聞いていないようだったから，頭が変になりそうだったよ。息子が後ろに座っていたことも心配だった。僕らの言い合いがどんな影響を与えるかと思ってね」

> ボーダーラインの人は，あなたが怒ったり取り乱しているにもかかわらず，自分のことを愛しているということがなかなか理解できません。ですから，何か煩わしいことがあるとしても，あなたが彼らのことをとても大切に思っているということを，彼らに気づかせてあげてください。

《主張すること（Assert）》

　次に，簡潔に，あなたの境界を主張してください。それが正しく，常識的で，「そうすべきだ」という理由から，その境界を決めたのではなく，あなた自身がそうしたい，そのように扱われたい，そうすることが心地よいと思ったから決めたのだということを説明してください。

　たとえば，次のように言うことができるでしょう。「僕は君の気持ちを大切にしたいと思ってるし，僕たちの問題を解決したいとも思っているよ。緊張が高まると，僕たちはすぐ言い合いになるだろ。会話をやめて，

二人とも落ち着いてからもう一度話をすることが必要かもしれないよ。僕の気持ちを落ち着かせるには，そうする必要があるんだよ」

　繰り返しますが，ボーダーラインの人は，何が正しくて何が間違っているか，誰が悪いのかという議論にあなたを引き込もうとするかもしれません。くどいようですが，正当化したり，長々と説明したり，議論をしようとは思わないでください。まずは相手の言うことを注意深く聞き，それから「あなたの言うことはわかります。全部私のせいだと思っているんですね。けれども私の見方は違います。私にはこのようなふるまいを受け入れることはできません。やめてほしいと思っています」というあなたのメッセージを繰り返し伝えてください。

《強化すること（Reinforce）》

　適当な時に，境界から得られる利点を強化してください。必要なものを手に入れた時のプラスの効果について説明してください。また場合によっては，ボーダーラインの人がその状況がもたらすマイナスの効果を理解できるように手助けしてください。

　たとえば，次のように言うことができるでしょう。「あとで話をやり直せるんだったら，僕も落ち着いて集中できるだろうから，君の悩みをもっとよく聞いてあげられるよ。そしたら，何の解決にもならないような，僕たちの気を動転させるだけの言い争いをして，泥沼にはまり込むこともないと思うんだ」

　あなたが境界を設けるのは，あなた自身がそうしたい，そのように扱われたい，そうすることが心地よいと思ったからだということを説明してください。

　愛する人の行動をコントロールしようとして，彼らに恐怖感を与えないでください。たとえば，あなたとボーダーラインの彼女が，祖母の85歳の誕生パーティに出席するとしましょう。彼女は，皆がドレスアップしているのに，あなたが普段着の半ズボンと色褪せたTシャツを着てきたものですから，ひどく腹を

立てています。そして金切り声をあげ、皆のいる前であなたを間抜けだといって罵ります。あなたが怒った声で、「今すぐ怒鳴るのをやめなかったら、出ていくぞ！」と言うのは自然な反応かもしれませんが、あまり効果があるとは言えません。

このような反応をする代わりに、相手に反抗して行動しているのではなく、自分のために行動しているのだということをはっきりさせてください。たとえば、次のように言うとよいでしょう。「君が怒鳴っていると、僕はすごく不愉快だよ。特にまわりの人にも聞こえる時はね。腹も立つし、どうしていいかわからなくなるよ。だから、今すぐやめてほしいんだ。そうすれば、パーティで楽しく過ごせるだろ」。あなたは何度か自分がどうしたいかを主張して、よい結果になる可能性（例：「楽しく過ごせる」）を強化する必要があるかもしれません。

> 愛する人の行動をコントロールしようとして、彼らに恐怖感を与えないでください。相手に反抗して行動しているのではなく、自分のために行動しているのだということをはっきりさせてください。あなたは何度か自分がどうしたいかを主張して、よい結果になる可能性を強化する必要があるかもしれません。

あなたは、よくない結果についても口にしたくなるかもしれません。「君がやめないなら、僕はどこかで休憩してくるよ」のようにです。上記の強化を行っても、ボーダーラインの人が聞く耳をもたない時には、そのようにしてもよいでしょう。

《反発に備えておいてください》
意味のない争いをやめ、自分の要求や願い、信念をはっきりと主張すると、たいてい相手はそれに対応して行動を変化させます。こうしたことは、どのような人間関係でも起こります。しかし、相手がボーダーライン

の人である場合には，あなたが変化を起こした時に，彼らがどう反応するかを予測しておくことが重要です。

　ボーダーラインの人は他者との関係を通して，自分の苦痛に対処しようとします。すでに説明したように，投影，怒り，批判，非難，その他の防衛機制は，彼らの苦痛をあなたに感じさせようとする試みなのです。ボーダーラインの人自身でその苦痛を扱えるように，あなたが断固としてそれを本人に返そうとすれば，あなたは自分では知らないうちに結んでいた相手との契約を破棄することになります。当然，ボーダーラインの人は傷つきます。きっと彼らは反発するでしょう。それは，かつてのやり方に戻そうとする彼らの試みです。反発すれば，自分にも相手に対しても，その行動が正当であると示すことになります。そして，ここが思案のしどころです。なぜならこれは，脅しを受け入れさせようとする，さらには大切なものとして扱わせようとする試みだからです。あなたが相手の反発に立ち向かうことができるかどうかが，二人の関係の未来を決定することになるでしょう。

　ハリエット・レーナー[27]によれば，境界設定に対する人々の反応には3つの段階があり，それらは予測可能で連続したものだということです。すなわち，軽い抵抗，強い抵抗，脅迫，の3段階です（ただし，ボーダーラインの人はいきなり脅迫する場合があることに注意しましょう）。この3段階のうち，軽い抵抗と強い抵抗に焦点を絞って話をします。危険な脅迫については，第8章で取り上げます。

《軽い抵抗への対応》
『ブラックメール』の中でスーザン・フォワードとドナ・フラツィアが述べている反発の方法をいくつか示します。

- **曲解**：反発する人は，自分の動機は純粋で尊重されるべきものであるけれど，相手の動機は陰湿で，破廉恥で，利己的だと言います（境界

を明らかにするノン・ボーダーラインの人が,「悪い」人間にされることはよくあることです)。
- **レッテル貼り（決めつけ）**：反発する人は，あなたを非難して彼らの「ねじ曲がった」見方を強化し，あなたにとっての事実を崩そうとします。多くは投影によるものです。
- **病気にさせること**：反発する人は，あなたの行動がおかしいのではなく，あなた自体がおかしいのだ（病気だ，混乱している，欠陥がある，など）と思い込ませようとします。利害関係が強ければ強いほど，このようなことが起こりやすくなります。ノン・ボーダーラインの人の多くが，ボーダーラインの人から，境界性パーソナリティ障害だと言われて責められると言っています。
- **仲間を引き込むこと**：反発する人は，他の人を使ってあなたに圧力をかけようとするかもしれません。これは，ボーダーラインの人に子どもがいる場合に最もよく見られます。あるボーダーラインの母親は，4人の親戚を従えて，娘の部屋に現れたといいます。

> 境界設定に対する人々の反応には3つの段階があり，それらは予測可能で連続したものです。すなわち，軽い抵抗，強い抵抗，脅迫の3段階です。

相手の反発に応じる際には，あなたの境界が正しいか正しくないかといった議論に巻き込まれないようにすることが大切です。よくある相手の言葉に対して使われる表現をいくつか紹介しましょう。

BP： そんな要求するなんて，あなたはひどい人（わがまま，etc.）だわ！
Non-BP： 私のことをひどい人間だと思ってるのね。でも，この境界をつくることで，気分良くいられるし，自分のことを大切に思えるのよ。

BP： 私を憎んでるんでしょ。
Non-BP： そうじゃないわ。あなたのことをとても大切に思っているからこそ，力を合わせて私たち二人の関係をより良いものにしたいのよ。それと同時に，自分のことも大切にしたいの。だから，この問題を取り上げているのよ。

BP： 自分の思いどおりに，コントロールしようとしてるんだ！
Non-BP： 私が操作的で，あなたのことをコントロールしていると思っているのね。でも，私が思うには，あなたがどう行動するかはあなた自身が決めることよ。私のすべきことは，私自身にとって何が心地よくて，何がそうでないかを考えることなの。このことをずっと考えてきたのよ。私自身を大切にするためには，とても重要なことなの。

BP： そんなふうに思うべきじゃないわ！
Non-BP： たぶん君が僕の立場だったら，こうは思わないかもしれないね。でも僕たちはそれぞれ別の人間で，違う考えや気持ち，意見をもってるんだ。たとえ同じ気持ちを共有できなくても，僕の気持ちも大切にしてほしいとお願いしてるんだよ。

BP： 子どものくせに。私は親なのよ。
Non-BP： 私はあなたの子よ。でも，もう小さな子どもじゃないの。大人なのよ。自分の気持ちと信念に基づいて決断する時なの。私の意見に同意しない権利があなたにはあるわ。そして私にも，自分を大切にしながら行動する権利があるのよ。

他にも以下のような，論争にもち込まない対応方法があります。

- それは，あなたが決めることよ。
- あとで落ち着いてからこの話をしましょう。
- 私にはこのことをもっとじっくり考える必要があるの。
- 誰も悪くはないわ。見方が違うだけなのよ。
- 責任を半分以上，引き受けたくはないよ。
- このことが気にくわないことはわかってる。でも譲れないんだ。
- 今すぐ答えをほしがる気持ちもわかるけど，僕には考える時間が必要なんだ。
- 私を引きずり込まないでね。あの人たちとの問題はあなたが解決することなのよ。

> 反発が起こったからといって，あなたのやり方が間違っているとか，効果がないということではありません。あなたがボーダーラインの人に何か難しいことをお願いしたということなのです。

《強い抵抗への対応》

　ボーダーラインの人が反発を強めてきたとしたら，それは，「あなたは私の対処方法を奪おうとしている。こんな気持ちには耐えられない。もとに戻して！」という無言のメッセージです。彼らが以前に大声を上げていたなら，今度はコントロールを失って怒り狂うでしょう。以前にあなたをわがままだと責めていたなら，今度はあなたのことを世界で最も自己中心的で，利己的で，操作的な人間だと罵るでしょう。暴力──自分自身や他者に対して──を用いて対応していたなら，それがもっとひどくなるでしょう。第8章で，暴力から身を守る方法についてお話しします。

● 反発は当然の反応だと覚えておいてください

　反発が起こったからといって，あなたのやり方が間違っているとか，効果がないということを意味するのではないということを覚えておく必要があります。あなたがボーダーラインの人に何か難しいことをお願いしたと

いうことなのです。誰でも，厄介なことをするのは好みません。

　境界を設けることで，後にボーダーラインの人が自分自身を真剣に見つめるようになり，援助を求めようと決断することもあるでしょう。あるいは，あなたのことを貶め，自分を見捨てたといって責めたり，あなたの顔など二度と見たくないと言い出すかもしれません。両方のことが起こる可能性もあります。何が起ころうと，結局いつかは起こりうることなのです。あなたが行動を起こしたことで，事態の進行が早まっただけなのかもしれません。

● 根気強く続けてください

● あなたの境界が認めてもらえない時は？

　ボーダーラインの人に変化を期待するのなら，その人があなたの境界を認めてくれない時には，あなた自身もすすんで変化を起こさなければなりません。できそうにもないことではなく，できることを考えてください。創造性を発揮してください。たとえば，

- 話題を変えたり，ある問題についての話し合いを拒否することができます。
- 部屋から離れたり，電話を切ることができます。
- 電話番号を替えたり，部屋の鍵を替えることができます。
- 自分の部屋に入り，ドアを閉めることができます。
- その人と一緒に過ごすのを，第三者がいる時だけにすることができます。
- その人からの手紙やメールを読まないようにすることができます。メールアドレスを替えることができます。
- 運転している車を止めたり，その人と一緒に車に乗ることを拒否することができます。
- 自分の気持ちを変えずに，はっきりノーと言うことができます。

- ボーダーラインの人がそうしてほしくないと言っても，セラピストや友人に助けを求めることができます。
- 緊急電話相談に電話したり，避難所に逃れることができます。
- 警察に電話したり，拘束命令を受けることができます。
- しばらくの間その人と会うことをやめるか，関係を全く断ってしまうことができます。
- 子どものために，別の住まいを見つけることができます（グループホームや遠方の親戚など）。
- 子どもを虐待から保護するための手段を講じることができます（ボーダーラインの人が激昂している時に子どもを外に連れ出す，子どもへの虐待を公表する，後見人を見つける，など）。

　当然のことながら，こうしたことはすべて，ボーダーラインの人にとっては「見捨てられた」ように感じられるものです。ですから，相手に反抗してそうしているのではなく，自分のためにそうしているのだということを丁寧に説明する必要があるでしょう。境界設定をすることが，二人の関係を健全なものとするために必要なのであり，長く関係を続けるためにも境界を認めてくれるように頼んでいるのだということを相手に伝えてください。

● 一貫性を保つことが重要です

　あなたが疲れていたり，争いを避けたいと思う時でも，常に冷静に自分の境界を守るべきだと言うのには訳があります。確かに，いつもすぐに行動を起こせるわけではないでしょう。しかし，耐えがたい行動を見逃してしまえば，結果的にはその行動を強化することになるかもしれません。繰り返しますが，心の準備が大切です。「～したらどうする」ということを充分に考え，できればあらかじめ，それぞれの場合にはどの手段をとるかを決めておいてください。

● 用心し，助けを求めてください

　境界性パーソナリティ障害は重篤なパーソナリティ障害です。ボーダーラインの人の反応が自分一人の手には負えないと思うようなことがあれば，有能なメンタルヘルスの専門家に助けを求めることも重要なことです。以下に，特殊なものををいくつか示します。

- **専門家に相談してください**：子どもが巻き込まれている場合には，困難な状況から子どもを保護するための最善の方法について，メンタルヘルスの専門家と相談するよう強くお勧めします。その専門家が，境界性パーソナリティ障害と，子どもの問題の両方に通じていることがとても重要です。その人の意見があなたの腑に落ちない時には，他の専門家の意見を聞いてもよいでしょう。ボーダーラインの人にはそれぞれ個人差があり，子どもにもそれぞれ個人差があるということを忘れないでください。
- **必要であれば，法的な助言を求めてください**：あなたが，調査訪問や子どもの保護処分や根拠のない告発について心配している親であれば，急いで行動を起こすよりもまず，パーソナリティ障害に詳しい弁護士と相談することをお勧めします。その弁護士がこのような状況に詳しく，そうした問題をうまく処理したことがあるかどうかも重要なポイントです。
- **情緒的な準備を行ってください**：もしあなたにボーダーラインの親がいて，その親から身体的，感情的に虐待されているのであれば，あなた自身の境界を認めるように親に言い，そこから予想される反応を受けとめるだけの情緒的な準備が自分にできているかを確かめるために，メンタルヘルスの専門家と話し合うことをお勧めします。

> あなたが疲れていたり，争いを避けたいと思う時でも，常に自分の境界を守ってください。

あなたの置かれた状況がどうであれ，自分を弁護するためには，多くの愛情や援助，評価を得る必要があります。あなたにとって大切な人たちの中には，あなたを援助できる人がいるかもしれません。彼らに援助を求めてみてください。自分とボーダーラインの人との関係が危うくなることを心配したり，固い信念に反するという理由で，あなたの行動に感心しない人もいるかもしれません。それも当然のことです。彼らが彼ら自身の意見をもつことを認め，ボーダーラインの人との関係とは別に，あなたがその人たちとの関係を続けたいと思っていることを伝えてください。

● あなた自身がコントロールできることで，うまくいっているかどうかを確かめてください

ボーダーラインの人は，ある特定の会話をしている時，あなたが望むような反応を示すこともあれば，示さないこともあるでしょう。彼らの反応をあなたがコントロールすることはできません。ですから，自分がコントロールできることで，うまくいったかどうかを評価してください。自分に質問してみましょう。

- 子どものようにではなく，大人として反応できましたか？
- あなたの自尊心を表明するような形で行動できましたか？
- ボーダーラインの人が話をそらそうとしても，焦点を保つことができましたか？
- 落ち着いて，冷静さを保つことができましたか？
- 勝ち目のない議論に巻き込まれませんでしたか？
- 相手に配慮がなくても，相手の感情に配慮することができましたか？
- ボーダーラインの人の問題に心を開きつつも，自分にとっての真実を見失わないでいられましたか？

質問でイエスと答えられるものがあったら，自分を褒めてあげてください。

この章では多くのことを取り上げました。一度にすべてを吸収しようとは思わないでください。今はとてもできそうにないと思えるかもしれませんが，ボーダーラインの人との関係を変化させることは可能です。以下の要点を必ず押さえておいてください。

- 自分のためだけでなく，長期的に見た相手との健全な関係を築くために，自分自身の境界を主張しているのだということを忘れないでください。
- スポンジではなく，鏡になってください。
- 道を見失わないように。ボーダーラインの人に会話の目的をそらされないようにしてください。
- 自分のとってきた手段に自信をもってください。あなたは長い道のりを歩いてきているのです。

次の章では，ボーダーラインの人の行動が危険なものとなった時にはどうすべきかをお話ししましょう。

第 8 章
緊急時の対策をもつこと

　さあ，腕から血を流し，ヘッドボードに頭を打ちつけて！　強く，強く！ 愛する人たちが怖れをなして逃げ出すまで，彼らに向かって叫ぶのよ。反逆者！　コンロで指を焼いて，ピンで手を刺して。何度も何度も何度も。薬を飲むのよ。もっと買って。買いだめして。これこそまさに暗黒の世界かもしれないわ。

メリッサ・フォード・トロントン
Eclipses: Behind the Borderline Personality Disorder

　ノン・ボーダーラインの人が切り抜けなければならないボーダーラインの人の行動の中で，激怒，身体的虐待，自傷行為，自殺企図は，最も彼らを孤立させ，恐怖をもたらすものです。ノン・ボーダーラインの人でも，怒りをあらわにしたり，虐待的なことをしたり，自殺を考えたりすることがあります。このような困難な状況に対処する際に重要なことは，計画を立て，外部からの助けを求めることです。うまくいけば，あなたの行動によってボーダーラインの人が勇気づけられ，彼らに必要な専門的な援助を受けようとするかもしれません。

● コントロールを欠いた怒り

ボーダーラインの人の怒りは激烈です。完全にコントロールを失い，衝動的で，結果を無視して行動しているかもしれません。

カレン・アン（BP）

私は腹が立つと，理性的に考えられなくなるの。感情に支配されて，ひどいことをしてしまうのよ。感情が私を圧倒するから，それをどうにかしようと七転八倒しなければならなくなるの。私はただ自分を守ろうとしているだけなのよ。それで人が寄りつかなくなってしまうことはわかっているんだけど。

ディック（BP）

人に怒りをぶつける時は，その人を感情をもった人間とは思えなくなってしまうんだ。憎しみの対象，苦痛のもとになってしまう。敵になるんだ。僕は妄想的になって，そいつが僕を傷めつけようとしていると思い込んでしまう。それで僕は断固としてそいつを支配できるということを証明しようとするんだ。

> ボーダーラインの人が感情的に高ぶっている時には，彼らに筋の通った行動を期待しないほうがよいでしょう。

ローラ（BP）

私が思うに，ボーダーラインの人はただひとつのことを心配しているのよ。愛を失うってことよ。私の場合は，心配になるとすごく怖くなって，それを怒りで表現してしまうの。怒りは怖れより扱いやすいのよ。それほど，傷つきやすさを感じなくてすむしね。やっつけられる前にやっつけるというわけ。

● 怒りと理屈は相容れません

臨床家のジェーン・ドレサーへのインタビューの中で，彼女は，「ボー

ダーラインの人が感情的に高ぶっている時には，彼らに筋の通った行動を期待しないほうがよいでしょう。そんなことは起こらないのです。彼らがそうしたがらないからではなく，できないからです」と言っています。

ドレサーは，トラウマ（心の外傷体験）を受けた人が感情的に高ぶった時には，脳の論理的言動の中枢が正常に機能しないことについても言及しています。このような発見は，ノン・ボーダーラインの人にとっては驚くに値しません。彼らは，怒り狂ったボーダーラインの人の論法がいかに的外れでフラストレーションをもたらすものであるかを知っているからです。理性的な話し合いは，あとで，二人が落ち着いてからにすべきです。

ドレサーは，ボーダーラインの人の中には感情を加減することができず，どんな怒りも同じ強さになってしまう人がいるとも言っています。軽いイライラと強い怒りの区別ができないようです。ドレサーは「ボーダーラインの人に"1から10までの物差しで測ったら，今の怒りはいくつぐらい？"と質問してみることも大切だ」と言っています。

● 何をすべきでしょうか

ボーダーラインの人が怒り狂っている時，あなたがとるべき最善策は，その場から自分や子どもを一時的に避難させることです。マーガレット・ポファールはインタビューの中で，「君が怒鳴り続けるんだったら，この話し合いはやめにしよう。何を望んでいるのか落ち着いて話せるんだったら，よろこんで君を支えたいと思うんだけど」と穏やかに言うように勧めています。どうするかの選択は彼らに任せ，彼らの行動によっては一時的に避難することもありうることを明確に伝えられたか確認してください。怒りが収まらないようであれば，ただちに安全な場所へ避難してください。その方法としては，次のようなものがあります。

- 他の人には立ち入りできないような部屋へ逃げ込む。
- 友人に電話して，その友人の家へ行く。

- 親戚に電話して，あなたの家まで来てもらう。
- 子どもたちを連れて，映画を見に行く。
- ヘッドフォンをつけて，音楽を聴く。
- タクシーで帰る。
- 電話を留守設定に切り替えたり，電話線をはずして，熱い風呂に入る。
- ボーダーラインの人からの手紙やEメールを拒否する。

> 時には，ボーダーラインの人に，「1から10までの物差しで測ったら，今の怒りはいくつぐらい？」と質問してみると役に立つでしょう。

もし，ボーダーラインの人がたびたびコントロールを失うようなら，現在考えうる選択肢について思いめぐらし，次回その人が怒りを爆発させた時のための具体策を立てておきましょう。必要であれば，すぐにその場を立ち去れるように用意しておいてください。たとえば，財布の置き場所を決めておくとか，友人宅の電話番号を電話のそばに控えておく，などです。

● してはいけないことは何でしょうか

怒りを無視し続けないこと，容認し続けないことが大切です。あなたや子どもたちに向けられる激しい怒りは，言葉の暴力であり，感情的な虐待であるということを認識してください。自分で何とかできると思っているかもしれませんが，時がたつにつれ，あなたの自尊心は蝕まれ，相手との関係も損なわれてゆくでしょう。すぐに助けを求めてください。

最も気をつけるべきことは，ボーダーラインの人の怒りに怒りで応酬しようとしないことです。多くのボーダーラインやノン・ボーダーラインの人たちを見てきたコリー・F・ニューマン博士は，インタビューの中で，「そんなことをしても，敵意や高圧的な態度がエスカレートするばかりです。火をもって火を制しようとしても，事態はさらに悪くなり，何の解決にもなりません」と言っています。ボーダーラインの人は，意識的あるい

は無意識的に,あなたを怒らせようとするということを覚えておきましょう。自分自身に対するコントロールを失いそうになったら,その場を離れてください。怒ってしまったとしても,自分を必要以上に責めることはありません。反撃したいと思って当然なのです。今度はもっと落ち着いていようと自分に言い聞かせてください。

　仕返しの方法や何を言ったら相手が傷つくのか,おそらくあなたは知っていることでしょう。それに,怒りを前にしたら仕返ししたくなるのが人情です。しかし,できれば,ボーダーラインの人の羞恥心・無価値感のスイッチを入れないようにしてください。「あなたには怒る権利はないわ!」のように言っては,事態が悪化するばかりです。ボーダーラインの人の行動をコントロールすることはできないけれど,彼らの怒りにうまく対処することができるとわかれば,自分に自信をもつことができるでしょう。

> "火をもって火を制しようとしても,事態はさらに悪くなり,何の解決にもなりません"

> 自分のイライラを他人にぶつけないでください。虐待に耐えることがなぜいけないのか,もうひとつの理由がここにあります。あなたが自分の感情を飲み込もうとしても,結局は予期しない形で,その感情はどこか別の場所に姿を現します。長い目で見れば,こうしたことがあなたを一層孤立させてしまうのです。

● **怒りについても境界を設定すること**

　前章で境界設定について学んだことは,怒りにも応用できます。可能であれば,以下のことを試してみてください。

- 前もってあなたの境界についてボーダーラインの人と話し合い,今度同じことが起こった時には,二人がどんな手段をとればよいかについ

て，共通の理解をもってください。
- 事態が落ち着いている時に，前章で述べたコミュニケーションの技法を使って，境界を設定してください。
- あなたがその場を離れても，また戻ってくるということを伝え，ボーダーラインの人を安心させましょう。
- ボーダーラインの人にも事態をコントロールすることができることを説明してください。つまり，彼らが冷静さを取り戻すのであれば，あなたはその場にとどまり，怒り続けるのであれば，あなたはいったんその場を離れ，状況が落ち着いたら戻る，ということです。彼ら次第であることを伝えます。

> ボーダーラインの人が援助を求めようとせず，同じ行動を繰り返すのであれば，あなたが，相手との関係において，何を受け入れ何を受け入れないかを決定しなければならないでしょう。あなた次第というわけです。

この計画を実行する前に，反発への対応について述べた第7章の内容を復習してください。反発がどんなにエスカレートしても対応できるように，準備しておかなければなりません。一貫性を保つことの重要性を忘れないでください。セラピストのマーガレット・ポファールはインタビューの中で，「怒ったことを咎めるつもりはないと今日言ったなら，明日になってもそれを咎めてはいけません」と言っています。そうでなければ，あなたは彼らの行動を断続的に強化してしまうことになります。

ボーダーラインの人は心から謝罪するかもしれません。それでいて，怒った時にはまた同じ行動を繰り返すのです。これは，彼らが自分を落ち着かせ，他の行動をとるために必要な手段をもち合わせていないからです。ボーダーラインの人が援助を求めようとせず，同じ行動を繰り返すのであれば，あなたが，相手との関係において，何を受け入れ何を受け入れないかを決定しなければならないでしょう。あなた次第というわけです。

第8章 緊急時の対策をもつこと　211

● ボーダーラインの人からの提案

　多くのボーダーラインの人たちが，怒りの矢面に立たされるノン・ボーダーラインの人たちに向けての提案をしてくれました。あなた自身の状況に照らし合わせて，これらの意見を評価してください。人によって状況は異なりますから，これらの提案が有用な場合もあれば，そうでない場合もあるでしょう。セラピストと話し合ってもよいかもしれません。

クリス（BP）

　人が僕を落ち着かせようとすると，僕は余計に腹が立って，無力感を感じるんだ。そういうふうに感じてはいけないと言われているみたいなんだ。頭では，僕が解釈したみたいにみんなが言ってるわけじゃないということはわかっているんだけど，そういうふうに感じてしまうんだよ。

ローラ（BP）

　私の怒りを鎮めてくれるたったひとつの方法は，夫が「君は怒っているんじゃなくて，怖いんだね」と言って，抱きしめてくれることなの。その瞬間，私の怒りは溶けていって，再び恐怖を感じることができるの。怒りで反応しても事態は悪くなるだけよ。

ジーン（BP）

　ボーダーラインの人が危害を加えそうな時は，安全になるまで他の人は避難したほうがいいと思うわ。怒り自体は悪いものではなくて普通の反応だけど，相手の自尊心を傷つけないやり方でそれを表現する必要があるってことを，ボーダーラインの人にわからせてあげて。

アニー（BP）

　私が腹を立てた時，一番いいのは，誰かが私の話を聞いてくれることよ。そうすれば気分も収まるの。最近の境界性パーソナリティ障害に関する本の

多くは，ボーダーラインの人は真実がわからないだろうし，"操作的"だから，彼らの言うことは無視しろみたいに書いてるわ。私の怒りは，みんなが私の話を聞いてくれなかったり，信じてくれなかったりすることから起こるのに。そんなふうにされると，私っていう人間が存在していないかのように感じるのよ。

● 身体的虐待

　心理学者でブリティッシュ・コロンビア大学の研究者でもあるドン・ダットンは，インタビューの中で，妻や子どもを虐待する男性の約30％が，境界性パーソナリティ障害だろうと言っています。身体的虐待を行う女性が境界性パーソナリティ障害である可能性は，おそらくもっと高いでしょう。

　これまで虐待が起こっていなくても，またこれからも起こるとは思えなくても，身体的な暴力はどんなものも深刻に受けとめてください。暴力がエスカレートする危険性は潜在的にあるのです。暴力を目撃した子どもには，虐待を実際に受けた子どもと同じような影響が見られます。何らかの対策を立てておかなければなりません。

　紙面上の都合から，家庭内暴力の被害者が自分や子どもを守るために用いるべき方法のすべてをここに挙げることはできません。しかし，避難所や危機介入プログラム，インターネットからの情報は広く入手可能です。イエローページやネット上で，「家庭内虐待」や「危機介入」という言葉を検索してみてください。事態が起こった時にどうするかを考えておきましょう。法的な手段も見つけておいてください。

● 男性の被害者

　家族内暴力が女性たちにとって深刻な問題であるということが知られるようになりました。しかしいまだに，虐待される男性の問題は表面に現れ

ることが少なく，冗談だと思われています。巻き髪でローブをまとった，がっちりした体格の女性が麺棒を振り回し，小柄でみっともない男性が頭をおさえて逃げまわる，という漫画の世界です。

男性のノン・ボーダーラインの人たちは，ボーダーラインの人から叩かれたり，引っ掻かれたり，つかみかかられたり，何かで刺されたりしたことがあると報告しています。ある男性は階段から突き落とされたとのことです。

マイク (non-BP)

前の妻は，怒ると，僕を引っ掻いたり，横っ面を叩いたり，胸をなぐったりしたもんだよ。僕は190センチの背丈で，体重も100キロ近くある。でも彼女は僕を窒息させることもできたよ。僕は父から女性を殴ってはいけないと教えられたんだ。まったくどうしたらいいのかわからなかったよ。

女性から身体的な攻撃を受ける男性は，自分に問題があるとは思わないでしょう。女性のほうに問題があると思うはずです。また，虐待する女性を「守る」ため，あるいは自分が恥ずかしい思いをすることを避けるために，黙って耐え忍ぶべきだと考える男性が多くいます。

男性たちが自分には助けが必要だと気づいても，彼らの言うことを真に受けない社会においては，彼らは多くの場合，助けを見つけることができません。これでは，ノン・ボーダーラインの人が傷つくと同時に，暴力的な女性たち自身が援助を得る機会を失ってしまいます。

もし，あなたが虐待を受けている男性ならば，その状況にどう対処できるかについて，いくつか提案できることがあります。

1. どんな状況であっても，相手を傷つけるようなことはしないでください。ボーダーラインの人よりも，あなたの身体が大きく，力が強い場合には，影響は倍になります。自分に対してのコントロールを

失わず，常に冷静でいてください。特に，専門家と話をする場合にはそうしてください。
2. 女性から虐待を受ける男性に対しての，家庭内暴力を扱う機関の態度は，驚くほどに多様です。しかし，虐待を受けた男性からの報告は，あなたが考えているほど珍しくはありません（ゲイのパートナーや親戚の男性からの虐待という場合もあります）。あなたが今現在虐待されているのなら，警察や法的機関，社会サービス団体の方針を知るために，緊急事態が来るまで待つようなことはしないでください。今すぐ誰かに相談してください。
3. 虐待の証拠を集め，あなたや子どもを守るにはどうすればよいかについて，法的機関の意見を聞いてください。あなた自身の法的な権利と責任について知っておきましょう。憶測や，友だちの友だちから聞いたような話をもとに判断しないでください。実際はどうなのかを確かめ，断固として自分を保護するための手段を行使してください。

● 自 傷 行 為

ボーダーラインの人の自傷行為に直面すると，ノン・ボーダーラインの人は，不安，怒り，失望，嫌悪，無力感を感じることでしょう。そのような行為に対応する際には，うまくバランスをとる必要があります。無意識のうちに罰を与えたり，彼らに恥ずかしい思いをさせたりすることなく，相手を気遣い，支えなければなりません。

● してはいけないことは何でしょうか

- 他人の行動に責任を感じないようにしましょう。あなたが原因ではないのです。あなたに関わりのあった出来事が事件に先行していたとし

ても，原因ときっかけは別のものであるということを思い出してください（第5章）。
- どんなに安全を心がけても，刃物の代わりになるようなものをすべて家から取り除いたり，ボーダーラインの人を24時間監視することはできないということを認識してください。ある十代のボーダーラインの娘をもつ母親は言っています。「娘が自分を傷つける気になったら，必ずそうするわ」
- その人のセラピストになろうとはしないでください。それは専門家にまかせましょう。
- 家に銃などの武器を置かないでください。
- ボーダーラインの人を，自傷行為をする者と定義づけないでください。自傷行為は彼らが行うことであり，彼らそのものではありません。
- ボーダーラインの人と自傷行為について話をする時は，自傷行為の内容についてくどくど言わないことです。自傷には嗜癖的な部分もあります。あなたがそのきっかけにならないようにしてください。インタビューの中で，コリー・F・ニューマン博士は言っています。「何らかの刺激によって嗜癖行為が起こることがあります。火をつける話を誰かがしているのを聞いて，たばこを吸いたくなるようなものです。あなたがボーダーラインの人の前で自傷行為の話をした後にその人が自傷行為をしたとしても，あなたのせいではありません。ダイナマイトを扱う時には最大限の注意を払う必要があると言っているだけです」
- 道徳を持ち出したり，説教したり，愛想をつかしたようなふるまいをしたりしないでください。自傷行為をする女性が言っています。「友人が自傷行為について講義をしてくれるわ。それが悪いことだって，まるで私がわかっていないみたいに言うのよ。私が太りすぎだったら？ 私の後にくっついて，私がキャンディバーに手をのばすたびに，ピシャリと手を叩いてくれるのかしら？」
- 「よくもまあこんなことを！」のように，羞恥心や罪悪感を抱かせる

ようなことは言わないでください。ボーダーラインの人はすでに羞恥心を抱えています。
- 怒ったまま,あるいはコントロールするようなやり方で相手に脅威を与えないでください(「今度そんなことをしたら,出ていくぞ!」のように)。彼らは罰せられたように受けとるかもしれません。このような境界を設けようとする場合,相手に対してそうするのではなく,あなた自身のためにそうしているのだということをわかってもらう必要があります。たとえば,二人とも落ち着いている時に,あなたが耐えられない行動は何か,何が起こったら関係をおしまいにするかを説明してもよいでしょう。

何をすべきでしょうか

- ボーダーラインの人が自傷(他害)行為をすると脅した時には,(もしいるなら)その人のセラピストにできるだけ早く知らせてください。あなた,ボーダーラインの人,セラピストが集まって,この先自傷行為が起こった時にはどうするかを話し合うべきです。もしそれが無理なら,あなた自身で専門家の援助を求め,対処方法を相談してください。ボーダーラインの人が,本人や他人に対して危害を加える可能性が高いと思える時には,入院の必要性を検討しなければならないでしょう。
- 冷静さを保ち,丁寧に,事実に即した話をしてください。*Lost in the Mirror*[36]の中でリチャード・モスコビッチは,「自傷行為はボーダーラインの人が自制心を失った時に起こることが多いので,まわりの人は自分自身のパニックによって,彼らの混乱を助長しないようにすることが大切です」と述べています。モスコビッチは,そのような行為は目新しくショッキングに見えるかもしれないが,それまで長い期間続いてきたものかもしれないと言っています。

- 充分な理由があるなら，ボーダーラインの人のために適切な医学的治療を探してください。医学の専門家に電話をして，助言してもらってもよいでしょう。エリス・M・ベンハムが，インタビューの中で言っています。「この問題は，支持的に，しかも落ち着いた態度で，事実に即して扱われなければなりません。私がよく使う言いまわしは，『この問題を取り上げましょう』『一緒に医師のところに行きましょう，そしてこのことを調べてもらいましょう』などです」
- ボーダーラインの人がサポートチームに加わるように援助してください。そうすればあなたも，荷が重すぎる，疲れ果てた，と思うことが少なくなるでしょう。まずは彼らのセラピストを探すべきです。セラピストは，ボーダーラインの人が自傷行為を減らせるように働きかけてくれるでしょう。
- ボーダーラインの人への共感を示し，耳を傾けてください。彼らがどう感じているか，あなたが理解しようとしていることを表現しましょう。相手を気遣いながら，質問してください。たとえば，「どんな気持ちなの？」「私に何かできることがあるかしら？」というふうに。ボーダーラインの人の怖れ，苦悩，心の中の混乱を過小評価しないでください。あなたが今までに感じた最悪の気持ちを思い起こし，それを３倍にしたようなものだと思ってください。
- ボーダーラインの人にも問題解決のための手段を考えてほしいと思っていることをはっきり示しながらも，その人に対する愛と受容の気持ちを強く伝えてください。あるボーダーラインの人は，次のような言い方を提案しています。「あなたが自分を傷つけているのを見ると，私は無力感や怒りを覚えるわ。充分にとはいかなくても，この事態を理解したいと思ってるの。でも，もう二度とこんなことをしてほしくないと思ってることは確かよ。もしまたそうしたくなったら，私に話すか，先生に電話をしてほしいの。お願いね」
- 良い面を取り上げ，励ましてください（例：「今回のことをする前は，

2週間自分を傷つけずにいられたじゃない。またそうできると思うわ」）。
- 害にはならないけれども強い刺激を与える，別の手段を提案してみてください。たとえば，氷をつかむ，冷水に手を突っ込む，激しい運動をする，強烈な味がするものをかじる（唐辛子，レモンやライム，グレープフルーツをまるごと）などです。しかし，そうするかどうかは，ボーダーラインの人次第であることを忘れないでください。
- 勝ち目のない状況に追いやられないようにしてください。たとえば，恥ずかしいから外部の助けを求めないでというボーダーラインの人の要求を飲んだりしないでください。これでは，二人にとって公平ではありません。ボーダーラインの人が，援助してくれそうな人に自傷行為をばらさないでほしいと言ったら，あなたにはこの問題を自分一人で扱うだけの資格がないのだということをはっきり示してください。（後ほど，自殺企図を含む勝ち目のない状況について説明します）。

ボーダーラインの人の行動に飲み込まれてしまったように感じたら，しきり直してください。相手の自傷行為に対する自分の影響を過大視しているかもしれません。長い目で見れば，ボーダーラインの人を援助し続けるための一番良い方法は，短期的に，あなた自身のことを大切にできているかどうかを確認することです。

● 自傷行為に関して境界を設けること

怒りの場合と同じように，あなたの大切な人が自分自身を傷つける場合には，前もって境界を設けたり，その計画を立てておくことが，あなた自身の人生を回復させるために重要なことです。設定した境界を，最後まで守り通せるかどうか確認しておきましょう。

ペニー (BP)

　僕のセラピストは，友人たちにこう伝えておくように言ったよ。それは，僕が何か自己破壊的なことをする前に彼らに連絡した時は，彼らは僕と話をしてくれてもいいし，安心させたいと思えば安心させてもいいということ。でも，僕が飲んだくれていたり自分を傷つけていたりする時やその後で連絡したら，「ペニー，君のことは大好きだよ。でも君がそんな調子の時は，君に関わりたいとは思わないよ」と言うべきだってこと。そして僕がそんな状態にあるうちは，電話を切って，僕と連絡を取らないでいいってこと。

　こうしておけば，彼らは僕の面倒を見なくてはいけないというプレッシャーを感じなくてもすむし，僕たちの友情もストレスがそれほどかからなくなるから，また仲直りする機会が増えるんだ。それに，僕の自己破壊的な行動自体も強化されなくなる。飲んだり切ったりすれば友だちから心配してもらえるっていうご褒美がなくなるからね。事前に電話することで，今のところ逆戻りしないですんでいるんだ。僕は電話の呼び出し音とその意味することが怖いから，他の対処方法を見つけようとするんだ。それに，友だちも，この対応策ならかなり気が楽だと言ってたよ。僕を見捨てたという罪悪感にさいなまされなくてすむんだからね。

> うつ病や統合失調症の人に比べ，ボーダーラインの人は，致死的ではない自殺を図り，自殺についていつも考え，自殺の脅しを繰り返す傾向が強いとのことです。

カレン (non-BP)

　夫のエリックの自傷行為は彼以上に私を傷つけていたわ。彼にはこのことがわかっていて，何事もうまくいかなくて，いやな気持ちになったり，欲しいものが何も手に入らないと，彼は自傷行為をしたものよ。私はひどい罪悪感を感じていたし，人生がそれに支配されていたわ。でも，そんな立場に立たされることを拒否することにしたの。彼が落ち着いている時にはっきり言ったわ。彼の行動の責任は負わないって。血が流れているのを見たら，救急車

を呼んで，その場を離れたわ。そこにとどまって，なだめたりしたら，それを容認することになるでしょ。今では彼も，一人になりたくなければ境界を守らなければならないということがわかるようになったの。エリックのセラピストと私は彼と別々に会って，自傷行為をしないように約束させたわ。今，彼は自分の自尊心や誠実さを大切にしてるわ。そう，うまくいってるのよ。

● 自殺の脅し

DSM-IV-TR[8]によれば，ボーダーラインの人々の8～10％が自殺をするとのことです。北米でこの障害を抱えた人は600万人いると言われていますから，18万～60万人が自らの手で命を絶っているということです。これはタイタニック（乗客約1500人）が4カ月～1年間毎日，沈没しているのと同じです。

ベス・ブロズキーとジョン・マン[6]によれば，うつ病や統合失調症の人に比べ，ボーダーラインの人はより，致死的ではない自殺を図り，自殺についていつも考え，自殺の脅しを繰り返すとのことです。大うつ病，物質乱用，摂食障害のような他の疾患が合併していれば，実際に自殺する可能性が高くなるようです。

> あなたのまわりのボーダーラインの人が本当に死にたいと思っているなら，本書で紹介する以上の援助が必要です。ただちに専門家に助けを求めてください。地域の緊急電話相談や救命救急センターに電話して，指示を仰いでもよいでしょう。それらの電話番号を控えて，電話の近くに置いておきましょう。

● 自殺の脅しに翻弄されていると感じた時

自殺の脅しが，あなたに恐怖感を与えたり，したくもないことをさせるための試みであるように思えたら，あなたの同情心や心配は怒りや憤りに

変わり始めるかもしれません。たとえば，ノン・ボーダーラインの人の多くが報告したことですが，ボーダーラインの人は二人の関係がおしまいになった時，ノン・ボーダーラインの人が戻ってこないなら自殺をするとほのめかしたとのことです。このような脅しの被害者であるノン・ボーダーラインの人たちは，極度の罪悪感，混乱，不安を抱えることになります。

トーマス・エリスとコリー・ニューマンは Choosing to Live [10] の中で以下のように説明しています。

> 自殺をしようとした相手にかつて抱いていた一体感は消えうせ，不愉快な権力闘争が拡大していきます。「私が死ぬか生きるか本当に気にかけているんだったら，戻ってきてくれるわよね」とか，「あなたのせいで死にたくなるのよ」といった言葉はよく聞かれます。あなたがどう反応するかを見て，彼らは他人事のように死ぬか生きるかの決断をするのです。これは双方にとって公正とは言えません。

境界性パーソナリティ障害を抱えた人たちは，彼らの不幸の責任はあなたにあり，もし自殺したならそれはあなたのせいだと思い込ませようとすることがあります。殺すといってあなたが相手を脅しているのではなく，その人が自殺するといってあなたを脅しているのだということに気づいてください。あなたが付き合っている人は，あなたの降伏を求めているというよりも，専門家による治療をはるかに必要としているのです。

● してはいけないことは何でしょうか

エリスとニューマンは，自殺の脅しをする人がいる場合に，以下の行動を勧めています。

- 戦わないでください：腹が立って，それを口に出して言いたいと思うかもしれませんが，ボーダーラインの人と，彼らが本当に死にたいと

思っているのかどうか議論するようなことはしないでください。あなたが間違っていることを証明するためだけに，彼らは自殺を実行するかもしれません。

- **非難しないでください**：ボーダーラインの人に面と向かい，彼らがあなたのことを操作していると言って責めないでください。何度も言いますが，権力闘争に巻き込まれるだけです。あなたの良心に反するようなことを彼らが要求してきても，あなた自身の直感に従ってください。しかし，あなた方二人が一緒にメンタルヘルスの専門家のセッションを受けている時には，ボーダーラインの人の行動によってあなたがどんな気持ちになるかを話し合ってみるのもよいでしょう。
- **脅迫に屈しないでください**：相手のことを本当に気にかけているということを証明するためだけに，その人に哀れみを示したりしないよう，特に気をつけてください。怒って取り乱したボーダーラインの人が口にする言葉には反しますが，あなたには何も証明する必要はありません。たとえば，エリスとニューマンは言っています。「脅迫に屈したところで，あなたの怒りはおさまらないし，ボーダーラインの人が自分を傷つける可能性も常に残っています。そして，根本的な問題は処理されないままとなるでしょう。同じシナリオが何度も何度も繰り返されるだけなのです」[10]

> 自分個人の境界をしっかりと維持しながら，ボーダーラインの人を支えようとする気持ちや心配する気持ちがあることを表現してください。

- **助けを求めてください**：自殺の危険性が切迫したものだと思い込んだために，相手の要求に屈してしまったという経験があるなら，次の危機が起こる前に，どちらかあるいは双方のための専門的な援助を求めることをお勧めします。

● 何をすべきでしょうか

　操作されているように感じさせる自殺の脅しは，勝ち目のない状況の中でも最もひどいものです。あなたがボーダーラインの人の要求に屈しようが屈しまいが，自殺の危険性を受け入れることなどとうていできません。エリスとニューマンは，ボーダーラインの人は，自分の生きるか死ぬかの問題の責任をあなたに感じさせようとするかもしれませんが，一番よいのは，あなたがそうした立場に立たされるのを単純に拒否することだ，と言っています。以下に示すようなやり方で，単純にノーと言ってください。

　自分個人の境界をしっかりと維持しながら，ボーダーラインの人を支えようとする気持ちや心配する気持ちがあることを表現してください。ボーダーラインの人が別の考えであっても，あなたにはそうすることができます。本来，生きるか死ぬかを選択するのはボーダーラインの人の役目ですから，それを鏡のように返してあげればよいのです。その間できるだけ，あなたが彼らのことを気遣っていて，生きる道を選んでほしいと思っていること，助けを求めてほしいと思っていることを，はっきりと伝えることです。

　エリスとニューマンがその対応の例を挙げていますので，多少言い換えたものを以下に示します。

《「あなたが離れていくなら，死んでやる」と言われたら？》
　「君にひどいことをしようと思って，君との関係を終わらせようとしているんじゃないんだ。君を傷つけて，本当に申し訳ないと思ってるよ。この先も，君にとって一番良いふうになればいいなと思っているけど，僕がその一部になることはもうできないんだ。それに，僕が君のもとにとどまったとしても，何の解決にもならないよ。まず，僕との関係を続けることよりも，もっと大きなものに君の人生の価値が置かれなきゃならないよ。それに，僕は君の自殺を怖れるからここにいる，僕がいなければ君は生きていけないと思うからここにいる，み

たいな関係は良くないって，君も心の奥底ではわかっていると思うんだ。こんなのは健全な関係とは言えないよね。僕は君を大切に思ってるよ。大切に思っているから，君には生き続けてほしい。そして僕がいなくても，君自身の幸せや人生の価値を見つけてほしいと思ってるんだ」

《「私が生きるか死ぬか本当に心配なら，毎週末，家に来てくれるわね」と言われたら？》
「ママのことを愛していて，気にかけていることに偽りはないよ。どれだけでもこの愛を証明できればと思うよ。でも，たとえ僕が毎週末，家に戻ったとしても，ママには充分じゃないだろ。僕だって会いたいと思うよ。だから，月に一回くらいは会えるように計画を立ててるんだ。実際のところ，僕には自分の家族があるし，自分自身の生活もあるから，毎週末来るわけにはいかないんだ。ママも自分ひとりでもできることをもっと見つけたほうがいいし，週末に一緒に過ごせる友だちをつくったほうがいいよ。教会で知り合った女性と一緒にトランプをして遊んだことをよく話してくれたじゃない。最近は彼女に会ってないの？」

このような話をする時には，あなたが自殺の脅しを深刻に受けとめているということも同時に伝える必要があります。声と態度で，優しさや気遣いを示してください。たとえば，「一緒に病院に行かなければならないよ。生きるか死ぬかの問題なんだからね」のように言えばよいでしょう。深刻な脅しには，深刻な態度で反応して当然だということを示してください。こうすることで，自分には危機的な状況で必要となる専門的援助を与えることはできないとはっきり伝えながらも，ボーダーラインの人の助けを求める叫びに対しては適切な注意を払っていることになります。

> 状況によっては，ボーダーラインの人と関わりのある他の人たちの協力を得てもよいでしょう。両親，親戚，友人，教師などです。自殺の脅しのような行動は秘密にしておかないでください。あなたとボーダーラインの人を支えてくれる誰かを探してください。

● あなたの子どもが境界性パーソナリティ障害だったら

　幼い，あるいはティーンエイジャーの子どもたちが，本人や他人に対して危険な行為をするようになると，親はどこに助けを求めてよいのかわからず，途方に暮れてしまいます。親たちは，子どもの行動の責任は自分にあると思い込んで，他の人であれば絶対に容認しないような行動にも耐えようとするかもしれません。もし，あなたの子どもが自分や他人に対して暴力的なことをしているなら，ぜひともセラピストや外部の公共機関，家族や友人，緊急電話相談，治療センター，サポートグループに援助を求めてください。

> あなたはあなたに入手可能なものを使って，最善を尽くしてきたのです。

● 治療施設への入所

　治療施設へ入るかどうかは，通常は任意です。つまり，子どもが治療を受けることに同意しなければなりません。しかし，専門家がその子に自傷他害の危険性があると判断すれば，専門家あるいは警察は，24時間から72時間にわたって法的に拘束することが可能です。

　ボーダーラインの子どもをもつ親のためのインターネット・サポートグループを管理しているシャロンは，グループの親たちの中には，本当に安全だと思える前に子どもが退院させられるのではないかと心配している人たちがいると言っています。ある例では，尚早に退院させられた子どもが薬を大量に飲んで，病院に逆戻りしたとのことです。シャロンは，最後の

手段として，たとえ病院側が嫌がっても，子どもを家に連れて帰ることを拒否するようにと言っています。こうすることで，居住施設のような別の手立てを見つける時間を稼ぐことができると彼女は考えています。しかし，こうしたことに関する法律は州や郡ごとに異なっています。ある地域では，子どもをネグレクトしたと訴えられるかもしれません。ですから，できるだけ早く，資格をもつ専門家から法的な助言を得てください。

● **警察の介入**

子どもが暴力的になったり脅迫をした時には，警察に介入してもらうことができます。ほとんどの警察や911コール（日本では110）に関して言えば，対応までの時間は，状況の緊迫度がどう評価されるかによります。あなたが，傷害の危険は明らかで切迫していると説明すれば，すばやく対応してくれるでしょう。

シャロンは，子どもに精神的な障害があるということをできるだけ早く（可能であれば事前に），警察に知らせておくことを提案しています。「そうしなければ警察は，反抗的な子どもが手に負えなくなっているだけだと考えるかもしれません」と彼女は言っています。

How to Live with a Mentally Ill Person[1] の中でクリスティン・アダメクは，事前に用意し，保管しておいた危機情報用紙をすぐに警察に手渡すようにと勧めています。彼女の本にはそのコピーが載っていますが，それには，以下のものを記入する欄があります。

- 簡単な病歴
- 診断名とその定義
- かかりつけの医師の名前
- 服薬している薬の名前

警察が到着すると，まずはその状況を食い止めて，次に他の選択肢を話

し合うことになるでしょう。危機が去ってしまえば，それ以上の警察の介入はありません。親が告訴することに決めたら，警察は手続きを説明してくれるでしょう。シャロンによれば，警察が去った後に子どもが暴力的になることを心配する親は，当局が子どもをより安全な場所に連れて行ってくれることを強く望んでいるとのことです。

　子どもの行動がエスカレートし続け，治療にも同意しない場合は，一晩少年鑑別所に拘留されたり，「いわゆる精神病」として扱われ，近くの郡立病院の精神科救急に拘留されるかもしれません。

　ボーダーラインの人を世話する上で，危険な行動への対処は，おそらく最も難しい局面です。しかし，対策を立て，外部に援助を求めることで，行動の危険性を和らげ，脅威をかなり減らすことができます。

第9章
子どもをボーダーラインの人の行動から保護すること

　自己中心的だった私の父は，ボーダーラインの母親の行動について，一度も話をしたことがなかったわ。私がまだ小学生だった頃に，父は感情的に私を見捨てたのよ。私に無条件の愛を示してくれればよかったのにと思うわ。私を不機嫌な母のもとに置き去りにしないでいてくれたらよかったのに。

　私は生まれてきてよかったと思ってるわ。でもときどき，生まれてこなければよかったって思うこともあるの。いまだに私は，感情のジェットコースターに乗っているのよ。決して得られなかった無条件の愛をいまだに探し求めている子どもなの。私にはもう遅すぎるかもしれないけれど，他のボーダーラインの子どもたちにとっては遅すぎることがないようにと願っているわ。

　　　　　　　　　　　　　　　　　　　　　　　　　　ジョアン（BP）

　ボーダーラインの人の多くは，自分の子どもの前では行動化を起こしません。行動化の衝動を感じても，その行動から子どもたちを保護しようと，意識的に努力する人たちもいます。実際，自分の問題を認識し，それを克服しようと頑張っているボーダーラインの人たちは，すばらしい親になりうるのです。ひょっとしたら，境界性パーソナリティ障害ではないけれど，内省に欠けた人たちよりも良い親になるかもしれません。

　しかし，ボーダーラインの人たちの中には，子どもの前でも自分の行動

を加減することができなかったり，そうしたがらない人がいます。おそらく彼らは，必要以上に大きな声をあげたりするでしょう。あるいは，抑うつ状態に陥って，自分がしたいと思うほどには子どもに関心を向けられない人もいるかもしれません。極端な場合には，境界性パーソナリティ障害がひどい虐待やネグレクトの原因になることもあります。

本章を読むにあたって，ボーダーラインの人たちのすべてが子どもに対して行動化を起こすわけではないということを覚えておいてください。また，子どもに向けられたボーダーラインの人の行動が与える影響は，状況やその人ごとに大きな差があります。

● ボーダーラインの親が抱える典型的な問題

第3章で説明したように，情緒面あるいは発達面において，ボーダーラインの人たちには子どもとよく似た点がいくつかあります。

- 彼らは子どもと同じように，自分自身の要求を脇に置いて他人の要求に焦点を当てることに困難を感じるかもしれません。
- 自分の子どもの要求や感情や願いを，きちんと認めることができないかもしれません。
- 自分自身の情緒的な問題に気をとられ，子どもの感情面の要求を見過ごしてしまうかもしれません。
- 子どもの要求や感情が自分のものとは別ものであるということを認めようとせず，それをあざ笑ったり，無視したり，退けたりするかもしれません。親が悲しいのに子どもが幸せだったりすると，それを子どもの不忠，無神経さの表れだと考えるかもしれません。

> 子どもに向けられたボーダーラインの人の行動が与える影響は，状況やその人ごとに大きな差があります。

● 問題：子どもとの関係を他の人たちとの問題と切り離して考えることができない

　ボーダーラインの人の中には，子どもとの関係を，他の対人関係上の問題から切り離して考えることができない人たちがいます。たとえば，自分が好きではない人たちと，どうして子どもが良好な関係を保てるのかわからないかもしれません。子どもを通してその人たちに仕返ししようとする人もいるでしょう。また，子どもに，他の人との関係をとるか，親に対して忠実でいることをとるか，選択を迫る人もいます。たとえば，友だちと一緒に過ごしたがるなんて，なんてわがままな奴だ，と子どもに言ったりするかもしれません。

● 問題：一貫性のない子育て

　ボーダーラインの人の中には，親としての仕事に一貫性を保てない人がいます。彼らは，その時の自分の気分や感情的なニーズに応じて，過保護からネグレクトへと揺れ動くのです。彼らは，子どもたちが自分のニーズに合うことをした時だけ，子どもへの関心を示すかもしれません。子どもに完璧であることを要求することで，自分を不完全だと思う気持ちに対処しようとする人もいます。子どもたちは，何かうまくいかないことがあると，自分に価値がないように感じてしまうでしょう。

　また，彼らは，子どもを通して，不適切な方法で自分の感情的要求を満たそうとするかもしれません（たとえば，一人になりたくないからといって，10歳の子どもと一緒のベッドで寝たり，子どもがクラスメートの誕生会に出席するのをやめさせたりすることなどです）。

> アダルトチルドレンの多くは，自分がただよく遊び，ぼーっとした子どもでいられた時のことを思い出すことが困難です。

● 問題：予測できない愛情

　ボーダーラインの人の中には，責任を取らなすぎたり，あるいは負いす

ぎたりする人がいます。たとえばそんな人は、自分の行動が子どもに与える悪影響を無視しておきながら、子どもが悪い成績をとった時には罪悪感を感じたり、落ち込んだりするでしょう。

　また、なかには、自分の子どもが全くの善か悪かのどちらかであるかのように決めつける人がいるかもしれません。これは、子どもの自尊心を傷つけ、子どもが一貫した自己感を身につけることを困難にします。ボーダーラインの親は、愛情のスイッチを切ったりつけたりするのかもしれません。こうして、子どもたちは親を信用しなくなります——時には、誰をも信用しなくなります。このようなボーダーラインの人の行動は非常に予測がつきにくいので、子どもの関心は、ボーダーラインの親を安定させ、親の気分や行動を予測することだけになり、正常な発達が損なわれてしまうかもしれません。

　Surviving a Borderline Parent [46] の著者であるキンバリー・ロスとフレダ・B・フリードマンによれば、ボーダーラインの親の子どもたちは、しばしば「親化する」とのことです。「つまり彼らは、おそらくは兄弟姉妹や親を世話する人として行動するようになるのです。アダルトチルドレンの多くは、自分がただよく遊び、ぼーっとした子どもでいられた頃を思い出すことが困難です」

● **問題：子どもの正常な行動に脅威を感じる**

　また、ボーダーラインの親は、子どもの正常な行動に脅威を感じるかもしれません。子どもが成長して自立してくると、彼らは見捨てられたように感じ、その後、抑うつ的になったり、子どもに対して怒りをぶつけたりするかもしれません。彼らは無意識のうちに、子どもの依存度を強めようとするでしょう。すると子どもは、うまく親から分離し、自信をもって人生の舵を取ることができなくなるかもしれません。子どもが腹を立てたら、ボーダーラインの親は非承認的なやり方で行動したり怒鳴り返したりして、状況をさらに悪化させるのです。

● 問題：無条件に愛することができない

　ボーダーラインの人の中には，子どもを無条件に愛することができない人がいるかもしれません。彼らは，自分が不完全であるという感情を埋め合わせるために，子どもに完璧さを要求するでしょう。子どもが従わないと，彼らは自分が愛されていないと感じ，腹を立てたり，落ち込んだり，自分の愛情を引っ込めたりするのです。こうして子どもは，親の愛情が条件つきであるということを学びます。あるいはボーダーラインの親は，自分の子どもが愚かで，失敗作で，かわいくないと思う必要があるかもしれません。そうすれば，自分自身に対して似たような気持ちを抱いても孤独にならずにすみます。また，この条件つきの愛情によって，彼らは身近にいる他者よりも自分のほうが優秀だと思うことができるのです。

● 問題：子どもの感情や意見に脅威を感じる

　ボーダーラインの人は，子どもに自分と全く同じであることを要求し，子どもが別の感情や意見をもつと脅威を感じるかもしれません。このような特徴の子育ては，もうひとつのパーソナリティ障害でもよく見られます。自己愛性パーソナリティ障害がそれです。*Trapped in the Mirror*[15] の中で，エラン・ゴロムは次のように書いています。

> 　期待に応えなければならないというプレッシャーは，魚が泳いでいる川水のようなものです。流れが止むことはないので，子どもはそれにほとんど気づきません。子どもたちは，自分には存在する価値がないかのように感じています。自立への動きは，回復不能な傷をつくる親に対しての裏切りと受けとられるので，彼らの自己は本来の自然な姿からは程遠く，歪められてしまっているのです。

　ゴロムは別の障害についても書いていますが，子どもへの影響は似ています。ボーダーラインの人の中には，子どもに身体的，感情的な虐待をし

たり，ネグレクトしたりする人がいるでしょう。彼らの衝動的なふるまいが子どもの安全や幸福を脅かすかもしれませんし，彼らが直接子どもを叩いたり殴ったりするかもしれません。また，罵詈雑言を浴びせたり，あからさまに不良だとかお前には存在価値がない，などと言ったりするでしょう。こうしたことが子どもの自己感や自尊心，自己価値感を傷つけます。直接的ではなくても同じようなダメージを与えるものに，他人の手による虐待から子どもを守れなかったり守ろうとしなかったりすることがあります。守ろうとすれば自分とパートナーとの関係が危うくなる，あるいは自分の問題に精一杯で子どもを守ることができない，というのが理由です。しばしば子どもたちは，親のこのような態度を自分に価値がない証拠だと解釈してしまいます。

● コントロールを失ったボーダーラインの人の行動がもたらす影響

　アンドリュー・T・ピケンス医師は，インタビューの中で次のように言っています。「言葉による虐待を行う親は，子どもに感情的なダメージを与えるでしょう。ダメージがどの程度になるかは，多くの要因によって左右されます。たとえば，子どもの遺伝的気質，他の大人からの愛情や共感，子どもの年齢（幼いほど傷つきやすい），虐待の度合い，その他です」
　Judith Wallerstein Center for Family in Transitionの所長であるジャネット・R・ジョンストン博士は，インタビューの中で，境界性パーソナリティ障害による行動が子どもに与える影響は，ボーダーラインの親の行動と子どもの気質に応じてさまざまであると言っています。たとえば，主に内に向かって行動化を起こすボーダーラインの親に「介護者」的な性格の子どもがいる場合，子どもは親を元気で幸せにする責任を感じるようになってしまうかもしれません。

セラ（BP）

　3歳になる娘のベスは，私が大量服薬して救急車で運ばれるのを見ていたわ。私がベッドで横になっている時も，彼女はおとなしくおもちゃで遊んでいるわ。気が滅入っていて，食事の用意もしてあげられないのよ。私が泣いてるふりをしたら，彼女の目は涙でいっぱいになるの。彼女がしゃべるようになってはじめて言った言葉は，「ママ，大丈夫？」よ。気分が良くなって，私が地獄の底から這い上がり始めると，彼女は光のようなスピードで成長し始め，変化していくわ。まるで私の闇の中で，状況を何とかしようとして失われてしまった時間を取り戻そうとするかのようにね。私は，彼女にとっての重荷じゃなくて，本当のママになれるように，この悪夢を乗り越えようって決心したの。

　主に外に向かって行動化を起こす親に，自分を主張するタイプの子どもがいる場合，一種独特の混乱が生じます。あるボーダーラインの母親が怒鳴った時，その息子は「黙れ！」「大嫌い！」のような言葉を紙に書いて，それを母親に向かって投げつけたといいます。

　多くの研究で，境界性パーソナリティ障害が家族の中に伝染するということが示されています。こうした傾向が，遺伝によるものなのか，環境的要因，すなわちBPDのような精神疾患をもつ親のもとで身につけた行動なのか，あるいは何らかの組み合わせによるものなのかは，いまだ充分に理解されていません。BPDになっていない子どもでも，以下のようなBPDに関連した特徴を身につけてしまう可能性があります。

- 感情調節の困難
- 摂食障害，物質依存，嗜癖の問題
- 人を理想化したり，こきおろしたりする傾向
- 羞恥心，空虚感，劣等感などの感情。この傾向は環境的要因だけでなく，生物学的要因の結果かもしれません。

Journal of Personality Disorders で発表された研究によれば，青年期にある子どもたちの対人関係や家族関係上の問題，そして，彼らの怯えた愛着スタイルは，母親の BPD の症状と関係があるとのことです。また，このような子どもたちは，家族外での状況において，心理学的，社会的問題を抱えるリスクも高くなるようです[18]。

メアリベル・フィッシャー博士によれば，親が境界性パーソナリティ障害である場合，子どものアイデンティティの正常な発達は損なわれるだろう，とのことです。フィッシャーはインタビューの中で，「子どもの"自己"は，自分の内面に密着した事柄よりも，ボーダーラインの親を制御するための機制として働くようになります」と言っています。

Surviving a Borderline Parent[46] の中で，ロスとフリードマンは次のように書いています。

> いったい私は何者なの？ BPD や他の感情的，認知的問題を抱える親の子どもとして，この質問に答えることは驚くほど難しいことかもしれません。幼かった時，あなたはおそらく鏡のように受け答えしてもらったことも，承認されたこともなかったのでしょう。それらは，幼子が，自分が世界のどこに存在しているかを知り，自分の感情や目にするもの，知覚するものが健全で正常であると知るために必要なことです。人生早期に，鏡のように受け答えしてもらったことがなければ，自分自身を見つめ，知ることは困難だったでしょう。…子どもとして，あなたは喜ばせたかったことでしょう。ママが娘にかわいいバレリーナになってほしかった時，たとえ本当は外でのキックボールや，家の中での読書をしたかったのだとしても，あなたはバレエのクラスで一生懸命頑張ったことでしょう。パパが飲んだくれてガレージから上がってこられず，家の中まで引っ張っていってくれる誰かが必要

> BPD になっていない子どもでも，BPD に関連した特徴を身につけてしまう可能性があります。

だった時，おそらくあなたは，いい人であることと，自分自身の感情やニーズを軽視することとを結びつけて考えていたことでしょう。

エラン・ゴロム[15]の言葉です。

> ひとりの完全な人間として大人になるためには，子どもは発達段階において，真の受容を経験する必要があります。親にしっかりと目を向けてもらっている，そして親にとって自分は申し分のない人間である，と思えなくてはなりません。よろめいたり，転んだりしても，親のあたたかい微笑みによって迎えられなければならないのです。親から受容されることによって，子どもは自分の「存在そのもの」，すなわち本質的自己が愛されるに足るということを学ぶのです。

同様に，ロスとフリードマンは *Surviving a Borderline Parent* [46]の中で，「健全な子どもを育てるための6つの種」を挙げています。

1. サポート
2. 敬意と受容
3. 声
4. 無条件の愛情，好意
5. 一貫性
6. 安全性

ロスとフリードマンは次のように述べています。ボーダーラインの人は，「彼ら自身が子どもだった時，自らを受け入れたり，親にモデルになってもらえなかったりしたので，適切で健全な参照先をもつことがありませんでした。そして，脆弱な自己感しかないため，彼らは助けを求めたり，自らの欠点を受け入れたりすることができませんでした」

ボーダーラインの親をもつ子どもたちは，人間関係のあり方について，歪んだ見方を身につけてしまうかもしれません。たとえば，フィッシャーの患者の一人は，自分の人生を相手に乗っ取られるような気がして，誰とも感情的に関わることができないと言っています。彼はどんな人との関係においても端っこのほうにとどまるので，感情面での彼の生活は不毛なものとなっています。

過度の愛情から激怒や親業の放棄へと揺れ動くボーダーラインの親をもつ子どもたちは，他の人との信頼関係を築くことに特有の困難さを抱えています。彼らは無意識のうちに相手の愛を試したり，ほんのちょっとの拒否や拒否されたとの思い込みによって，見捨てられたと感じたりするかもしれません。

マシュー・マッケイと共同研究者たちは，*When Anger Hurt Your Kids*[35]という本の中で，怒りっぽい親のもとで育った子どもは，さほど怒りっぽくなかった親のもとで育った子どもよりも，成長してからより深刻な問題に直面しやすいという研究結果をまとめました。女性では，以下のような影響が生じるようです。

- 抑うつ
- 感情麻痺
- 親密さや一体感を切実に求めること
- 無力感
- 学業や職業での不振

男性では主に，感情的な愛着を保てないという影響が出てくるようです。

● 子どもを保護するための実践的な提案

境界性パーソナリティ障害を抱えた親はたいてい，子どものことを非常

に愛しており，自分の行動が子どもに与える影響を心配しています。自分が子どもに危害を加える可能性があると気づいたことで，この障害から立ち直ろうという勇気と決意が得られた，と多くのボーダーラインの人たちが言っています。もし，あなたのまわりのボーダーラインの人が同じような気持ちでいるなら，あなたはより容易に，彼らを支え，境界を設定し，親としてのスキルを高めようとする彼らの努力に手を貸してあげることができるでしょう。

　しかし，ボーダーラインの人が，自分の行動が虐待的で子どもに危害を加えているということを認めようとしなかったり，自分を変えようという気がないとすれば，あなたはもっと確固たる役割を果たさなければならないでしょう。ボーダーラインの人の行動が大人たちにとって対処しがたいものであるなら，子どもたちにとってはなおさら対処が難しいということを覚えておいてください。子どもには，物事の見通しを立てることはできませんし，経験も乏しく，境界性パーソナリティ障害について知的に理解することはほとんどあるいは全くできません。さらに子どもは，自分の基本的な身体的・感情的ニーズを満たすために，ボーダーラインの親に依存せざるをえないのですから。

　こうした行動から子どもを守ることができるかどうかは，あなた自身の，子どもとの法的あるいは情緒的な結びつき，ボーダーラインの人との関係の特質，住んでいる地域の法律，境界を設けようとする意志と能力，といった多くの要因に左右されます。しかし一般的に，あなたがボーダーラインの人および子どもと密接な関係にあればあるほど，あなたの影響力は――責任も併せて――大きくなります。以下にいくつかの提案をしましょう。

> 過度の愛情から激怒や親業の放棄へと揺れ動くボーダーラインの親をもつ子どもたちは，他の人との信頼関係を築くことに特有の困難さを抱えています。

● 優先順位を決定してください

ノン・ボーダーラインの人の中には、自分とボーダーラインの人との関係が危うくなることを怖れて、行動を起こそうとしない人がいます。彼らは、もし子どもに関して境界設定をすれば、ボーダーラインの人が腹を立て、彼らを罵倒したり、関係を絶ち切ろうとするのではないかと怖れているのです。

自分にどれだけのリスクを引き受ける用意があるかは、自分にしか決められません。どう決意しようと、長期的な影響と共に生きていく覚悟が必要です。

> ボーダーラインの人の行動が大人たちにとって対処しがたいものであるなら、子どもたちにとってはなおさら対処が難しいということを覚えておいてください。

自分に正直になってください。ボーダーラインの人の行動が子どもに与える影響を過小評価したり、言い逃れをしたりしないでください。あるノン・ボーダーラインの男性は、子どもは継母の怒りから、世の中はひどいところでもあるという貴重な教訓を学んでいるのだと自分に言い聞かせ、自身の怠慢を正当化していました。このように正当化すれば、ノン・ボーダーラインの人にとって事態は容易になりますが、子どもを何ら保護していないことになります。

● よい手本を示してください

子どもは観察から多くのことを学びます。あなたの行動は、あなたの言葉よりも重要です。というのは、*Surviving a Borderline Parent*[46]でロスとフリードマンが述べているように、指導者や役割モデルとなる人たちは、「健全な行動の模範を示したり、親の感情的な葛藤に対して洞察を与えたり、あるいは単に子どもを機能不全に陥った家庭から一時的にでも避難させてあげられるという点で、大きな役割を果たすことができる」からです。

また，本書で述べられているような方法を実践しているあなたの姿を見れば，子どもは，切り離して考えること，セルフケア，境界設定などの基本をしっかりと学ぶことになります。もちろん，その反対もまた真です。つまり，もしあなたがあまり良くない対処法のモデルを示せば，子どももそれも学んでしまうということです。

たとえば，サムは，自分とボーダーラインの妻とがけんかをしているところを子どもに見られ，恥ずかしく思いました。彼は，妻の行動が自分に悪影響を及ぼしていると，誤って理解していました。そして彼は，妻に言葉の暴力を許すことも含めて，波風を立たせないためにできることなら何でもしました。彼が文句を言おうものなら，妻は彼を罵ったり怒って非難したりしたでしょう。そんなことが子どもの目の前で起こると，サムは恥ずかしい気持ちになったのです。

サムは，優しく，責任感のある人でいようとしました。しかし子どもたちは，母親が行動化を起こした時，それを受け入れるのが自分たちの役目だと学んでしまったのです。子どもたちは，母親の言うことは正しいに違いないと思うようになりました。もしそれが間違っているなら，父親がそう言うはずだと考えたからです。

サムが境界設定や鏡のように返す技術を用いて事態を静め，同時に自分自身の境界を維持できていれば，子どもたちは重要なことを学んでいたでしょう。つまり，たとえ母親がときどき健全とは言えないふるまいをするとしても，彼女の行動の責任は彼女自身にあるということです。

> 子どもは観察から多くのことを学びます。あなたの行動は，あなたの言葉よりも重要です。

子どもに見せることが有益な行動を，あと二つ示しましょう。

- まず，子どもの前でもあなたの境界を維持できているかどうか確認することです。「母親っていうのは，ときどき腹を立てるものだよね。でもそれでもいいんだよ。ママがパパに声を張り上げるのはよくない

けど」と説明してください。
- 次に、ボーダーラインの人がしばしば予測のつかないような気まぐれを起こす場合には、それがまわりの皆に影響を与えないように、また、それによって子どもの計画が台なしにされないようにしてください。親が気分を悪くしていたとしても、子どもたちは楽しそうにしていてよいのだということを示してください。ボーダーラインのパートナーが腹を立てているからといって、楽しみにしていた子どもたちとの約束を取りやめにしないでください。

● ボーダーラインの人の協力を得ること

ジャネット・ジョンストンとビビアン・ローズバイは、*In th Name of the Child* [19] の中で、ボーダーラインの人は、自分のベストを尽くせるように、サポートされ、大切にされ、理解されていると感じたいのだと言っています。しかし、たとえあなたが支持的なやり方で評価や提案をしたとしても、どれもがひどい批判と受けとられるかもしれません。

ジョンソンは、こうならないための提案を3つ挙げています。

1. 子どもに対して最善を尽くしたいという、ボーダーラインの人に本来備わっている気持ちに訴えることです。言い換えれば、彼らが親としての能力に欠けるというようなことは言わないでください。ただ、親の行動には子どもにとって良いものもあれば、害を与えうるものもあるということを指摘してください。
2. 親の仕事というものは、この世で最も大変な仕事であり、どんな親でも時には助けを必要とするものだということを力説してください。
3. ボーダーラインの人が不幸な子ども時代を経験しているなら、子どもにより良い経験をさせてあげたいという彼らの気持ちに訴えましょう。

第9章　子どもをボーダーラインの人の行動から保護すること　243

　メアリベル・フィッシャー博士は，ボーダーラインの人が冷静な時に近づいて，その人の子どもに対する本当の愛と献身を認めることから始めるようにとアドバイスしています。「彼らの良い面や同意できる点を強調し，協力関係を確立してください。自分も他の人と同じであるという彼らの感覚に訴えてください。非難したり，恥をかかせたり，反論したりして，相手を防衛的にさせないように」。

> ボーダーラインの人が援助を得たり，サポート・ネットワークに参加するための手伝いをしてあげてください。

相手に恥をかかせるような文句を二つ挙げるとすれば，「いったい何が問題なの？」「よくそんなことができるわね」です。代わりに，次のように言ってみてください。「近ごろは子どもを育てるのはすごく難しいわよね。あなたがティムにとって一番良いことをしてあげたいと思ってることは知ってるわ。でもときどき，あなたがティムを前にして自制心を失ってるみたいで，それを無視できないだけなのよ。確かに，仕事から帰って疲れている時に彼の面倒を見るのが大変だっていうことはわかるわ。最近あなたは強いストレスを感じているみたいだもの。でもこの前，ティムにあやうく暴力をふるいそうになったことがあったみたいで，心配してるのよ。あなたが我を忘れそうになった時にできる，何か別の方法を考えておく必要があるわね——誰かに電話したり，どこか別のところに行ったりとか。どうすれば状況を改善できるか，カウンセラーからアドバイスをもらって役に立ったって言ってる人も大勢いるわよ」

　ボーダーラインの人が援助を得たり，サポート・ネットワークに参加するための手伝いをしてあげてください。批判や非難ではなく，ポジティブな意見や建設的な助言を与えてください。フィッシャーは言っています。「機転を働かせながらボーダーラインの親と共に問題に取り組み，彼らに疎外感を感じさせないようにしましょう。人々には，結託して，"ママが問題なんだ"のように考え，それで終わりにしてしまう傾向があります。代わりに，たとえば"ママが問題なのはわかってるけど，どうすればマ

マへの尊敬を失わずに，家族の団結を維持できるんだろう？"と考えてみてください」

　ボーダーラインの人に，彼らの親としての仕事について，いつどのようにであれば意見を聞く用意があるのか尋ねてみてください。何よりも，子どもを愛していながら，時に感情を制御できなくなるような親に子どもが順応できるよう手助けする際の協力を，彼らから得られるようにしましょう。

● あなた自身の子どもとの関係を強くしてください

　あなたが親であれ，家族の一員であれ，その家族の友人であれ，子どもたちと共に良質の時間をより多く過ごすことで，大きな変化を起こすことができます。

> 子どもたちに，彼らの人生で何が起こっているのか尋ねてみてください。真剣に聞きましょう。何度も抱きしめてあげてください。年長の子どもでも，その子が嫌がらなければそうしてください。終始一貫して，子どもたちに愛情，好意を示してください。

　場合によっては，ボーダーラインの人の気がかりな行動をうまく中和してください。たとえば，27歳のリサは，ボーイフレンドの娘であるステファニーのプライバシーが家で充分に守られていないことを心配していました。当時10歳であったステファニーは，保護権をもつ母親と同じベッドで寝ていました。リサがボーイフレンドと過ごし，そこにステファニーも来ている時は，リサは特に気を使ってステファニーの境界を尊重し，できるかぎり彼女のプライバシーが保たれるようにしました。また彼女は，時間をかけてステファニーとの信頼関係を築きあげました。ついにステファニーは，家でも自分の空間をもちたいと主張するようになったのです。

　判断を加えずに，子どもの言葉に耳を傾けましょう。子どもが自分の直感を信頼できるように手助けしてください。悲しみから怒りに至るまで，

自分の感情について話すように勧めてください。ボーダーラインの人に腹を立てるよりも安全だと感じて，子どもはあなたに怒りをぶつけることさえあるかもしれませんが。彼らの抱く感情は正常なものだと教えてください。できるだけ一貫した態度を保ってください。約束は守りましょう。あなたを信頼してもよいのだと教えてください。必要であれば，あなたに電話するように勧め，あなたが困らない程度にあなたの家に来てもらいましょう。

> 他の大人の関係者にも，子どもたちとの関係を深めるように促してください。祖父母，おば，おじ，姻戚，家族の友人はみな，子どもの人生に真の変化をもたらすことができる人たちです。関わる人は，どちらかに味方しているのではなく，親と子どもの両方に愛情とサポートを提供できているかどうか確認しなければなりません。

● 自分の考えをもつことや新しい経験をすることを奨励してください

ボーダーラインの親に依存していると感じている子どもたちでも，他の大人や子どもとの関係から利益を得ることができます。ボーダーラインの親と一緒ではない時間を経験させてあげてください。そして彼らの生まれもった好奇心や冒険心を誉めてあげてください。自分の夢を追い求めるよう励ましましょう。

フィッシャーはインタビューの中で，「子どもをボーダーラインの親から引き離さないように注意してください。もしジャニーがママと離れて何時間も出かけることを嫌がったら，無理強いしないでください。その代わりに，ジャニーをちょっと散歩に連れていき，帰ってもママはそこにいるからと言って安心させてあげればよいでしょう」と言っています。

あなたがノン・ボーダーラインで，ボーダーラインの親が子どもの自立を嫌がっている場合は，いくつかの境界を設ける必要があるかもしれません。「ハンナは友だちの家に外泊に行ってもおかしくない年頃だよ。君

> 子どもが自分の直感を信頼できるように手助けしてください。

が快く思っていないのはわかるよ。でも，僕たちは彼女が他の子どもたちと正常な関係を築けるように応援してあげなきゃいけないと思うんだ。僕が許したから，彼女は行くはずだよ。その晩は二人で夕食にでも出かけて，映画を見ようじゃないか」のように言えばよいでしょう。

● 子どもがボーダーラインの人の行動を個人的に受けとらないように手助けしてください

子どもたちはたいてい，すべては自分のせいだと考えるものです。ですから，彼らがボーダーラインの人の行動を個人的に受けとらないように手助けする必要があります。特に，ボーダーラインの人が子どもたちをあからさまに非難する場合はそうしてください。

レイチェル・レイランドは『ここは私の居場所じゃない』の著者ですが，以下で彼女は，夫であるティムが，どのように子どもたちがこの障害を個人的に受けとらないように手助けしたかを述べています。

彼は二人の子どもによく言ったものよ。「ママは病気なんだよ。喉やおなかが痛むような病気じゃなくて，君たちをとてもとても悲しくさせるような病気なんだ。ママは病院にいたこともあるんだよ。こういう病気の専門の先生がいたからなんだけど，先生はママを元気にしてくれて，泣いたり怒ったりしないようにしてくれるんだ。君たちのせいでママが怒ったり泣いたりするんじゃないんだよ。病気だからなんだ。ママは君たちをとても愛しているし，二人がママを幸せにしてるんだよ。君たちがいちばん，ママを笑わせることができるんだ」。彼は何度も何度もこう話してたわ。そしたら本当に変化が起こったの。二人の目に安心感があらわれたのよ。

ジェニファー (non-BP)

　ボーダーラインの夫が，新聞を読んでいるのに邪魔されたといって，子どもたちに向かって10分間も怒鳴り続けた時，私は子どもたちに言いました。「あなたたちがしたことでパパが怒っているのはわかるわ。でも，パパは本当はもっと別の理由で怒っているのだと理解してほしいの。それにしても，パパは強く怒りすぎよね。後で話そうって優しくあなたたちに言えたはずなのに，興奮して叫んでしまったのよ。あなたたちがしたことに，そんなに怒ることはないのにね。パパは大人なんだけど，ときどき自分をコントロールできなくなってしまうのよ。昨日，お店でママがキャンディーを買っちゃダメって言った時，あなたたちが本気で怒ったのを覚えてるでしょ。あなたたちが泣きやまなかったから，ママはあなたたちをなだめなきゃならなかったわよね。パパのしてることもそれと似たようなことなの。でも，パパがどう行動するかはパパの責任であって，あなたたちが責められるべきではないのよ」

　もちろん，年長の子どもであれば，こうしたことも直感的に理解できるでしょう。しかし，ボーダーラインの親の行動が自分のせいではないと頭で理解できても，彼らはまだいくばくかの責任を感じているかもしれません。あなた自身が子どもたちと密接な関係をもつことで，あなたは彼らがボーダーラインの人の行動を理解し，自分の感情をうまく扱えるよう手助けすることができるのです。

● **子どもに関して，ボーダーラインの人と境界を設けてください**
レイチェル・レイランド (BP)

　ティムは，子どもたちのことに関して，私に強い境界を設けたわ。最悪の時期には，私は自制心を失ってしょっちゅう怒り狂っていたのよ。ティムは，私の行動が子どもたちをびっくりさせてるって知っていたの。だから彼は私を脇に引っ張って，子どもたちが聞いてるぞ，怖がってるぞってはっきりわからせようとしたわ。「子どもたちを巻き込んじゃいけないよ」ってよく言わ

れたものよ。「君は自制心を失ってる。2階へ行ったらどう?」って。私はいつもそうしたわ。ごくたまにそうしなかった時は,事態が落ち着くまで,彼が子どもたちを別の場所に連れていったの。

　ボーダーラインの人ならたいていそうだけど,私には自分をコントロールできる時と,できない時があったの。夫が私にはっきりわからせてくれたのは,境界だけじゃなくて現実観察をするということよ。私には大人としての責任があって,私の行動が子どもたちに影響を与えるかもしれないと気づくところまで,彼は私を子どもっぽい退行から引き戻してくれたの。我に返って,理性的に考えるには充分ではなかったかもしれないけど,別の場所で何とか切り抜けるには,それで充分だったわ。

　しかし,ボーダーラインの人の中には,それほど快くは応じてくれない人もいるでしょう。ある父親は帰宅した際にボーダーラインの妻が息子の頭を叩き,ひどくけなし,罵っているのを見ました。彼は泣いている息子をなだめ,予定通り妻を夕食に連れ出しました。食事をしながら,彼は優しく,自分の欲求不満のはけ口として子どもを叩いたり悪口を言ったりするのは最善の方法ではないと言い聞かせました。妻は夫に同意しましたが,「頭が痛かったのよ」と言い訳をしたのです。

　彼は,妻が事の重大さをわかっておらず,自分の行動に対する責任を軽視していることに,強い不満を覚えました。

> 子どもたちには自分自身の境界を設けることはできません。ですから,あなたが代わりにそうする必要があるのです。

　穏やかに提案することが,ボーダーラインの人の行動を変化させるための最善策となる場合があります。上記の例は,残念ながらこの例ではありません。この場合は,夫は夕食を延期し,妻に,彼女の行動が息子に与えるかもしれないダメージについて説明し,二度とそんなことをしないように言い,他にどうすれば欲求不満に対処できるようになるかを共に考えながら,その場でこの問題について話をすることもでき

たかもしれません。

　子どもへの身体的・感情的虐待を初めて目撃したり，それに関する話を聞いた時は，どんなものでも深刻に受けとめてください。無視すれば，それはボーダーラインの人に再び虐待してもよいという許可を与えることになってしまうかもしれません。いったんあなたが子どもに関して境界を設けたら，常にその境界を守るようにしてください。

● **子どもたちにセラピーを受けさせてください**

　子どもたちは，ボーダーラインの人やその家族を治療した経験があるセラピストと共に取り組むことで，非常に大きな恩恵を得ることができます。子どもたちにセラピーを受けさせたほうがよいと思われるサインとしては，以下のものがあります。

- **苦痛を伴う感情にうまく対処できないこと**：緊張や，長く続く悲哀あるいは他の苦しみを伴った感情。自分や他人あるいは動物を傷つけたいという思いが繰り返し現れること。
- **自己破壊的な行動をすること**：ここには，家庭や学校，友人関係での問題に発展する行動が含まれます（たとえば，物質依存，けんか，ひどい学業不振，その他の手にあまる行動）。小さい子どもでは，頻繁で予測不可能なかんしゃく，反抗や攻撃を押し通すこと，などが含まれるかもしれません。
- **説明のつかない身体的問題があること**：睡眠や食習慣の著しい変化。過活動。

> 子どもへの身体的・感情的虐待を初めて目撃したり，それに関する話を聞いた時は，どんなものでも深刻に受けとめてください。無視すれば，それはボーダーラインの人に再び虐待してもよいという許可を与えることになってしまうかもしれません。

子どものためのセラピストを見つけるには，小児科医に紹介を頼んだり，地域の電話相談，NAMI（National Alliance on Mental Ill，全国家族会連合）に電話をしてみてください。電話で質問したり，直接会ったりして，信用がおけるかどうか確認してください。

● **子どもを虐待の状況から引き離してください**

危険な状況では，子どもを連れて避難する必要があるでしょう。避難する前に，子どもたちには聞こえないところで話をさせてほしいと頼んでください。前に例を出したティムのように，子どもたちの前でそのようなふるまいをすべきではないと指摘し，あとで二人だけでこの事態について話をしようと伝えてください。あるいは，落ち着くまでの時間をつくるために，子どもをどこかに連れ出そうかと申し出てください。

《子どもをその場から引き離してください》

もし，ボーダーラインの人がコントロールを失ったままであれば，子どもをショッピングやアイスクリームを食べに連れ出したり，親戚の家や公園，映画館，子ども博物館，遊園地，動物園などに連れていってください。ボーダーラインの人が子どもの前で頻繁に行動化を起こす場合には，やるべきことや行く場所のリストを作ったり，いつでも外に出られるように子どもの荷物をかばんに用意しておき，友人や親戚が「呼べばすぐ来る」ように手はずを整えて，事態に備えておいたほうがよいでしょう。

《子どもをいろいろな活動に参加させてください》

子どもが年長であれば，やりがいのある課外活動に参加できるように手助けしてあげてください。これには4つの意味があります。

1. 有害な行動に身をさらすことが少なくなる。
2. 自信，自尊心が高まる。

3. 世話をしてくれる他の大人と付き合う機会になる。
4. あなた自身の重圧がいくらか軽減される。

《離婚を考えているなら》
　あなたがボーダーラインの人との離婚を考えているのなら，相手が子どもに虐待をする危険性がある時に，その場にいて，虐待を阻止できないことに不安を感じていることでしょう。この不安は女性よりも男性により多く見られるものです。それも当然と言えるでしょう。
　保護権を得ようしていた男性たちは，主に以下の3つの障害に直面したと話してくれました。

1. 裁判所はしばしば母親寄りです。これは変化してきていますが，とてもゆるやかな変化です。
2. 裁判所は，本章で論じているような感情的虐待には概して無関心です。裁判官，弁護士，他の活動家たちは，身体的虐待は裁判で立証したり確認したりすることができるけれど，感情的虐待はそうではないと言っています。裁判官は，保護権で争っている親同士が，嘘をついたり大げさに主張したりすることを知っています。ですから，専門家の証言を得たり（これは費用がかかるかもしれません），信用のおける目撃証言を得られなければ，裁判官は，あなたが過度の感情的虐待であると信じていることでも，控えめに評価したり無視したりするかもしれません。
3. まもなく離婚となるボーダーラインの女性の中には，親権を失いそうだということで半狂乱になり，また自分を見捨てようとしている夫に怒り狂って，相手の信頼を傷つけるために汚い手を使う人がいます。その中には，夫の訪問を拒否すること，監禁命令を申請すること，夫が子どもを性的に虐待していると嘘の証言をすること，などが含まれます。

もしあなたが男性で，保護権を得ようと思っているなら，子どもたちとあなた自身のために，できるだけ早く父親と保護権をめぐる問題，および本書でこれまで述べてきたような方策に詳しい弁護士から法的な面での援助を得る必要があります。

　弁護士，調停人，およびセラピストでもあるウィリアム・A・エディは，衝突が絶えない人々——とりわけ，境界性および自己愛性パーソナリティ障害をもつ人々——に関する法的な論争の専門家として国際的な名声を得ています。彼の著書である *Splitting: Protecting Yourself While Divorcing a Borderline or Narcissist* [9] からは，裁判の準備，裁判のプロセス，特殊な問題，などの項目で，そのような弁護士の見つけ方——そしてそれ以上のこと——を知ることができます（この本は www.BPDCentral.com でのみ入手可能です）。

　エディは述べています。「衝突が絶えない人々に対処するには，通常，用いたくないと思うようなスキルを用いる必要が出てきます。このようなスキルを身につけるには時間がかかりますし，練習が必要です。しかし，これは，このような対立点の多い論争を解決し，処理し，阻止するうえで驚くほど大きな違いをもたらします」

　この本と付属のCDにおけるエディのメッセージは次のようなものです。すなわち，離婚のプロセスはノン・ボーダーラインの人と子どもとの離婚後の関係を準備するものであり，ここでの鍵は，彼が言うところの「積極的なアプローチ（assertive approach）」，つまり，受身になることなく鋭敏に，そして攻撃的になることなく粘り強く，というものです。

　エディが言うには，裁判になると，法的な制度は実際にスプリッティングを助長します。「裁判になると，当事者間の意思決定の仕組みに入ることになり，これは人々を"すべて善"や"すべて悪"に分裂させることになります。…スプリッティングをこのように促すことは，（ボーダーラインの人の）脆弱なアイデンティティや根深い不安感に対する大変な脅威となります。ここでは日々の大げさな言動や怖れは深刻なものと受けとめ

られ，すべての責任を"邪悪な配偶者"に押しつける討論の場が提供されることになります」

積極的なアプローチには５つの指針があります。

1. **受身の姿勢ではなく，戦略的に考えてください**。腹が立っている時には立ち止まり，考えてみましょう。衝動的に行動しないでください。
2. **争点の中でも取捨選択してください**。どの問題には返事が必要で，どの問題はそうでないかについて，弁護士と話し合ってください。たとえば，挑発的な手紙の中にはしばしば，返事が必要でないものがあります。
3. **自分自身が標的にならないようにしてください**。裁判では，あなたの無実の言動が当事者同士の目的のために歪曲されてしまうものと考えておいてください。落ち着きを保ちましょう。
4. **誠実であってください**。半分は真実である事柄を否定することは，まったくの偽りであると証明できる陳述を否定することよりも困難です。感情的な非難に立ち向かうには，信憑性が必要です。
5. **配偶者の行動パターンの本質を示す証拠を集めてください**。最も有用な証拠が実際の裁判中に表に出ることもあります。

● **幼い子どもたちに話をすること**

ジョンストンとローズバイ[19]は，４歳から６歳の子どもをもつ父親に対して，「それは本当じゃないよ。誰が何と言おうと，パパはお前をとても愛しているよ」のように，簡単ながら良い意味のメッセージを子どもに伝えるようにアドバイスしています。さらに，「母親の言葉を取り消そうと苦心する必要はありません。子どもたちは幼いのですから動機を理解することはできませんし，一度に一塊の情報しか覚えておくことができないのですから」と言っています。

● さらに年長の子どもたちに話をすること

子どもがもう少し大きければ——8歳〜10歳ぐらい——彼らにはいろいろな見方を選別する能力が備わっています。あなたの目標は、「その件に関するあなたの見方」を述べて彼らを困らせることではなく、彼らが真実を信じられるように、事実に基づいた情報を与えることです。最近の事柄から具体例を挙げて、あなたが行った愛情に満ちた出来事も一緒に思い出させてください。子どもたちが自分の感情を探れるように手助けし、あなたの愛情を保証してください。どんなことであれ、配偶者を侮辱するようなことは言わないでください。

さらに年上の子どもたちに言葉をかける場合の例を示しましょう。十代の子どもに対してもメッセージの中心的な部分は変わりませんが、使う言葉が異なります。

> 「知っていると思うけど、離婚はパパとママにとってもとてもつらいことだよ。別れの時には、誰もが傷つくんだ。いま、ママはパパに対してとても怒っていると思うよ。ママは怒ると、人のことを悪く考えやすいんだ。お前の誕生日にパパが遅く帰ってきたことを覚えているかい。ママはパパが友だちと一緒に外出していると言ってたんだよね。でもパパが帰った時、車のタイヤがパンクしたからだってわかったよね。あの晩、パパはバスケットボールをお前にプレゼントした。それからグラウンドに行って、バスケットボールをして楽しかったよな。あの時もパパはお前を愛していたし、今だってお前を愛しているよ。誰が何と言おうと、パパはお前のことをずっと愛し続けるつもりだよ。怖くなったりしたら、すぐに電話をかけておいで。昼間でも夜中でも、電話の向こうからでもパパはお前を抱きしめるからね」

エイブ (non-BP)

2, 3週間前、僕は3人の子どもを連れて休暇に出かけていたんだ（妻は—

緒じゃなかった）。子どもたちに，母親から僕の悪口を聞いたことがあるだろうって言ったんだ。母親の言うことを信じる必要はない，自分が正しいと感じたり，そう見えるものを信じればいいんだって彼らに伝えたよ。それから，母親と同じように，あるいは僕と同じように，物を見るように強制するつもりはないとも言ったよ。自分自身で何が正しいかを決めることができるということさ。もし子どもたちが僕とは違った意見をもっても，僕は彼らを愛しているし，腹を立てることもないよ。この日のことが，本当に子どもたちの助けになったと思ってるんだ。

> どんなことであれ，配偶者を侮辱するようなことは言わないでください。

● 子どもをもつことを考えている人たちへ

　この章では，子どもたちをボーダーラインの人の行動から守るためのさまざまな提案をしてきました。この章を終えるにあたり，以下の考えを示しておきましょう。もし，今現在あなたとボーダーラインの人との間に子どもがいなくて，これからつくろうと考えているなら，相手が充分に回復に向かうまで待ったほうがよいということです。

　理由はこうです。自分の感情を認めてもらえないことが，ボーダーラインの人たちが行動化を起こす最も大きな要因のひとつです（第6章）。しかし子どもは，常に親に無力感を与えるものです——子どもというのは，そういうものですから。

　親が必要な規則や境界を設定した時でも，子どもたちは親が規範をつくってくれたことに感謝などしないものです。子どもたちは泣きわめき，「あんたはこの世で最もできそこないの親だ」と叫ぶかもしれません。親がうるさく感じて，彼らに静かにするように言うと，子どもたちは代わりに本を読んでくれと言ったり，ショッピングモールに連れていけと言うかもしれません。

　親が子どもたちと親密にしたいと思う時に限って，彼らは自分の自立性

を主張するかもしれません。親が何らかの価値観を教えても、それを拒否するかもしれないのです。そして子どもというものは長いこと——成長して自分の子どもをもつようになるまで——親が払ってきた犠牲に感謝などしないものです。

親の仕事というのは、この世で最も大変な仕事です。常に自分の無力さを感じる仕事なのです。長い目で見て、あなた自身、ボーダーラインの相手、そして、この先もうけるかもしれない子どもたちにとって、あなたが最善を尽くせるかどうか確認してください。

> もし、今現在あなたとボーダーラインの人との間に子どもがいなくて、これからつくろうと考えているなら、相手が充分に回復に向かうまで待ったほうがよいでしょう。

第 III 部
特別な問題を解決すること

第 10 章
次に厄介なことが起こるのを待つこと：あなたの子どもがボーダーラインだったら

● シャロンとトムの物語

　シャロンとトムには，十代のエイミーとキムという二人の子どもがいます。エイミーは 14 歳の時に境界性パーソナリティ障害と診断されました。その前の年，彼女はパーティで数人の男性と性交渉をもったり，両親を殺そうとして非行グループを雇おうとしたことがありました。シャロンがエイミーの策略を知った日に，彼女はエイミーを精神病院に入院させました。「エイミーは，もし自分を入院させなかったら，3 日後にはみんな死んでるわよって言ったの」とシャロンは言います。

● 診断を得ること
　病院で，精神科医はエイミーを双極性障害（躁うつ病）と診断しました。1 年たっても薬の効果が見られず，彼女がかみそりの刃で自傷行為をするようになったので，境界性パーソナリティ障害へと診断名が変わりました。その時エイミーは，境界性パーソナリティ障害の 9 つの診断基準を満たしていました。
　その後何年もの間，シャロンとトムの生活は苦難続きでした。物事がうまくいっているように見えた時，エイミーは静寂を壊すような事件を起こ

すのです。「私たちはいつも，次にどんな厄介なことが起こるのかと待ちかまえていたわ。時には大きくて重苦しい事件が起こったものよ」とシャロンは言います。トムの趣味は警察の捜査機からの情報を傍受することでしたが，ある晩彼は，自分の家に救急車が向かっているという内容を耳にしました。2階の部屋でエイミーはたくさんの錠剤を飲み，パニック状態に陥り，自殺に関しての電話相談に電話していたのです。

● **親としての困難**

印刷業の経営や，ノン・ボーダーラインのキムにも注意を向けようとすることに加えて，トムとシャロンは，エイミーの嘘や歪曲がもたらす事態を切り抜けつつ，彼女がうつや過食，その他の社会問題に対処する手助けをしなければなりませんでした。ある時エイミーは，学校で人気のある女の子が妊娠したという噂を広めました。またある時には，アフリカ系アメリカ人のお客に向かって，自分の家族はあなたたちのような人種が嫌いなの，と言いました。また，エイミーとキムがネグレクトされている可能性があるということで，当局が二人を家から離そうとしたこともありました。その時はキムが，エイミーの言葉が嘘であることをどうにか納得させることができたのです。

● **今の暮らし**

エイミーは現在18歳になりますが，大学に通っており，家の近くで一人暮らしをしています。アルバイトをし，両親から経済的援助も受けています。家族の支えと適切な薬物治療，学業や仕事がうまくいって自尊心も高まったことから，今では前よりも安定した状態にあると彼女は思っています。「つい最近まで，セラピーを受けようなんて思ってなかったわ。でも，ボーダーラインじゃない人たちだってカウンセリングを受けるんだから，セラピストに会うのは何も恥ずかしいことじゃないって気づいたの」とエイミーは言っています。

今では，シャロンとエイミーはとても親密な関係にあります。シャロンに，過去をどうやって不問に付すことができるのかと尋ねると，彼女はこう言いました。「それが無償の愛というものでしょ。この精神の病がもたらす苦しみは，私たちが今までに経験した中でも最悪のものよ。1日24時間，週7日，ずっとそれと一緒に暮らすのだから。そんな中で育つキムのつらさはとうてい説明できないわね。エイミーが私を徹底的に傷つけるのを見ることは，家族にとってはすごくつらいことだったと思うわ。でも，私たちがありったけの愛情と支援でもってこれを乗り越えようと決心することで，エイミーもこの世の中で，ほんの少しでも，自分の生きる場と幸せを見つけるこができると思うのよ」

● ボーダーラインの子どもをもつ親を支援すること

こうした経験をふまえ，シャロンは，ボーダーラインのあらゆる年代の子どもをもつ親のために，インターネット上のサポートグループを立ち上げました。このグループはNUTSという名称で，NUTSとは，ボーダーラインの子どもを援助するための理解，優しさ，支援を必要とする親たちの会（Needing Understanding, Tenderness, and Support）を意味します（www.parent2parentbpd.org/）。

エイミーと同じように，NUTSに参加している親の子どもたちには，境界性パーソナリティ障害の明らかな兆候が見られます。しかし，こうした親のほとんどは，診断名遊びをさせられているかのように，専門家を渡り歩き，ばらばらの病名をもらいながら何年もの時を過ごしてきたのです。

● 子どもにも境界性パーソナリティ障害がありうるのでしょうか？

問題の核心には，次のような論争の絶えない問いが存在します。つまり，子どもを境界性パーソナリティ障害と診断することが果たしてできる

のか，ということです。この問いに否と答える専門家は，個人の人格は子ども時代においては変動しやすく，思春期後期まで確立はされないと考えます。彼らは，境界性パーソナリティ障害の定義の中の，行動が広範囲におよび，持続的であり，変化しにくい，という点を指摘します。子どもの人格はいまだ発達途上にあり，境界性パーソナリティ障害とは診断され得ないと考えているのです。

　これに反対する臨床医もいます。彼らは，人格の発達に関連した感情的・行動的な問題は，人生早期においても明らかに存在し，援助が求められる1，2年も前から顕著である場合が多いと考えています。このことが「固執性」「広汎性」を説明すると言うのです。

　このような論争の解決に向けて，DSM-IV-TR[8]では，18歳以下の若年層に対して境界性パーソナリティ障害という診断名をつける際の指針が示されました。それによれば，以下のことが確認された場合に，子どもにも境界性パーソナリティ障害の診断を下すことが可能であるとのことです。

1. 境界性パーソナリティ障害に見られる特徴が少なくとも1年間持続していること。
2. 正常な発達段階，物質依存の影響，うつや摂食障害などの一時的な状態としては行動が説明できないこと。

　それでもまだ専門家の多くは，子どもにこの診断名をつけたがりません。なぜなら，そう診断されることで，メンタルヘルスの世界からレッテルを貼られたり，偏見の対象にされることが多いからです。しかし，National Education Alliance for Borderline Personality Disorder は，ボーダーラインの行動が見られる子どもたちには直ちに援助が必要であると勧告しています。

　子どものために診断を得ることや治療計画を立てることも含め，ボーダーラインの子どもたちについてのより詳しい情報は，この本の著者でも

あるランディ・クリーガーの『境界性パーソナリティ障害ファミリーガイド』を参照してください。

> 不確かな診断名では，子どもたちが適切なセラピーや薬物治療を受ける機会がしばしば失われてしまいます。

養子と境界性パーソナリティ障害の発生率

NUTSに参加している親の約20%が，養子縁組によって子どもを得ています。精神科医のリチャード・モスコビッチは *Lost in the Mirror*[36] の中で，自分の臨床経験から，養子の子どもたちは，ボーダーラインの大人やボーダーライン傾向の青年の特徴を部分的に示していることに気づきました。以下のような理由を彼は考えています。これは彼の専門家としての見解であり，研究結果というわけではないことに注意してください。

早期の分離と喪失

子どもの生みの親の権利を守るために，養子縁組までの期間を遅らせようとする州もあります。養子縁組が終了するまでの間，子どもたちは数週間から時には数カ月間，他人のところに預けられるかもしれません。人生のごく早い段階で，世話をしてくれた人から引き離されるという経験は，子どもの基本的な信頼感の発達を妨げる可能性があります。

アイデンティティの問題

養子縁組の経緯にかかわらず，養子の子どもの多くは，人生のある時期において，拒絶されるのではないかという不安と闘うことになります。この不安が今度は，自己不全感へとつながっていきます。自分は選ばれた人間で，大切にされていると感じられるように，家族がどんなに一所懸命頑

張っても，こうしたことが起こるかもしれません。

● 遺伝的気質

養子縁組へと至る経緯にはいろいろありますが，よくあるのは望まれない妊娠です。モスコビッチは，「こうしたことは，衝動的で捨て鉢な傾向の人たちの間でよく見られるように思います。もしそうなら，養子の子どもたちは遺伝的に，衝動的な気質を有すると言えるかもしれません」と言っています。衝動性は，境界性パーソナリティ障害の主要な診断基準のひとつです。

● 気質的な不釣り合い

生みの親のもとで育った子どもでも，親の気質や価値観とうまく調和するとはかぎりませんから，養子の子どもの場合には，おそらくその可能性はより少なくなると言えるでしょう。そのために，子どもの行動は褒められるより認められない場合のほうが多くなるかもしれません。このことがまた，子どもの自信や自尊心を失わせることにつながるかもしれないのです。

● ノン・ボーダーラインの親の経験

シャロン（non-BP，NUTSの創設者）

NUTSに参加する親のほとんどは，子どもが学校に行くようになってから，何かが変だということに気づいています。ボーダーラインの子どもは他の子どもとうまくやっていくことができず，問題行動を減らそうとして叱っても，何の効果もないからです。エイミーの場合，学校のカウンセラーは，エイミーは甘やかされているだけで，大きくなれば直るだろうと言うだけでした。

私たちのようにNUTSに参加している親の多くは，子どもが他人に暴力をふるったり，自殺しようとしたりといった生命に関わるような事件が起こって初めて，境界性パーソナリティ障害との診断を受けるのです。息子に脅さ

れていたというNUTSの親の一人は，自分の寝室に鍵をかけ，服を着たまま，枕の下に車のキーをしのばせて寝ていたと言います。こんな状況では誰だって生きた心地がしないでしょう。私は，子どもの暴力が手に負えないものであれば，当局に相談すべきだと言っています。暴力に対しては，ノーと言う権利があります。たとえそれが子どもの手によるものであってもです。

● 親はどのように感じるのでしょうか

もし，子どもが境界性パーソナリティ障害になったら，あなた自身の感情が大きく揺れ動き，常に変化するものと思ってください。無条件の愛がいつも存在するとは言っても，それが信じられなくなるくらいに試されるのです。あなたの愛する人がひどく苦しんでいるのを見るのがつらくて，あなたの心は何度も何度も打ち砕かれることでしょう。

破壊的な行動が起これば，実際に自分の子どもに憎しみを感じるかもしれません。そして愛情と憎しみの間には，恐怖，混乱，憤り，驚き，幸福，罪悪感などがやってくるのです。

どの親も，自分たちが何か境界性パーソナリティ障害の原因になることをしたのか，あるいは，それを防ぐために何かできたのか，と考えます。私たちは，子どもの未来を案じています——ひとりで生きていけるのだろうか？ 自分の残りの人生を，子どもの生活を手助けすることに費やすのだろうか？——私たちは，子どもを愛すれば愛するほど，彼らが巣立ってくれる日を待ち望んでいるのです。

● 配偶者と分かち合うこと

あなた自身の気持ちを配偶者と分かち合うことが大切です。ボーダーラインの子どもがいるということで，結婚生活が破壊されかねません。しかし逆に，強固になる可能性もあります。夫婦一丸となって子どもに接し，お互いに理解し合うことがとても重要です。ボーダーラインの子どもに，あなた方二人を文字通り「分裂」させないでください。これから長い時間

ジェットコースターに乗ることになるかもしれませんが、二人が同じ方向を向いていれば、事はずっと容易になります。

● お金、家族の問題

お金の問題も大きいものです。治療のために、お金のかかることはすべて諦めたという親もいます。（米国では）居住施設は1日1500ドルかかります。セラピストや精神科医に診てもらえば、1回50ドル以上はかかるでしょう。家族の他の子どもたちは、ボーダーラインの兄弟姉妹を助けるために、いろいろなものを諦めなくてはならないかもしれません。

家族や親戚がいつもサポートしてくれたら、どんなに素晴らしいでしょう。しかし、精神疾患というものはあまり理解されていませんし、受け入れられてもいません。それに、自分の家系にそんな問題を抱えた者がいることを認めたがらない人もいます。家族の全員が診断に同意する必要はありません。しかし、あなたがその診断を信じ、そこから物事を進めようとしていることを、家族は尊重すべきです。

こうしたことに加え、あなたについてのひどい話を信じる人がいるかもしれません。シャロンは言います。「私のボーダーラインの娘は話をでっちあげ、まわりの人に彼女が売春婦で薬物依存症であるということを信じさせたものです。この社会では、子どもに問題があれば、それは親——特に母親——の責任にされます。私は自分自身に向かって、私たちは真実を知っている、他人がどう思おうと本当の私たちに影響はない、と言い続けました」

● 難しいことですが、最善を尽くしてください

ボーダーラインの子どもをもつ親たちは、何の情報もないまま、最善を尽くそうとします。よくある過ちは、子どもを境界性パーソナリティ障害だということで責めたり、あまりに早い変化を期待することです。身体障害をもつ子どもとは異なり、身体のどこを見ても障害があるとは思えませ

ん。境界性パーソナリティ障害には生物学的基盤があるのだということを忘れないでください（付録 A 参照）。それに，もし子どもが簡単に変化し，自分で苦しみを抑えることができるのであれば，彼らはとっくにそうしていたことでしょう。

　子どもたちには特別な世話と教育が必要であり，私たちはそれを惜しみなく与えるものです。しかし私たちが干渉しすぎれば，子どもたちは私たちなしでは生きていけないということを学んでしまうかもしれません。子どもたちに失敗から学ばせるということと，障害が子どもたちの能力に制約を与える時には保護してあげるということ，この二つの間に挟まれた細い道のりを，私たちは歩んでいかなければならないのです。

"私は自分自身に向かって，私たちは真実を知っている，他人がどう思おうと本当の私たちに影響はない，と言い続けました"

● 兄弟姉妹への影響

　一般的に，問題を抱えた子どもの同胞は親の愛情に飢えており，ついには破壊的な行動を自ら起こし，助けを求めて泣き叫びます。一人の子どもの出過ぎた行動が，別の子どもの安全を脅かすかもしれないということに，親は気がつかなければなりません。ボーダーラインの子どもたちは，ちょうど自分の境界を設定することができないように，他人の境界を尊重することができないのです。同胞の境界への侵入は巧妙なものかもしれませんし，最悪の場合には，身体的あるいは性的虐待にまで進むかもしれません。こうした事態には充分に警戒してください。

NUTS の創設者であるシャロンは，援助してくれる友人や家族を見つけ，他の子どもにも彼らにとって必要な時間や関心を与えるようにと勧めています。子どもたちには隠し事をしないでください。彼らと境界性

> パーソナリティ障害について話し，ボーダーラインの子どもは自分の行動をコントロールできないように感じているのだと説明してください。彼らは怖くて自分たちの否定的な感情を口に出して言えないかもしれません。その時は，怒りや憎しみも正常な感情なのだと説明してあげてください。その子たちにとって安全な，自分だけの場所があるかどうか，事態がどうしようもなくなった時に彼らが避難できる場所があるかどうかを確認しておいてください。

シャロンの娘で，エイミーの姉であるキムは，ボーダーラインの妹と共に成長することがどんなことか，語ってくれました。

キム (non-BP)

　私は妹のことではたくさんの罪悪感を感じているわ。ときどき，今度の自殺がうまくいけばいいのにって思ったものよ。でも気持ちが落ち着いたら，うんざりするくらいの罪悪感を感じてしまうの。妹に対して腹を立てていない時でも，彼女への愛情がこれっぽっちも見つからないことがあるわ。彼女は社会的にも全く適応できない時があるわね。私の友人が家に夕食に来た時だって，エイミーったら，彼女がまだバージンかどうかって聞いたのよ。
　私の将来の家族のことを考えると不安だわ。私にはまだボーイフレンドもいないけど，結婚式のことが心配なの。妹に付添い人になってもらわなきゃならないのはわかるんだけど，本当はいやなの。彼女が急にかんしゃくを起こすんじゃないかと思って心配なのよ。私のドレスのことかもしれないし，誰が付添い人になるのかということかもしれないし，別のことかもしれないわ。私の夫になる人は妹のことをどう思うかしら。子どもができたら，彼女はいったいどんなおばさんになるの？　彼女に子どもを預けて大丈夫かしら？　私の子どももこんな恐ろしい病気になるかもしれないの？
　でも今現在，もっと差し迫った心配事があるのよ。週末の父母の集まりで，

母が私の大学に来ることになってるの。母はエイミーのことを確認するために，15分おきに家に電話するつもりかしら？ エイミーはかんかんに怒って，すべて台なしにするんじゃないかしら？ 母の関心を得るために，私はずっと闘わなくちゃならないの？

● ノン・ボーダーラインの親の役割

NUTS の参加者たちは，自分たちの責任を大きく4つに分類しました。

1. 家族の安全を守ること
2. 自分自身を大切にすること
3. 子どもの医学的治療に責任をもつこと
4. 自己責任に重点を置いた，構造化され，一貫性があり，愛情ある環境を提供すること

● 家族の安全を守ること

ボーダーラインの子どもの要求と他の家族メンバーの要求との間でバランスをとることは，非常に難しいことです。しかし，それぞれの家族メンバーの安全を守ることは，最も重要なことです。第8章に書かれた情報を参考にして，必要であれば援助を求めてください。

● 自分自身を大切にすること

今度は，飛行機に乗っていると想像してください。あなたは安全器具の説明書を読んでいます。説明書には，酸素濃度が下がったら酸素マスクが出てきます，子どもに酸素マスクをつける前に，まず自分の酸素マスクをつけてください，と書いてあります。これは理にかなったことです。息ができなければ，子どもを助けることもできませんから。

このように，まずあなた自身を大切にすることが肝要です。感情的に疲

れ果て，肉体的にも疲れ切った親には，感情的に健全な子どもを養育することさえほとんどできません。ボーダーラインの子どもならなおさらです。

> 自分を，ただ子どもの親としてではなく，一人の人間として考えてください。一方の親が——たいてい母親ですが——ボーダーラインの子どもの世話という重労働の大部分を引き受けてしまいがちです。しかし，私たちは，夫婦二人が幾分かは平等にこの仕事を分かちあうようお勧めします。そうすれば，どちらかが燃え尽きたり，憤慨したりするようなこともないでしょう。

夫婦が役割を交代させてもよいでしょう（たとえば，一方が感情面での養育に携わり，もう一方が実際面での事柄に従事しているのであれば，息抜きにしばらく役割を交代してみましょう）。最も重要なことは，孤立しないことです。シャロンは言っています。「この事態によって，あなたは友人を失うかもしれません。あなたの子どもの行動上の問題を取り上げようとしない人がいるでしょう。判断を下したり，あなたを咎めたりする人もいるでしょう。あなたの気持ちをきちんと理解してくれそうな人を探してください。彼らにあなたの問題を解決してもらう必要はありません。共感をもって，あなたの言葉に耳を傾けてくれる人であればよいのです」

● 子どもの医学的治療に責任をもつこと

何年にもわたり，あなたは子どもをさまざまな医師に診てもらったことでしょう。いくつもの診断名をつけられたでしょうし，子どもの安定化を目的としたいくつかの機関との出会いもあったでしょう。子どもの治療の最高責任者は自分であると思ってください。専門家に直接会ったり，家計をやりくりしたり，皆にとって良いと思われる決断を下したりするのです。これらのことで他の人を頼ってはいけません。他の人にはできないからです。あなたが最も子どものことを心配しているのであり，最終的に子

第 10 章　次に厄介なことが起こるのを待つこと　271

どもに対して責任があるのだということを覚えておいてください。

《注意深く記録してください》

　子どもの行動や気分変動，法的機関や精神保健機関との接触に関しての記録をつけておくことも，大切な仕事のひとつです。薬の名前，服薬量，受診日時について書き留めておきましょう。学校関係者，専門家，その他の関係機関の人たちと話したことも記録しておいてください。この記録は，医師が診断をつける際に役立つかもしれませんし，今後，法的な目的で文書が必要となる場合にも重要なものとなる可能性があります。詳細に書き上げる必要はありません。2，3の簡潔な言葉でもよいのです。以下に例を示します。

日付	機関	記録
'09. 11. 2	クリニック	スミス医師の診察。プロザック 40mg に変更。
'09. 11. 5	学校	ジョーンズ先生（数学）と会う。マリーは宿題を6回忘れ，3回遅刻，時々「おしゃべり」だとのこと。
'09. 11. 15	クリニック	今日は家族療法。「予測すること」の練習。
'09. 12. 4	クリニック	スミス医師の診察。薬の変更なし。
'09. 12. 5	家	今晩大暴れ。自殺の脅しをするが1時間後に落ち着く。2時間門限を破り，彼女に「信用できない」と言った。
'09. 12. 6	警察	マリーが未成年飲酒で捕まる。今晩知り会った年上の二人の男の子と一緒。
'09. 12. 7	家	マリーの左手首に切傷を見つける。表面的な出血。マリーは今晩たくさん泣き，気分が「悪い」と言った。
'09. 12. 9	クリニック	カウンセリング。マリーはその後とても静かだった。

《治療提供者と共に取り組むこと》

　親の中には，メンタルヘルスの専門家を怖がる人もいます。彼らはあな

た方のために働いているということを忘れないでください。彼らの立場と専門性は尊重してください。けれど，彼らが常に最善策を知っているとは思い込まないでください。聞きたくないことであっても，あなたへの批判のようであっても，心を開いて臨床家の言うことに耳を傾けましょう。しかし，あなたの心の声には注意を払ってください。そして必要であれば，自分自身の考えを述べてください。最終的に決定するのはあなたです。

> 臨床家が，境界性パーソナリティ障害はどれも虐待の結果であると考えていたり，証拠もないのにあなたの育て方が悪かったといって，それとなく，あるいははっきりとあなたを責めるようであれば，専門家を変えることを考えてください。

《制度に対処すること》

　NUTS に参加する親の多くは，保険会社，学校，法制度，その他の機関と渡り合うことは，ボーダーラインの子どもの行動に対処することと同じくらい大変な仕事であると言っています。NUTS のメンバーのひとりであるジェイルは，「あなたの子どもが割れ目に落ちてしまわないよう，最善を尽くしてください。それは，どこかに電話をかけたり，誰かと個人的に会うことかもしれません。あるいは当局に向かって"ノー"とは言わせない，と伝えることかもしれません。子どもの権利を擁護する時，あなたは，思ってもみなかったような自分の内面の強さに気づくことでしょう」と言っています。

　"子どもの権利を擁護する時，あなたは，思ってもみなかったような自分の内面の強さに気づくことでしょう"

● 適切な環境を提供すること

　道路に信号や停止標識が必要なように，ボーダーラインの子どもたちには構造化と一貫性が必要です。それらがないと，混乱に完全に支配され，

身体的あるいは感情的な傷害がより起こりやすくなります。

《手順を決めておくこと》
　構造化とは，物事が常に決められているということです。NUTS に参加する親たちは，子どもたちは，スケジュールがしっかりと決まっている時にうまくやっていることに気づいています。つまり，何時に起きるのか，何時に学校に行くのか，放課後には何をするのか，何時に食事するのか，などが決まっているということです。シャロンは，娘のために朝の日課を書き出しておき，彼女が忘れずに歯を磨いたり服を着替えたりできるようにしました。「何か予期しないことが起こると──お誕生日のびっくりパーティのようなとても楽しいことであっても──，エイミーはどう感じてどう行動すればよいかわからなくなってしまうの。よくある結末は，怒りの爆発よ。エイミーには，自分が何を期待されているか，人に何を期待できるかということが常にはっきりとわかっていなければならないんだって気づいたわ」とシャロンは説明しています。

《結果を決めておくこと》
　構造化をする場合には，責任に見合ったことをしないとどういうことになるのか，子どもたちにわかるようにしてください。できるだけはっきりさせましょう。たとえば，次のように言います。「もし学校に遅刻したら，みんなは君を遅刻する人だと思うようになる。理由もなしに 3 回遅刻したら，停学処分になるだろう。今度停学になったら，全寮制学校への転校のように，別の手段を考えなければならなくなる」といった具合です。
　子どもには，年齢に応じて，自らの失敗から学ばせることがとても重要です。子ども自身の行動の結果に対してあなたが絶えず救いの手を差し伸べていては，子どもはあなたなしではより高度なレベルの機能を身につけることができなくなるでしょう。衝動的な行動の結果に苦しんでいる子どもの姿を見るのはつらいことかもしれません。しかし長い目で見れば，自

分をコントロールすることを学ばなければ，子どもはもっと苦しむことになるかもしれないのです。

> 子ども自身の行動の結果に対してあなたが絶えず救いの手を差し伸べていては，子どもはあなたなしではより高度なレベルの機能を身につけることができなくなるでしょう。

《一貫性》

一貫性とは，子どもにいつでも自分の行動の責任をもたせるということを意味します。どんな親でも，何事もなかったかのように事をすませたいという欲求と闘わなければならない時があります。しかし，ボーダーラインの子どもの場合には，一貫性のない行動がすぐに惨事となる可能性があるのです。

《あなたの子どものために診断を得ること》

典型的な青年期の外に向かっての行動化と，BPD を示唆する行動とを区別することは難しい場合もあるでしょう。はっきりさせるためには，その行動の原因に目を向けてください。BPD をもつ若者たちはしばしば，薬物を用いたり，根深い苦悩，空虚感，自己嫌悪，見捨てられ不安に対処するために激怒したりして行動化します。

『境界性パーソナリティ障害ファミリーガイド』によれば，包括的な精神科の評価は，ボーダーラインの可能性がある子どもにとって必須とのことです。精神科医は治療計画の基となるレポートを作成します。評価には以下の項目が含まれるでしょう。

- 子どもが現在抱えている問題と症状についての記述
- 健康状態，病気，治療についての情報
- 親および家族の健康状態と精神科の病歴
- 子どもの発達，学業成績，友人関係，家族関係についての情報
- 必要なら，血液，レントゲンなどの検査結果，もしくは特別な評価（たとえば，心理学的，教育的，言語的な評価）

ブラノン (non-BP)

　私は，息子のミッチェルには幸せでいてほしかったの。だから彼が1週間罰を与えられていたとしても，3日目には罰を「忘れた」ふりをしたわ。でもミッチェルはすぐにどんな罰も真面目に受けとらなくなってしまったの。私が彼を座らせても，すぐにドアに向かって歩いていくのよ。ティーンエイジャーになって，ミッチェルは薬物に手を出すようになったし，学校をサボって暴力をふるうようになったわ。ある居住施設に彼を入れたんだけど，そこはあまりに自由が多かったの。薬物の使用もただ続くばかりだった。結局，ミッチェルはもっと厳しい居住施設に入ったけど，そこでは良い行動をすれば良い扱いを受けることができたの。そこで彼は自分の行動に責任をもつことを学んだみたいね。

　ボーダーラインの子どもたちも他の子どもたちと同じくらい，たくさんの愛情や気遣いを必要としています。シャロンは言います。「子どもを愛するための秘訣は，子どもの行動は境界性パーソナリティ障害が原因で起こっているということを忘れないことです。子どもを愛し，病気を憎んでください。ボーダーラインの子どもをもつというのは大変なことです。しかし，素晴らしい瞬間もあります。子どもが自分の病気のある面に対処できるようになった時，それは喜ばしいことになります。子どもたちが自分の両親に対する愛情に気づき，それを受け入れるという最も重要な段階に達した時には，それはとても強力で素敵な，貴重な体験となります」

　ボーダーラインの子どもを育てることについて，より詳しいことはキャスリーン・ウィンクラーとランディ・クリーガー著, *Hope for Parents*[54]（邦訳『BPD（＝境界性パーソナリティ障害）をもつ子どもの親へのアドバイス』星和書店）をご覧ください。

また，境界性パーソナリティ障害の理解を進める連合会（National Education Alliance for Borderline Personality Disorder）のファミリー・コネクションズ・プログラムについては，ウェブサイト（www.NEABPD.org）をご覧ください。

第11章

嘘，噂，言いがかり：
事実をねじ曲げる作戦

ボーダーラインの人から軽蔑されることほど腹が立つことはない。
ファミリーメンバー・サポート・コミュニティ，
Welcome to Oz, www.BPDCentral.cp. より

ノン・ボーダーラインの人たちの中には，ボーダーラインの人から，虐待やいやがらせを受けたといわれなく非難されたり，屈辱的な噂を立てられたり，正当な理由もなく法的措置に巻き込まれたりする人がいます。私たちはこのような行為を，事実ねじ曲げ作戦（distortion campaign）と呼んでいます。

ジェリー (non-BP)

まもなく離婚する僕の妻は，裁判所からの子どもの保護命令を得て，僕を家から立ちのかせたんだ。僕を娘とは会えないようにして，近所の人たちには僕が暴力をふるうと言いふらしたよ。彼らは僕と目を合わせようともしないんだ。彼女は計画的に，僕が属している社交上，職業上の集まりから人を見つけては，彼らが僕に背を向けるように企てていたよ。僕の上司には，僕が性不能者で，しかも僕が彼女にヘルペスを移したって言ったんだ。自分の弁護士には，彼女がしたくもないセックスを僕がしてきて，10年前にはレイ

プされたとも言ったんだよ。そんな気分じゃないなんて一度も言ったことないのに。彼女にはもう何カ月も会ってないし，電話もしてないよ。養育費としては，月に3500ドル払ってる。こんなにも不当な仕打ちを受けてると考えたら，夜も眠れない。彼女が来週の裁判で何を言ってくるか，心配でたまらないよ。

事実ねじ曲げ作戦の他の例を示しましょう。

- バレリーの母親でボーダーラインのハンナは，バレリーが自分からお金を盗んだとか，何回も暴力をふるったと家族に言いました。家族の人たちはバレリーと話すことを拒否しました。バレリーがクリスマスにはハンナのところへ行けないと言うと，その後ハンナはバレリーを告訴しました。
- ジュディは，かつて友だちだったボーダーラインのエリザベスからいやがらせを受けていました。エリザベスは差出人の名前をジュディにして，自分あての脅迫状を書きました。そして，ジュディの留守番電話に「脅さないで」とお願いするメッセージを残しました。問題は法廷にまでもち込まれましたが，エリザベスは窮地に追い込まれてもなお，ジュディに自分への脅迫状を「無理やり」書かされたのだと主張しました。
- マジェルの息子であるリックは，シェリルという名のボーダーラインの女性と婚約しました。シェリルはリックに，マジェルが誰もいないところでリックのひどい悪口を言ったと告げました。シェリルの言ったことは全くのでっちあげでしたが，リックは傷ついて，母親と婚約者のどちらを信じればよいのかわからなくなってしまいました。

> 多くの事実ねじ曲げ作戦の中心には，実際あるいはそう感じられたという見捨てられや喪失，拒絶といった，ボーダーラインの人にとっての恐ろしい問題が存在しているようです。

ボーダーラインの人の誰もが事実を歪めるわけではありません。ボーダーラインの人たちの多くは，そのようなことはしないでしょう。被害を受けてきたボーダーラインの人たちの経験を無に帰そうとしているのでもありません。私たちはただ，いわれなく非難されているノン・ボーダーラインの人たちの経験をきちんと理解しようとしているのです。精神疾患をもっていようといまいと，どんなタイプの人でも間違った主張をする可能性があります。

● 事実ねじ曲げ作戦の動機

ボーダーラインの人が，なぜ事実をねじ曲げるようなことをするのか，考えうる動機を以下に示します。

● 見捨てられることと怒り

私たちは，境界性パーソナリティ障害が，根本的に風変わりな行動を引き起こすわけではなく，ただ，ある連続体においての非常に極端な行動を結果としてもたらすということをすでに説明しました。あるボーダーラインの人が言ったように，「ボーダーラインの人たちも，他のみんなと全く同じよ。ただちょっと極端なだけ」なのです。

私たちは誰でも，人との関係が終わったり危うくなったりした時には，喪失感や拒絶されたという思いを経験します。相手が別れる決心をしていながら，こちらが関係を続けたいと思っている場合に，このような感情は特に強くなります。多くの事実ねじ曲げ作戦の中心には，実際あるいはそう感じられたという見捨てられや喪失，拒絶といった，ボーダーラインの人にとっての恐ろしい問題が存在しているようです。

ジェリーのケースのように，離婚もそのひとつの例です。母親のハンナは，娘がクリスマスに家に来ないとわかって，拒絶されたように感じたのかもしれません。エリザベスの場合は，友人のジュディが自分との縁を

切った時,自尊心を傷つけられたように感じたのかもしれません。しかし,時には喪失感がそうはっきりしない場合もあります。たとえば,シェリルは,リックには母親と婚約者の二人に対する充分な愛情があるにもかかわらず,自分と彼との関係が,彼と母親との親密な関係によって脅かされているように感じたのかもしれません。

ジョンストンとローズバイは *In the Name of Child*[19] の中で,どのようにして悲しみが怒りとして表れてくるのかを説明しています。

> 喪失——愛する人,家族全員,大事にしてきた夢や希望,子どもなど,何であれ——は,不安や悲しみ,見捨てられて孤独になる怖れ,などの感情を強烈に呼び起こすものです。こうした感情を認識することが難しい人も中にはいます。そのような人たちは,代わりに,悲しみや怒りに蓋をし,相手を終わりのない論争に巻き込んで,別れが避けられないものであるにもかかわらず,それを回避しようとします。けんかや口論は,(否定的なものとはいえ)相手との接触を保つ方法です。彼らは,けんかの最中であっても,仲直りできるのではないかという幻想を抱いているのです。過去に忘れがたい喪失(親の死や離婚など)を経験したことのある人は,そうした過去の未解決のトラウマにも反応していると言えるかもしれません。

● **アイデンティティと攻撃性**

離婚した女性は,妻としてのアイデンティティを失います。子どもが成長してしまった女性は,母親としてのアイデンティティが失われてしまったかのように感じるかもしれません。実際の,あるいはそのように感じられるという喪失に直面すると,ボーダーラインの人は以下のような思いを抱くのかもしれません。

● 空虚感

- 無力感
- 自分の存在の無意味さ
- もう生きてはいけないという思い

　ジョンストンとローズバイは，そのような感情がもととなって，人は決して屈しないという偽りの姿を身にまとい，自分の一部を失うまいと，話し合いを拒否するようになるのだろうと考えています（彼らはこれを「戦う，ゆえに我あり」と呼んでいます）。また，ひどく依存的になり，相手にしがみつく人もいるでしょう──あるいは，けんか腰としがみつきを交互に繰り返す場合もあるでしょう。こうして，自分を被害者だとみなしているボーダーラインの人たちは，事実ねじ曲げ作戦が自分にアイデンティティを与えてくれるように感じるのかもしれません。

● 恥辱と非難

　離婚や人間関係上の問題もまた，拒絶されたという感情の引き金となります。そして，今度はそれが，無能感，不全感，羞恥心，屈辱感を引き起こします。ご存じのように，ボーダーラインの人たちは羞恥心でいっぱいだったり，低い自己評価しかもち合わせていない場合が多いものです。彼らは完璧さのマスクをかぶってそれを覆い隠そうとするでしょう。ジョンストンとローズバイは，この極端な自己不全感があるために，彼らは相手のほうが無能で無責任だと立証することで，自分に対する非難を免れようとするのかもしれないと言っています。

　さらに，「こうした人たちの壊れやすい自尊心は，自己不全感を自己の外に追いやれるかどうかにかかっています。それで彼らは傲慢で偉そうな，独善的態度を身にまとって現れ，相手を心理的，道徳的に劣っているといっ

> 自分を被害者だとみなしているボーダーラインの人たちは，事実ねじ曲げ作戦が自分にアイデンティティを与えてくれるように感じるのかもしれません。

て責めるのです」[19]と書いています。

　心理的に傷つきやすいボーダーラインの人が，配偶者に去られることを自分に対する全くの破滅的な攻撃であるとみなすと，彼らはそれを裏切り，利己的な行為，陰謀などに見立て，妄想的な考えを膨らませるようになるかもしれません。「破綻した結婚生活の瓦礫を調べながら，彼らはその歴史を書き改め，相手が最初から自分を利用し捨てるつもりだったのだと認識するようになるかもしれません」[19]とジョンストンとローズバイは書いています。

　この時点で，「裏切られた」側は仕返しを企て，その後それに取り憑かれたような人生を送ることになるかもしれません。「どんな同盟関係でもそうですが，相手が危険で攻撃的だとみなされると，こちら側は，不当な扱いを受けたのだから，報復を考えてもよいのだと思うようになります。事態が差し迫っていれば，先制攻撃をしかけることも考えます。モットーは"やられる前にやれ"なのです」

● 自分の危険度を調べる

　多くの事実ねじ曲げ作戦を分析した結果，いくつかの共通点に気がつきました。

- 事実ねじ曲げ作戦を起こすボーダーラインの人たちは，しばしば，他人に騙されたことがあると主張しました。自分をかつて欺いた人たちにどうやって仕返ししようとしていたかを説明してくれる人もいました。
- 彼らは，状況によっては落ち着いていて，論理的で，説得力があるようにふるまうことができました。しかし，感情的なストレスがかかったり，ノン・ボーダーラインの人と二人きりになると，現実との接点を失い，妄想的になるようでした。

- この作戦の被害者であるノン・ボーダーラインの人たちは，しばしば，自分のことをボーダーラインの人を保護し，世話すべき人として見ていました。結果的に，彼らは自己の利益を計るということができなくなっていました。多くの人が，警告サインを見過ごし，友人からの忠告を顧みず，実際に起こっていることを否定し，予防線を張ることもせず，自分自身を守ろうとしていませんでした。

> 「裏切られた」側は仕返しを企て，その後それに取り憑かれたような人生を送ることになるかもしれません。

　たいていの人は，自分の愛する人が自分を傷つけるかもしれないなどとは考えられないものです。もし，ボーダーラインの人への愛情や二人で過ごした時の楽しかった思い出によって，あなたが自分を守ることができずにいるのであれば，ボーダーラインの人があなたと同じように考えているとは限らないと理解することが肝要です。スプリッティングのせいで，彼らはあなたに対してのプラスの感情を思い出せないかもしれませんし，あなたを，良い面と悪い面の両方をもったひとりの人間として見ることもできなくなっているかもしれません。結果として，彼らはあなたを処罰に値する極悪非道人とみなすかもしれないのです。このことに気づくのが早ければ早いほど，自分自身の尊厳と権利を保ったまま，事実ねじ曲げ作戦を切り抜けるチャンスも増えてくるでしょう。

　この作戦に対しての苦情はたいてい，最近パートナーに離婚をもちかけたり，ボーダーラインのガールフレンドやボーイフレンドと別れた男性や女性たちから出されています。次に多いのは，ボーダーラインの子どもをもつ親たち，その次が，ボーダーラインの親をもつ子どもたちです。

● 事実ねじ曲げ作戦との戦い

まず，大切なことを肝に銘じておきましょう。それは，皆それぞれが別々の状況を抱えており，ボーダーラインの人もそれぞれが独自の存在であるということです。たとえ状況が似通っていても，ある人にとって申し分なく思われた態度が，別の人にとっては全くの不適切なものとなる場合があります。以下に示す指針が参考になるでしょう。

> 行動を起こす前に，状況をよく理解しているメンタルヘルスの専門家に相談してください。もし，相手の主張に法的な問題が絡んでくるようなら，できるだけ早く弁護士と状況を話し合う必要があります。

次に，境界性パーソナリティ障害が精神疾患であることを認識してください。この障害をもつ人たちは，こまやかな心遣いと敬意をもって扱われてしかるべきなのです。あなたの身を守ることは当然ですが，腹いせや復讐心から相手を傷つけないようにしてください。たとえば，離婚の話を切り出す前に，自分の衣服や持ち物を家から持ち出しておくことは賢明と言えるでしょう。しかし，引っ越し業者に頼んだり，共同の持ち物の半分を持ち出したりすれば，それは行きすぎかもしれません。実際，相手の敵対的な行動を誘発するかもしれません。

● 攻撃されにくくすること

事実ねじ曲げ作戦に対処する最善の方法は，予防です。それが無理な場合は，事前対策を講じ，できるかぎり――法的，経済的，感情的に――自分の身を守りましょう。

事実ねじ曲げ作戦の中には，それらしき理由が見当たらないものがあります。逆に，ボーダーラインの人が敵対的とみなした行動がきっかけと

なって起こっているようなものもあります。以下の手順を踏んでください。

> 事前対策を講じ，できるかぎり——法的，経済的，感情的に——自分の身を守りましょう。

- 何か——境界設定から離婚の協議に至るまで——ボーダーラインの人を巻き込むような行動を自分がとっていないか考えてみてください。ボーダーラインの人はどんな反応を示すと考えられますか？
- 自分自身のことを考えてみてください。攻撃に弱いところはどこですか？ ボーダーラインの人がとるかもしれない行動に対して，あらかじめできることは何ですか？ 最悪の事態に備えつつ，最善を期してください。ノン・ボーダーラインの人の心配で典型的なのは，お金，財産，子ども，仕事，信用，友情，などです。
- ボーダーラインの人の反応を誘発するような行動を起こす前に，計画を立て，実行してください。

リンダとエリシャの例で考えてみましょう。リンダはボーダーラインの娘であるエリシャに，来週末は施設から帰宅させてあげられないということを伝えなければなりません。前回帰宅した時，エリシャは，晩にドラッグ仲間と過ごさせてくれないのなら家に火をつける，とリンダを脅したのです。

リンダはこれまでの経験から，その話を聞けばエリシャは，すぐにカウンセラーや祖父母や自分の話を信じてくれそうな人のところに飛んでいって，彼らにリンダが自分を憎んでいる（ずっとそうだった），自分は潔白だ，リンダはひどい親だ，などと言うだろうとわかっています。

そこでリンダは，エリシャに話す前に，巻き込まれる可能性のある人たちにエリシャを帰宅させられない理由を伝えます。こうすることで，エリシャが彼らに話をした時には，皆すでに状況を把握していることになるの

です。

● **反応しないという手も考えてください**

どんなかたちであれ反応することが，ボーダーラインの人のひどい行動を長引かせる原因になっている場合があります。こうしたことが起こるのは，その問題自体が，あなたを二人の関係に引き留めておこうとする彼らの努力の表れだからかもしれません。どんな反応であっても——特に感情的な反応は——彼らの行動に対するご褒美になってしまうかもしれないのです。

相手の行動の短期的結果と長期的結果をじっくり考えてみてください。結果が無意味だったり，あなたを困らせるだけのものであれば——あるいは彼らがあなたを駆り立てて，もっと自分に近づけようとしているように思えるのであれば——ただ放っておくことが一番良い方法となるかもしれません。

● **防衛的にならずに，質問に答えてください**

ルークがアリソンと別れてから，アリソンは自殺企図と激昂を交互に繰り返すようになりました。アリソンはルークの職場に1日に何度も電話をかけ，わめき散らしたり，やり直してと懇願したりしました。ルークが職場での自分の電話番号を変えると，アリソンはルークの上司のデビッドに電話をし，ルークが仕事中にコカインを吸っていると言って仕返しをしました。「ルークは頭がおかしいの。彼を信じちゃだめよ」とアリソンは言いました。

当然のことながら，デビッドはアリソンの言いがかりをルークにつきつけました。実は数年前にルークは，裏方の人間からもらったコカインを職場で吸ったことがあったのです。ただそれは一度きりのことで，それ以外の面では，彼は責任感が強く，仕事中に飲酒したり薬物を使用したりするようなことはありませんでした。

ルークは自分のしたことを白状しましたが，ただ一回だけだと力説しました。ルークはまた，アリソンのプライバシーを必要以上に侵害しない程度に，どういう状況になっているのかを説明しました。幸運なことに，デビッドはルークに理解を示し，ルークは会社の薬物規定を破った罪で解雇されることもありませんでした。

　ボーダーラインの人はまた，あなたに関する話を，家族や友人，知人に言いふらすかもしれません。それに対処するかどうかを決める前に，あなたが結果的にどうしたいのかを自問してみてください。身の潔白を証明したいのですか？　あるいは，大切な人たちとの友情関係が失われるといったような，現実的な問題が何か起こっているのですか？

　ボーダーラインの人の行動がさほど大した問題を起こさないのであれば，彼らの嘘が嘘であるとわかるように行動するのが一番でしょう。たとえば，あなたのまわりのボーダーラインの人が，あなたの新しい妻のことを口うるさい女だと近所にふれまわっているとしたら，その近所の人たちを妻に会わせ，彼ら自身にそれが本当かどうか決めてもらうのが一番です。しかし，もしボーダーラインの人が，あなたが虐待の罪で逮捕されたことがあると言いふらしていて，それを聞いた人たちの見解があなたにとって重大なものになっているとしたら，誤解を解く必要があると言えるでしょう。

> ボーダーラインの人の行動がさほど大した問題を起こさないのであれば，彼らの嘘が嘘であるとわかるように行動するのが一番でしょう。

　あなたへの言いがかりについて人と話をする時は，以下のことを念頭に置いてください。

- どんなに腹が立っていても，落ち着いて，自制心を保ちながら行動してください。
- 事実を説明する前に，相手の関心が何なのかをきちんと理解するようにしてください。もし噂が本当だと思われているのなら，とても深刻

な事態であると言ってください。
- どんなに軽蔑に値すると思っても，ボーダーラインの人をけなすようなことは言わないでください。代わりに，その人のことを本当に心配していることを伝えたり，なぜ彼らがそんなことを言うのかわからず混乱しているのだと認めてください。境界性パーソナリティ障害や他の心理的問題について議論しないようにしてください――誤解されるかもしれませんし，あなたがボーダーラインの人をけなそうとしているように思われるかもしれません。
- 他人があなたについてどう思うかをコントロールすることはできないと認識してください。言うべきことは言い，あとは放っておきましょう。

ベンジャミン（non-BP）

　私が前の妻に暴力をふるっていたと信じていた隣人に，私は次のように言いました。「はっきりさせたいことがあるんです。あなたの気分をちょっと害してしまうかもしれません。私にとっても気まずいことですから。しかし，大切なことですから，危険を承知で言いたいのです。私の前の妻のカシディがあなたに，私が彼女に暴力をふるって捕まったことがあると言ったそうですね。それに，人から聞いた話ですが，彼女は腕の切り傷を見せびらかして，私が彼女に暴力をふるったのだと言っていたそうですね。あなたが私を怖れて，話をしたくないと思っても仕方ありません。私だって，知っている人がそんなことをしたら，その人を避けるでしょうから。しかし，そのようなことは絶対になかったのです。確かに，カシディとの離婚は簡単なことではありませんでした。けれど，彼女が言ったようなことは何ひとつしていないのです。彼女のことはとても心配です。この話をみんなに言いふらすこともそうですが，今でもどうやら腕を切っているんじゃないかということもです。

　あなたが混乱して，何が本当のことなのかと訝る気持ちもわかります。しかし，私たちはお互いをいくらか知っていますし，真実を明らかにしておきたかったのです。聞いてくださってありがとう」

● ボーダーラインの子どもから，いわれのない虐待の告発を受けた時には？

子どもが不当に親を虐待で訴えるという事態は，年々増加しています。その理由としては，受けたと主観的に感じた虐待への復讐，「不公平」に扱われていることへの仕返し，両親の信頼関係を引き裂こうとする試み，などが挙げられます。

《不当な告発への対処》

想像がつくと思いますが，怒った子どもが911（日本では110）や地域の児童相談所に電話をすると，家族は甚大な影響を受けることがあります。通常の調査でも，完了するまでには1カ月以上かかるものです。その間，訴えられた親は多くの場合，子どもから離れ，一時的に家族と離れて暮らすように裁判所から命じられます。子どもはもう一方の親と共に生活することになりますが，その親は，子どもと配偶者の双方を支え，誠意を保とうとするなかで葛藤を抱えることになるでしょう。家族の友人や親戚，雇用主たちも，子どもに対する支援か，訴えられた親への誠意のどちらかを示さなければならないと感じて，同じような窮地に陥ってしまうでしょう。

防衛的で非協力的な態度は，不利益になるということを忘れないでください。

弁護士のチャールズ・ジャミエソンは，インタビューの中で，子どもから不当な告発を受けた親に対して次のようなアドバイスをしています。

- 子どもの診断や境界性パーソナリティ障害の行動について記述した，詳細な記録を手元に置いておいてください。学校当局からの手紙，医学的記録，法廷文書，根拠なしと認められた以前の申立てに関する記録なども含まれます。こうすることで，あなたへの信頼が高まります。
- どこで，誰と，何をしていたかなど，あなた自身の活動を記録しておいてください。申立ての数週間前や数カ月前に，問題となる事件が起

こったとされた場合には，この記録がアリバイを証明してくれるかもしれません。
- 他の子どもたちに，自ら進んであなたの無実を当局に証言する気があるかどうか尋ねてください。
- 必要であれば，あなたがボーダーラインの子どもと会う時には第三者を同席させてください。
- どんな告発も真剣に受けとめてください。それらはすぐに雪だるま式に膨れあがり，コントロールが及ばなくなるでしょう。必要なら，虚偽の申立てに詳しい弁護士を雇ってください。

《あなた自身の感情への対処》

　感情的な見地から，心に留めておいてほしいことがいくつかあります。こうした事態に対処する際に役立つことです。まず，不当な訴えはたいてい，虐待やネグレクトに関するものが中心です。そのため，地域の社会サービス局や児童相談所による調査が行われることになるでしょう。この調査は詰問のように感じられるかもしれませんが，実地調査の一過程にすぎないということを覚えておいてください。かなり明白な証拠でないかぎり，告訴の材料とはなりません。

　防衛的で非協力的な態度は，不利益になるということを忘れないでください。質問を個人的に受けとらないようにしてください。虐待の事実を捜すうえでは必要な過程であるということを自分に言い聞かせましょう。場合によっては，調査が続いている間，子どもたちとは引き離されるかもしれません。ボーダーラインの子どもの同胞には，離れるのは一時的であり，彼らも調査期間中には質問を受けるかもしれないと伝えておく必要があるでしょう。子どもたちを愛していること，そして，法的な質問には正直に答える必要があるということを，しっかりと伝えてください。

　最後に，境界性パーソナリティ障害は精神疾患であるということを忘れないでください。ボーダーラインの子どもに腹が立つのは当然のことで

す。しかし，非難されるべきは子どもではなく病気であるということを忘れないでください。

　ボーダーラインの人が事実ねじ曲げ作戦であなたを傷つけようとしているなら，あなたはその人を敵とみなすかもしれません。しかし，あなたの本当の敵は，以下のことです。

- 否認：すぐに解決するだろう期待して，何もしないこと。
- 希望的観測：ある日奇跡が起こって，ボーダーラインの人も心を入れ替えるだろうと思い込み，何もしないこと。
- 感情的になること：冷静さを保ち，理にかなった問題の解決方法を考え抜くのではなく，感情的に反応してしまうこと。
- 殉死：たとえ自分が傷ついても，ボーダーラインの人の気持ちを傷つけるようなことはとうていできないと思い，何もしないこと。
- 孤立：助けを求めずに，自分だけで問題を解決しようとすること。
- 法的な手続きの遅れ：自分の法的権利を失ったり，危機的な状況になったりするまで，適切な弁護士を雇わないこと。

> 真実はおのずと明らかになり，嘘も最後には暴かれます。

　たいていのノン・ボーダーラインの人たちは，すばやく論理的に対処し，必要な時に適切な法的援助を得られれば，事実ねじ曲げ作戦が音を立てて崩れていくということを知っています。真実はおのずと明らかになり，嘘も最後には暴かれます。適切に行動することで，あなたはその日が来るのを早めることができるのです。

第12章

それで，いま何をすればいいの？
その人との関係に関して決断すること

　ボーダーラインの誰かのことを心配している人たちは，通常，大きな苦しみを抱えています。現状のまま，その人との関係を続けることはとても耐えられそうにありません。しかし，そこを去るということも想像がつかないし，あるいは不可能のようです。あなたがこんなふうに思っていても，あなたはひとりぼっちではありません。私たちが話を聞いたほとんどすべてのノン・ボーダーラインの人たちもみな，同じ気持ちを抱いていました。あなたには，たとえ今は目に見えないとしても，選択の自由があります。この章は，それぞれの選択肢についてじっくり考え，自分にとって正しいと思える決断をする際に役立つでしょう。

● このような段階を経験するでしょう

　ボーダーラインの誰かを愛する人たちは，似たような段階を経験するようです。その人との関係が長ければ長いほど，それぞれの段階に費やす時間も長くなるようです。以下，人々が一般的に経験する順にこれらの段階を並べましたが，たいていの人はそれぞれ別の段階を行きつ戻りつしています。

● 混乱段階

この段階は一般的に、境界性パーソナリティ障害という診断がわかる前に起こります。ノン・ボーダーラインの人たちは、ボーダーラインの人がどうしてときどき意味のないような行動をするのか理解しようとして苦しみます。彼らはあまり当てにならないような解決策を探したり、自分を責めたり、混沌の中で生きる覚悟を決めたりするのです。

> あなたには、たとえ今は目に見えないとしても、選択の自由があります。

境界性パーソナリティ障害についての知識を得ても、ボーダーラインの人個人がこの複雑な障害からどのような影響を受けているか、知的なレベルで本当に理解するには、何週間あるいは何カ月もかかるでしょう。感情的なレベルで理解するには、もっと長い時間が必要でしょう。

● 外向段階

この段階では、ノン・ボーダーラインの人たちは、

- 注意をボーダーラインの人に向けます。
- ボーダーラインの人に専門的な援助を受けるように迫ったり、彼らを変化させようとしたりします。
- 彼らの問題行動を誘発しないよう全力を尽くします。
- 大切な人を理解したり、彼らに心から共感しようとするうちに、境界性パーソナリティ障害について学びうることはすべて学ぶことになります。

ノン・ボーダーラインの人たちが怒りや悲しみの感情を認識するまでに、長い時間がかかることがあります——特に、親や子どもが境界性パーソナリティ障害の場合はそうです。怒りは、たとえ境界性パーソナリティ障害になったのは本人の責任ではないと頭で理解していても、とりわけよ

く起こる反応です。

しかし、ボーダーラインの人の手には負えないような状況で怒りをあらわすのは不適切に思えるので、ノン・ボーダーラインの人たちは、自分の怒りを抑圧し、代わりに抑うつや無力感や罪悪感を抱くことになるのです。

この段階でノン・ボーダーラインの人たちが主にしなければならないことは、

- 自分自身の感情を認め、それに対処すること。
- ボーダーラインの人に自分の行動の責任をもたせること。
- 望み通りに彼らが行動してくれるであろうという幻想を手放すこと。

● 内向段階

ついには、ノン・ボーダーラインの人たちも、内面に目を向け、正直に自分自身を見つめるようになります。関係をもつには二人の人間が必要です。そして、この段階におけるノン・ボーダーラインの人たちの目標は、二人の関係が現在のようになるにあたって自分が果たした役割を、より深く理解することです。ここでの目的は、自己非難ではなく、洞察と自己発見です。

> 他人のものでなく、自分自身の価値観に従って行動することが大切です。

● 決定段階

知識と洞察を得たノン・ボーダーラインの人たちは、相手との関係について、何らかの決断を下そうと悩みます。この段階は、何カ月あるいは何年も続くかもしれません。この段階でのノン・ボーダーラインの人たちは、自分自身の価値観、信念、期待、思い込みなどをはっきりと理解する必要があります。たとえば、身体的な暴力をふるうボーダーラインの妻をもつある男性は、離婚には強く反対する保守的な家系の出身でした。彼の友人たちは、彼女と別れたほうがよいと言っていましたが、家族の反応を

考えると、彼はとてもそんなことはできないと感じていました。

あなたは、自分の信念や価値観が、一生を通じて役に立ってきたと考えるかもしれません。あるいは、それらが本当の自分を反映しているかどうか確認することもなく、ただ家族から受け継いだのだと考えるかもしれません。いずれにしろ——他人のものでなく——自分自身の価値観に従って行動することが大切です。

● **解決期**

この最終段階において、ノン・ボーダーラインの人たちは決意を実行に移し、それと共に人生を歩んでいきます。関係の形態によっては、時間をかけ、何度も迷い、別の選択肢を模索するノン・ボーダーラインの人もいるでしょう。

● 白か黒かではない関係

ボーダーラインの人の白か黒かの考え方を採用し、自分にも——とどまるか去るかという——二つの選択肢しかないと思い込むことは簡単です。しかし、他にもたくさんの選択肢が存在します。たとえば、

- ボーダーラインの人があなたの境界を侵した時は必ず、一時的にその場を離れる。
- 関係をしばらく断つ（数日、数週間、数カ月）。
- ボーダーラインの人の行動を個人的に受けとらないようにする。
- 関係は続けるが、別々に住む。
- 親密度を弱める。
- ボーダーラインの人と過ごす時間を減らす。
- 趣味や友だち付き合い、有意義な活動に時間を使い、バランスをとれるようにする。

- ボーダーラインの人が治療に取り組んだり，変化する気持ちがある場合にのみ，関係を続けると伝える。これは，彼らに約束を守らせるということであり，もし破ったらあなたは去るということを意味します。
- 決定は，その気になるまで先のばしにする。
- あなた自身がセラピーを受け，自分の問題を解決するまで，決定を先のばしにする。

◉ 自分自身への問い

現在のボーダーラインのパートナーとの関係について，自分自身に尋ねるべき質問があります。これらの質問のほとんどは，関係の中で満たされなければならない重要なニーズに関するものです。質問に対する答えは，今後の関係の進め方について，あなたに何らかの方向性を示してくれるでしょう。一般的に，満たされていないニーズが多ければ多いほど，また，二人の関係における関心とエネルギーが「アンバランス」であればあるほど，その関係は健全であるとは言えなくなるでしょう。

- この関係から何を得たいだろうか？　この関係の何を必要としているだろうか？
- どれだけその人に自分の感情をさらけ出すことができるだろうか？
- この関係にとどまることで，身体的な危険にさらされるだろうか？
- この決定が子どもにどんな影響を及ぼすだろうか？
- この関係が自分の自尊心にどのような影響を与えているだろうか？
- ボーダーラインの人を愛するのと同じくらい，自分自身を愛しているだろうか？
- ボーダーラインの人自身に変化する用意ができた時だけ，変化が起こるという事実を受け入れているだろうか？　変化が起きるまで待つことができるだろうか？　あるいは，変化が起こらないままでもやって

いくことができるだろうか？
- 実際的な問題で考えなければならないことは何だろうか？　お金の問題だろうか？
- 自分には幸せになる権利があると思っているだろうか？
- 他人のために犠牲になっている時だけ，自分に価値があるように思っているだろうか？
- いつ，最も気が休まるだろうか？　その人と一緒にいる時だろうか？　一人の時だろうか？　他の人たちと一緒の時だろうか？
- 私自身の決定にとまどうかもしれない家族や他の人たちに逆らえるだけのエネルギーと精神的な強さがあるだろうか？
- 本当に自分自身で決断しているだろうか？　それとも，他の人たちが私にしてほしいと思っていることをしているだけだろうか？
- 自分の決定の法的な結果はどうなるだろうか？
- 友人が私の立場にあって，この関係について相談してきたら，私はどのようなアドバイスをするだろうか？

● 子どもが巻き込まれたら

　あるノン・ボーダーラインの人は，「不幸せでも子どものためには一緒にいるべきだと言う人がいますが，私はそうは思いません。悲惨なくらい不幸な親と全くの妄想的な親に挟まれて暮らすよりは，ひとりの幸せな親と一緒に暮らしたほうがずっとましだと思います」と言っています。
　多くの親は離婚が子どもに及ぼす影響を心配しますが，Judith Wallerstein Center for the Family in Transition の所長を務めるジャネット・R・ジョンストン博士は，インタビューの中で次のことを述べています。すなわち，数々の研究によってはっきりと示されたことであるが，子どもが解決不能な葛藤や，言葉の暴力，身体的虐待にさらされていることのほうが，両親の婚姻形態よりも，子どもの適応能力の予測因子

となる，ということです。ジョンストン博士によれば，子どもにとって一番良いのは，両方そろった幸福な夫婦関係ですが，次に良いのは，離婚していても両親が子どもを葛藤から守ってくれる場合です。三番目は，離婚はしていないが，不幸で，未解決の葛藤や言葉の暴力にさらされる場合です。最悪なのは，葛藤だらけの離婚状態で，子どもがその真ん中に置かれる場合です。

◉ 選択した関係

　選択した関係であれば，ボーダーラインの人に，自分に問題があることを認め，援助を求める気があるかどうかということが，二人の関係が続くか否かの決定要因になるということがわかっています。
　私たちが話をした何百人もの人たちに関して言えば，ボーダーラインの人が本気で回復を約束した時，ノン・ボーダーラインの人は，ほとんどすべての場合において，喜んで彼らを支え，回復に向けて彼らを援助していました。しかし，ボーダーラインの人が二人の問題について一切の責任を取ることを拒否した場合には，ノン・ボーダーラインの人がどんなに関係を修復しようと頑張っても，結局その関係は終わってしまいました。

リチャード（non-BP）
　恋に落ちた時とまったく同じ理由で，僕は妻との関係を続けたんだ。彼女は，明るくて，美人で，気も利いてて，情熱的で，楽しい女性なんだ。結婚した時，僕は彼女が境界性パーソナリティ障害だとは知らなかったよ。本当のところ，彼女が医学的に診断を受けるまで，境界性パーソナリティ障害ってものが何なのか知らなかったんだ。
　僕はすぐに何かが問題だって気づいたよ。ときどき不満を感じたり，怒りを覚えることがあったからね。やけに怖い思いもしたし。でも何が起こっても，彼女は僕が愛している女性で，たまたま精神疾患を患っていただけなん

だ。最悪のことが起こっていても、別れることは考えなかったよ。僕はそんなに簡単に人との関係を終わらせるつもりはなかったんだ。悪くないこともいっぱいあればなおさらね。彼女はすごく病んでいたよ。でも、僕は常に彼女の良いところを見ようとしていたんだ。

セラピーを受けたり、入院したりしながら4年が経って、結婚生活はもっと親密なものになったよ。彼女に誠意を尽くしたご褒美はすばらしいものなんだ——僕が最初に心を惹かれたものと同じ情熱、美貌、機転がすべて残されてるんだから。でも、境界性パーソナリティ障害の恐怖や混乱は消え去ったよ。この経験で成長したのは、彼女だけじゃない。僕も成長したんだ。

ローダ（non-BP）

私はボーダーラインのボーイフレンドとは何度も別れてるわ。自分のしてることがわかってて、謝って、どう変わるつもりか言ってくれたら、私はまた彼のもとへ戻るの。

私にとっては、彼にはその価値があるのよ。親切だし、かっこいいし、情熱的で、気前もいいわ。これまでの人生で、これほど愛されてるって思わせてくれる人もいなかったし。彼は私がどんな人間かって決めつけたりしないから、私を傷つけることもないの。私は決めつけるけどね。それに私の場合は、彼が"節度ある"ボーダーラインの人だから、ずいぶんラッキーなのよ。彼は怒りを爆発させたり、暴力をふるったりしないし、浮気もしないの。それに、自分の行動を改めようと真面目に頑張っているわ。

こんな関係は私にとって都合がいいのよ。ときどき強烈に自分ひとりだけの時間が欲しくなるからね。ひとりになって、彼なしでいろんなことを楽しむの。

リスクも承知よ。でも、私は彼を愛しているし、できるかぎり彼との人生を楽しもうと思っているのよ。

マリー（non-BP）

まもなく離婚する夫が，今日の午後突然私を訪ねてきたの。仕事とお金のことから話が始まったわ。でも，それから話が変わって，彼は，私が彼にチャンスを与えなかったって言ったの（20年分のチャンスは充分じゃなかったみたい）。どうも，はっきり私を殺すぞって脅したのを忘れたみたいね。ばかみたい──脅されて私が驚くと思ってるのかしら？　筋の通らない話や，都合のいい健忘症や，見え透いた操作とずっと付き合うこともできたわ。でも，はっきり言うわ。つまり，意味がないってことよ。彼にはわからないでしょうね。うまくコミュニケーションする方法を見つけることは，私の仕事だったのよ。境界線を引くのも私。病気について理解するのも私。彼の仕事は何だったの？

片方の人が何でもしなければならない関係なんて，そんなのありかしら？　片方が全部理解して，許してあげて，欲張りな相手に何でも与えなければならない関係って，いったい何なの？

2, 3時間後に彼は電話をかけてきて，仕事をやめたほうがましだと言って，ため息をつき始めたの。今住んでる家の中でピストルをじっと見つめてるんだって言ったわ。勇気が要ったけど，私は電話を切ったの。彼のくだらない苦悩は彼に返してあげたわ。そんなことができる力がまだ私の中に残ってるなんて思わなかった。でもあるのよね。私が自分の気持ちを取り戻したって，全然問題ないんだわ。

これを書きながら，8歳になる息子が飾りのついた鳥かごにオートミールクッキーを詰め込んでいるのを見ているわ。彼の科学のプロジェクトなの。何の関係があるのかって？　彼は自由に，そして安全に自分自身でいられるってことよ。本来なら信用できるはずだった誰かに，怒鳴られたり，言葉の暴力をふるわれたりする危険を伴わずにね。母親も自由で安全だから，彼を8歳の男の子でいさせてあげられるわ。私たちノン・ボーダーラインの人たちには誰にでも，こうした選択の自由があるのよ。私たちが原因でもない病気のために，進んで謝罪する必要なんてないのよ。

鳥かごをクッキーでいっぱいにしても，そこにミルクを注いでも，それをつまんで食べても，ぐちゃぐちゃにしてもいいのよ。こめかみが痛くなるまで笑ってもいい。何か問題があったら泣けばいいの。何もせずに過ごしててもいいわ。言いたいことを言えばいいし，言ったことを計画していいのよ。一度は正気を取り戻すために時間を使ってごらんなさいよ。

● 選択の余地のない関係

ボーダーラインの親，未成年の子ども，兄弟姉妹がいる場合など，選択の余地のない関係では，通常，決めるべきはとどまるか去るかといったことではなく，むしろ自分自身の境界を設定し守ること，そしてボーダーラインの人の問題に自分の人生が押しつぶされないようにすること，となります。しかし，だからといって無力感や絶望を感じる必要はありません。関係を終わりにしたり，"お別れ"することはできないかもしれませんが，その人とどれだけ接触するか，関係を維持するためにどれだけのエネルギーを費やすかといったことに関して，境界を設けることはできます。

> 選択の余地のない関係では，あなたが主導権を握らなければなりません。自分自身の感情的および身体的な境界を見極めてください。一貫した手本と，ボーダーラインの人の不穏な行動に対する一貫した反応を示しながら，相手との関係で設定した境界を強化してください。大人になっても，その関係が余りにも大きな苦痛をもたらし，相手には変化する気がないのであれば，あなたには一時的，あるいは永久に関係を断つという選択肢もあります。

シルビア（non-BP）

私はボーダーラインの息子のジョンをとても愛しているわ。何年もの間，彼のやることなすことで一喜一憂だったわ。またお酒を飲んだのかしら？

自暴自棄な女の人たちと関わっていたのかしら？　いらないことにお金を使ったのかしら？　彼には絶えずお金を与えてきたし，ルームメイトが彼を追い出した時は，住む場所を探してあげたわ。わめいたり，怒鳴り散らしたり，自分の人生でうまくいかなかったことを全部，私や夫のせいにしてる時も，彼の言うことを聞いてあげたのよ。

　夫のポールが心臓発作を起こしてから，状況が変わったの。ポールは今でこそ元気になったけれど，しばらくの間，助かるかどうかわからなかったわ。この危機に直面して，私は自分が息子のことに集中しすぎていて，自分自身や夫や娘との関係を見失っているって気づいたの。

　私は息子が引き起こす混沌から身を引かなければならなかったのよ。彼を保釈させたり，延々話を聞いてあげたりすることには，境界を設けたわ。ジョンにはこの新しい境界が不服だったみたい。丸3年も私たちとの連絡を断ったのよ。とてもつらかったわ。でも彼も，境界のある関係でも，何の関係もないよりはましだって思ったみたい。今は月に一回，彼と会うことにしてるの。電話もするわ。ちょっと不自然だけど，それで何とかやっていけるのよ。

　私はまた，目標や夢や喜びをもった人間に戻れたような気がしてるの。境界からは誰もが利益を得るわ。ジョンもそうだと思うの。彼は，私たちなしでも何とか生きていけるってことを学んだんだから。

　ジョンともっと親密な関係になれたらいいのにって思うわ。彼が自分をもっと大切にして，援助を求めてくれたらいいのにって。でも，私がジョンを変えることはできないって認められるようになったの。私には彼を愛することしかできないし，自分自身のことを愛し，残りの家族を大切にしながら，知りうるかぎりの最高の母親であることしかできないのよね。

● 癒しと希望

あなたが何を決断しようと，そこには癒しと希望があります。ひとつの関係が終わる際の癒し，そして，愛する人が境界性パーソナリティ障害か

ら回復することへの希望です。

ノン・ボーダーラインの人たちのためのオンライン・サポートグループ，Welcome to Oz には，何年も前にボーダーラインの人との関係を解消したという参加者がたくさんいます。彼らがこのグループに残っているのは，他の人を援助し，ボーダーラインの人との関係の後には人生が本当によりすばらしくなるということを伝えるためです。

マリリン（non-BP）

ボーダーラインの夫と離婚して 10 年になるけど，まだ後遺症と取り組んでるわ。彼の行動をずっと人の目に触れさせないようにしてきたから，私のほうに影響が残ったのよ。人を信用したり，世の中を信頼したり…，そんなことは私の中で消滅していたの。

でも今は，人生がこれ以上よくなることはないと思えるくらいよ。幸せだし，自信もついたの。この経験から，私は自分自身のことについてたくさんのことを学んだわ。それまで避けてきたことや，自分の中で認めようとしなかったこととかね。今は，消極的で不健全だと思うことを改めるために，自分のエネルギーを使ってるの。前より意識的に生きているわ。

ひどく恨まない程度に，私はずっと怒りを抱いていたわ。でも結局，前の夫はわざと私の人生を台なしにしようとしたわけじゃなかったってことに気づいたの。彼が誰と結婚しようと，ある程度そうしたことは起こったんだと思うわ。彼の存在を責めても意味がないし，それで状況が良くなるわけじゃないもの。

離婚して 2，3 カ月たって，両親と夕食を共にしたの。父は彼の悪口を言ったわ。私は父に向かって言ったの。「どうしてそんなこと言うの？ どうして彼のような人を憎むのかしら？ 彼が私を傷つけた以上に彼自身を傷つけてることがわからないの？」。恨みや怒りは人を過去に縛りつけるわ。否定的な感情に縛られていたら，私は新しい人生をスタートすることもできなかったし，幸せにもなれなかったわ。

前の夫が,「ぼくの人生に幸せなどなかった。全くなかった！」と最後に私に言ったの。彼の頬を流れ落ちた涙のことを決して忘れないわ。苦痛に満ちた彼の声も忘れない。彼が感じていた，そしておそらく今も感じている孤独——世界の中でひとりぼっち，孤立する恐怖——，これが，彼に対する怒りを鎮めてくれるの。私は昔も幸せだったのね。いつかまた幸せになれるとわかってたもの。でも，幸せだって思ったことのなかった彼のような人にとっては，どうなのかしら？　私は彼を見捨てたのね。みんなが自分を見捨てたって，彼が思ってたのと同じように。

　私は長い間，ひどい罪悪感を感じていたわ。でも，生き続けるつもりなら，それを手放さなくてはならなかった。私は彼を助けることはできなかったけれど，自分を破滅させることもできなかったのよ。

　最後に，『ここは私の居場所じゃない』の著者であるレイチェル・レイランドが Welcome to Oz に投稿した文章を紹介します。これは，回復が実際に可能であることを示しています。

レイチェル（BP）

　始めた時よりずっと悪くなっていると思うことが何度もあったわ。病気について知らないほうがよかったんじゃないかとか，セラピーなんて受けないほうがよかったんじゃないかって思ったの。自分の考え方を一回全部ばらばらにして，組み立て直さなくてはならなかった。でも，生まれつき不安定なアイデンティティで苦しんでいる人間にとって，古い考え方を壊したけれど，新しい考え方が身についていない間は，恐怖で押しつぶされそうになるのよ。

　この間は，何も存在しない闇の穴をのぞき込んで，自分にはいったいアイデンティティなんてものがあるのかしらと思っていたわ。幸運なことに，素晴らしい精神科医や，夫と子どもたちに助けられて，私は境界性パーソナリティ障害から回復したの。でも，私に起こったことが他のボーダーラインの人にも起こるとは限らないって充分承知しているわ。ボーダーラインの人の

中には，この旅路を歩きたがらない人もいるでしょうね。そんなことが全くできないボーダーラインの人もいるでしょうし。だから，ボーダーラインの人の身近にいるすべての人が，ボーダーラインの人との関係を続けるべきだとも思わないわ。場合によっては――たぶん多くの場合だと思うけど――自分自身を守って，人生をどんどん先に進むことが必要だし，賢明なことよね。でも，他の場合では，もしあなたがそこに留まっているなら，最後にはご褒美が得られるわよ。夢に描いていたよりももっと親密で幸せな関係が手に入るんだから。

　私がこの旅の中で学んだ最も大きな教訓のひとつは，人には驚くほど優しくなれる能力があるってことね。この世界は，試練や苦しみや不正があるとしても，本当に奇跡が起きる場所だということ。憎しみと同じくらい，愛情と優しさに満ちているわ。今までとは全く違った人生観をもって，私は再び現われたの。そのおかげで，苦痛や葛藤にはすごく意味があったんだって思えるのよ。

本書から，あなたは，境界性パーソナリティ障害とは何なのか，ボーダーラインの人がなぜあのように行動するのか，二人の関係の中であなたが果たしている役割は何なのか，そして，どのようにして自分自身の人生を取り戻せばよいのかについて学んだことでしょう。

　しかし，境界性パーソナリティ障害の行動は複雑で，知識を得ることは比較的たやすい部分です。さあ，今度は知恵の部分です。これまで学んだことをあなた自身の人生に生かしてください。

　そこでは，以下のようなことも含め，さまざまなことが起こるでしょう。

- 長年抱いてきた信念や価値観に疑問を投げかけることになるかもしれません。
- 何年間も避けてきた問題に直面するかもしれません。
- あなたがボーダーラインの人との間で結んだ暗黙の「取り決め」を見

直すことになるかもしれません。たとえば，ボーダーラインの人のニーズやものの見方が，常にあなたのものより重要で「正しい」という取り決めなどです。

　自分の心の健康を損なうことなく，このような取り決めを長く守り続けられる人などひとりもいません。
　簡単なことだとは言いません。しかし，やってみる価値はあります。その過程で，あなたは，自分が本当は何に価値を置いているのか，自分は本当はどういう人間なのか，見つけることができるでしょう。自分の中に存在するとは気づかなかった強さを発見することでしょう。これ以上に大切なことなど人生にはほとんどありません。ウィリアム・シェイクスピアは400年前に言っています。

　　　要するにだ，いちばん大切なことは，
　　　自分自身に忠実になれば，
　　　夜が昼に続くごとく，
　　　必ずや人に対しても忠実になる。
　　　　　　　　　　　　　　ハムレット，1幕3場 78-80 行
　　　　　　　　小津次郎訳『シェイクスピアⅠ』筑摩世界文学体系より

　本書から得られた知識と手法が，あなたのこれからの旅に役立つことを願っています。

付　録

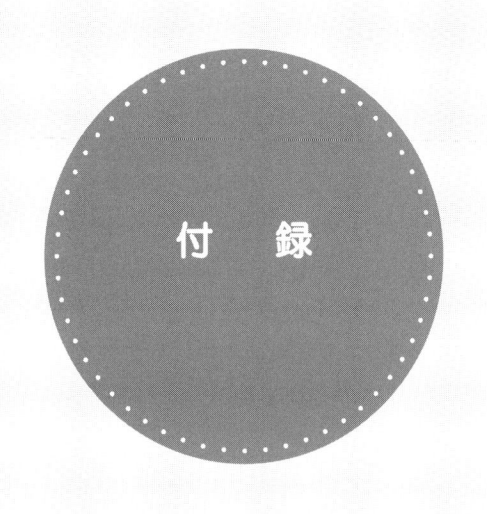

A
境界性パーソナリティ障害の原因と治療

　この付録で紹介する情報の大部分は，ランディ・クリーガー著，『境界性パーソナリティ障害ファミリーガイド』に基づいています。

● 境界性パーソナリティ障害を引き起こす危険因子

　境界性パーソナリティ障害（BPD）には単一の原因があるわけではありません。むしろ，いくつかの危険因子があり，それらが存在する時，その人にBPDが発症する可能性は高くなります。危険因子は二つの範疇に分けることができます。生物学的なものと環境的なものです。BPDに対する生物学的な脆弱性が，問題の多い環境と組み合わされると，BPDの発症の可能性が出てきます。生物学的な要因が優勢な人もいれば，環境的な要因がより大きな役割を果たしている人もいます。

● 生物学的な要因
　神経伝達物質レベルにおける機能不全は，神経伝達物質システムの他の異常と同様に，正常とは言えない理由づけ，衝動性，不安定な感情などといった問題を引き起こすことがあります。

　身体組織としての脳にも障害が起こることがあります。扁桃体は，私たちの感情の強さをコントロールし，また，急激な感情の変化が起きた際に正常な状態に戻るための能力を司っています。脳の画像研究から，ボー

ダーラインの人たちは，対照群の人たちと比べて，扁桃体がより活発であることが明らかにされています。

ロバート・O・フリーデル医師によれば，境界性パーソナリティ障害を引き起こす単一の，特異的な遺伝子があるわけではないとのことです。彼は，BPDのリスクを高める遺伝子は，ボーダーラインの人や，双極性障害，うつ病，物質使用障害，外傷後ストレス障害といった関連する障害をもつ人々の間で受け継がれているようだと述べています。

フリーデル医師が言うには，BPDは脳内の特異的な神経経路の不安定性によるものであり，問題のある行動は意図的でも，計画的なものでもない，ということです。さらなる研究によって，生物学的な要因に対する私たちの理解が深まり，より効果的な治療法がもたらされることでしょう。

● 環境的な要因

BPDは子ども時代に受けた何らかの虐待の結果であるという神話が存在します。確かに，ボーダーラインの人たちの多くが——ときには長年にわたる——虐待，見捨てられ，ネグレクト，もしくは他のひどい扱いの犠牲者である場合があります。しかし，研究の不備により，実際にどれだけの人がこのパターンに当てはまるのかはわかりません。

研究で示されるのは単に，メンタルヘルス制度の中にいて，自殺や自傷傾向のあるボーダーラインの人たちのことだけです。高機能の人々がすっかり抜け落ちているため，それは，すべてのBPDをもつ人の中から無作為に抽出された人たちではありません。

もうひとつ問題なのは，虐待を受けたという主張が自己報告であり，標準化された虐待の定義が欠けていることです。

しかし，環境的な要因——虐待，ネグレクト，さまざまな子ども時代のトラウマ——は実際，遺伝学的にこの障害になりやすい人にBPDを発症させるきっかけとなるようです。

フリーデル医師はこれを「環境的な負荷 (environmental burdens)」

と呼んでいます。虐待のほかに，環境的負荷には以下のものが含まれるでしょう。

- 効果的でない子育て——不適切な親としてのスキルから，精神疾患や物質乱用まで，あらゆるものを含む。
- 安全でない，混沌とした家庭環境。
- 子どもと親の気質が衝突すること。
- 養育者や，養育者による世話が突然に失われること——新しい赤ちゃんが生まれるといった，よくある出来事も含む。子どもはそれによって自分が見捨てられたと感じる。

治　療

新しい形態の治療法が成功を収めているというすばらしいニュースがあります（詳細はもうすぐわかるでしょう）。しかし，もしあなたが愛する人のために治療法を探したいと思っているなら，本人が心から，自らの理由で——あなたや他の誰かが最後通牒を渡したといった理由ではなく——変わりたいと思っているかどうかを確認してください。

薬物治療

薬物は，うつ，気分変動，解離，攻撃性，衝動性といった BPD の症状を緩和するのに役立ちます。脳内化学物質がどのように BPD の症状を引き起こすのかについての詳細は，患者さんごとに非常に大きく異なるため，この種の治療はとても複雑です。BPD の治療に薬物を使用する医師たちは特別な訓練を受けている必要がありますし，患者さんたちにも注意深いモニタリングが必要です。

　一般的な薬物としては以下のようなものがあります。

- 抗精神病薬。例：オランザピン（商品名：ジプレキサ）
- 抗うつ薬。例：サートラリン（商品名：ゾロフト），ベンラファクシン（商品名：エフェクサー）
- 気分安定剤。例：バルプロ酸ナトリウム（商品名：デパコート），ラモトリジン（商品名：ラミクタール）

● **心理療法**

　自らの問題に取り組むもうという動機づけがあるボーダーラインの人たちのための，構造化されたプログラムがいくつか存在します。このような構造化された治療法は，通常のものよりも良い結果を生み出すようです。しかしこれは，この種の治療法に限られるわけではない，以下のような要因によるものと言えるでしょう。

- 臨床家が特別な訓練を受けていて，より効果的なツールを提供することができる。
- 患者の回復や取り組みに対して前向きな態度で臨むことができるような教育を臨床家が受けている。
- 週に1回ではなく，2回の治療。
- 同じ障害をもつ仲間と交流する機会がある。

　以下の治療法はすべて，問題のあるボーダーラインの行動に焦点を当てたものです。しかしこれらは，治療者と患者の治療関係をどの程度重視するかという点では大きな幅があります。結局のところ，ほとんどの患者にとって治療法の選択は，どのプログラムが利用可能で，セラピストとクライアント，保険適用，その他の要因に最も合っているかによって決まってきます。

《弁証法的行動療法》

弁証法的行動療法（DBT）は，最もよく知られた BPD のための構造化された治療法と言えるでしょう。マーシャ・リネハン博士によって開発された DBT は，基本的に，クライアントに自分自身をありのままに受け入れるようにと教えます。それによって，彼らは自らの行動に変化を起こすことができるようになるのです。

DBT プログラムに登録した人は，週1回のグループ・スキル・トレーニングに参加し，苦悩に耐え，感情を調節し，マインドフルネスを深め，対人関係のスキルを身につけていくことになります。また，個々のセラピストとの面談も毎週行います。

マインドフルネスは，DBT の中核となる概念です（付録 B でより詳しく説明します）。マインドフルネスは，その瞬間に存在し，まわりで起こっている出来事を観察し，自分の感情にとらわれることなくそれに気づくことに関するものです。DBT への参加を考えている人は，前向きな，誠実な態度でセラピーに出席し，毎日，日記形式の書面への書き込みを行わなければなりません。

《メンタライゼイション》

メンタライゼイション（Mentalization Based Therapy：MBT）は一種の心理療法であり，ボーダーラインの人が次のことに焦点を当てられるよう手助けするためにデザインされたものです。

- 自らの思考と他者の思考とを区別する。
- 思考，感情，願望，欲求が，いかに行動につながっているかを認識する——今までに認められているほとんどの治療法においてはひとつの要素であるものが，MBT では主要な焦点となっています。

MBT が焦点を当てるのは，患者とセラピストとの交流であり，この

点で，スキル・トレーニングに焦点を当てる DBT とは異なっています。MBT が目標とするのは，他者とのより良い関係であり，感情や行動に対するコントロールを向上させることです。DBT が機能不全に陥った行動をターゲットとする一方で，MBT では，クライアントとセラピストとの関係が，治療上不可欠な役割を果たすとみなされています。

《スキーマ療法》

スキーマ療法の創設者たちによれば，「スキーマ」とは，子ども時代に生存に関わるニーズが満たされなかった場合に起こりうる，確立された，自滅的な生活パターンです。彼らは，私たちのスキーマ・モードは生活状況によって引き金を引かれ，それ（「感情的引き金」）に対して私たちは過敏になっていると言います。こうして，私たちは状況に過度に反応し，自らを傷つけてしまうような行動の仕方をしてしまうのです。

スキーマ療法の目標には，自らの真の感情にアクセスし，自滅的なスキーマ・モードのスイッチを切り，対人関係の中で感情的なニーズを満たせるようにすることなどが含まれます。

《STEPPS グループ治療プログラム》

STEPPS（systems training for emotional predictability and problem solving）とは，「感情の予測と問題解決のためのシステムズ・トレーニング」を意味します。これはオランダで人気があり，伝統的な治療に代わるものではなく，それに追加して使用するものとされています。DBT と同じように，STEPPS ではスキル・トレーニングに取り組みます。家族がこのプログラムでは重要な要素であり，家族の人たちは，患者の新しいスキルを強化し，サポートする方法を学びます。

プログラムには 3 つの段階があります。病気への気づき，感情を扱うスキル・トレーニング，行動を扱うスキル・トレーニングです。

B
マインドフルネスの実践

● ボーダーラインの人を愛する人や友人たちのためのマインドフルネス

　弁証法的行動療法（DBT）は，BPDをもつ人たちに対してとても有効であることが証明されていますが，このDBTに欠かせない構成要素のひとつが，マインドフルネスです。BPDの治療は多くの場合，マインドフルネスのスキルを身につけることから始まり，ボーダーラインの人は治療期間中ずっとこのスキルを練習することになります[29]。
　このマインドフルネスのスキルは，愛する人のBPDの症状に対処しているノン・ボーダーラインの人にも有効です。実際，この10年ほど，「境界性パーソナリティ障害の理解を進める連合会（NEABPD）」は，ファミリー・コネクションズ・プログラムにおいて，マインドフルネスのスキルを教えています。このプログラムは，ボーダーラインの人を家族内に抱える人たちに対して，教育，スキル訓練，支援を提供しています（プログラムの詳細についてはwww.neabpd.org/family-connectionsを参照）。
　マインドフルネスとは，判断を伴わない気づきです。マインドフルネスの研究者であるジョン・カバット-ジンによれば，マインドフルネスとは，「判断したり，自分自身や自らの経験を批判することなく，自らの考え，感情，身体感覚，行動に――まさに今この瞬間に――気づいている能力」です[20]。これを「中心にいる」状態と呼ぶ人もいれば，「真の自己」

と出会うことだと言う人もいます。

　ボーダーラインの人はしばしば感情に支配されます。そうして彼らは，薬物使用，危険な性行為，自傷などといった破壊的，衝動的な行動を起こすことになります。DBTにおいてマインドフルネスの目標とされるのは，ボーダーラインの人が強い感情と危険なふるまいのパターンを認識し，そうすることによってより思慮深く，より衝動的でなく行動できるようにすることです。DBTの用語を使うなら，マインドフルネスが目指すところは「賢明な心（wise mind）」，すなわち「理性的な心」と「感情的な心」との間でバランスがとれた状態を実践し，達成することです。賢明な心で臨めば，私たちは人生をそれがやってくるままに体験し，私たちがしばしば遭遇する曖昧さや白でも黒でもないグレーの領域をよしとして認めることができます。

　知性的，合理的なものの見方で知識を得ようとする時，私たちは理性的な心の状態にあります。理性的な心の状態にある時，私たちの感情は脇によけられ，自らの反応は計画に沿った，コントロールされたものとなります。反対に，感情的な心の状態にある時には，私たちの思考やふるまいはその時点での感情に左右されます。感情的な心の状態では，理性的に思考することは難しく，事実は，私たちの気持ちに合うように，あるいは気持ちを承認するような形で，歪められてしまうかもしれません。

　賢明な心の状態にある時，私たちの感情と思考は共に働きます。結果として，私たちは――たとえ，人生や人間関係が目下のところ手に負えない状態にあるとしても――適切に，よりスムーズに行動します。

　マインドフルな状態にある時，私たちは人生のありのままの姿に対して心を開き，それぞれの瞬間を，それが生じ，過ぎゆくままに，完全に意識しています。

　Dialectical Behavior Therapy Skills Workbook [34]の中で，著者であるマシュー・マッケイ，ジェフリー・ウッド，ジェフリー・ブラントリーは，「今この瞬間において，自らの体験に完全に気づいているためには，

自分自身や自分が置かれている状況や他の人々を批判しないことです」と述べています。DBT の創設者であるマーシャ・リネハンはこれを「徹底的受容（radical acceptance）」と呼んでいます[29]。この言葉は，心理学者であり瞑想の指導者でもあるタラ・ブラックが 2004 年に出した本のタイトルでもあります。

徹底的受容によって私たちは，今ここに焦点を合わせ，未来に横たわっているかもしれないことや過去に起こったことに，精神的・感情的にとらわれるのを避けることができるようになります。これは，BPD に関連する，予測不可能で混乱をもたらす行動に対処するうえで特に役立ちます。

マインドフルネス——そして DBT 全般——によって，ボーダーラインの人は白か黒かの考え方に結びついた感情のジェットコースターから離れていることができるようになります。時がたつにつれ，マインドフルネスを規則正しく実践した人々は，痛みに耐えることや問題解決をよりうまく行い，日々の生活や人間関係の中で混乱したりストレスを感じたりすることが少なくなるようです。しかし，覚えておいてください。マインドフルネスが目指すのは，深い幸福感や，ストレスや困難のない人生を体験するといったことではありません。

私たちは誰もが，マインドフルになる能力を兼ね備えています。これは，誰もが身につけることのできるスキルです。ここには，神秘的なことなど何もありません。ただ，今この瞬間に注意を向ければよいのです。心が騒ぎ出しても，それが起こり，消え去るに任せます。繰り返し繰り返し，今ここに戻ってくるのです。

これは通常，思うほど簡単ではありません。習い始めの時は，とりわけそうです。しかし誰でも，練習すればよりうまくできるようになります。この過程で，私たちは自分自身や他の人々，そして自らの人間関係について多くのことを学びます。

マインドフルネスを実践することで，あなたは理性的な心と感情的な心との間でよりバランスをとることができるようになるでしょう。それによ

り，ストレスの多い状況に対して，よりバランスのとれた健全なやり方で，賢明に対処することができるようになります。また，より良く決断し，人間関係を向上させ，身体的，精神的にリラックスするための自らの能力を最大限活用することができるようになります。

Dialectical Behavior Therapy Skills Workbook[34] は，マインドフルネスのすばらしい入門書であり，数多くの提案や練習の機会を提供してくれます。

● マインドフルネス・エクササイズ 1：あるひとつの対象に焦点を合わせる

このエクササイズの目的は，何か簡単な対象に心の焦点を合わせ，今この瞬間に留まるうえで必要な心のエネルギーに気づくことです。

一人になることができ，テレビやラジオ，その他，注意をそらすものや妨げになりそうなもののない場所を見つけます。3分間保っていられるような——座った姿勢でも立った姿勢でもかまいません——くつろげる姿勢をとってください。目は開けたまま，いつもと同じ呼吸を行ってください。

はっきり見ることができる，近くのものを選んでください。強い感情を引き起こしたりしないものにしてください——植物，椅子，本，カップなど。

それから3分間，その対象物にだけ注意を向けてください。もしそうしたければ，あらゆる角度からそれを見つめてください。手に取って，触れてみてください。においをかいでみてもよいでしょう。その対象物に関するさまざまな感覚的な情報を受け入れてください。

心がさまよい始めたら——きっとそうなるはずです——自分自身をつかまえて，対象に注意を戻してください。このようなことが何度か——あるいはもっと頻繁に——起こるでしょう。イライラしたり，自分を批判する必要はありません。ただ対象に戻ってくることを続けてください。

● マインドフルネス・エクササイズ 2：自らの考えを監視する

このエクササイズの目的は，自分自身の心とその考えに対する気づきを深めることです。練習を重ね，時間がたつにつれ，ある特定の考えによって行き詰まったり，ストレスを感じたり，圧倒されたりすることが少なくなってくるでしょう。

もう一度，気をそらされるものや妨げとなりそうなもののない場所を見つけてください。快適な姿勢で椅子に座り，両足を床につけ，背筋は伸ばします（椅子の前のほうに座ることになるでしょう）。通常の呼吸を行い，目は開けたままにします。

5分間，何かあることについて考えることを——あるいは考えることそのものを——やめてください。ただ，考えが浮かんできて，それらが動き回り，流れ去ってゆくのを見つめてください。それにしがみついたり，押しのけようとしたり，判断を下そうとしたりしないでください。ただやって来て，去りゆくのに任せます。

心がさまよい出し，ある特定の考えにとらわれてしまったら，ただそのことに気づいて，静かに心を観察する状態に戻ってきてください。自分に対して批判的になっていることに気づいたら（「うまくできないな」「どうしてこんな恐ろしい考えをもっているんだろう？」など），自分のその判断に気づいたというだけで，もう一度心を観察する状態に戻ります。

練習すれば，このスキルによって，みなさんは脅迫的な考えや心配事にとらわれることが少なくなってくるでしょう。矛盾しているようですが，それにより，重要な任務や関心事，活動に対して，みなさんがそうしなければならない時——たとえば，税金の支払いなど——より良く焦点を合わせることができるようになるのです。

参 考 文 献

1. Adamec, C. 1996. *How to Live with a Mentally Ill Person*. New York: John Wiley & Sons, Inc.
2. Al-Anon Family Group Headquarters. 1981. *Detachment*. Virginia Beach, Va.
3. Beattie, M. 1987. *Codependent No More*. Center City, MN: Hazelden.
4. Brach, T. 2004. *Radical Acceptance*. New York: Bantam.
5. Bradshaw, J. 1988. *Healing the Shame That Binds You*. Deerfield Beach, FL: Health Communications.
6. Brodsky, B. and J. Mann. 1997. "The Biology of the Disorder." *California Alliance for the Mentally Ill Journal* 8:1.
7. Cauwels, J. 1992. *Imbroglio: Rising to the Challenges of Borderline Personality Disorder*. New York: W. W. Norton.
8. *DSM-IV-TR*. 2004. *Diagnostic and Statistical Manual of Mental Disorders*. Washington, D.C.: American Psychiatric Association.
9. Eddy, W. A. 2003. *Splitting: Protecting Yourself While Divorcing a Borderline or Narcissist*. Milwaukee, WI: Eggshells Press. www.bpdcentral.com (888) 357-4355. A companion CD is also available.
10. Ellis, T. E., and C. F. Newman. 1996. *Choosing to Live: How to Defeat Suicide Through Cognitive Therapy*. Oakland, CA: New Harbinger Publications.
11. Engel, B. 1990. *The Emotionally Abused Woman: Overcoming Destructive Patterns and Reclaiming Yourself*. New York: Fawcett Columbine.
12. Evans, P. 1996. *The Verbally Abusive Relationship: How To Recognize It and How To Respond*. Holbrook, MA: Adams Media Corporation.
13. Forward, S. and D. Frazier. 1997. *Emotional Blackmail: When the People in Your Life Use Fear, Obligation, and Guilt to Manipulate You*. New York: HarperCollins.
14. Gibran, K. 1976. *The Prophet*. New York: Alfred A. Knopf.
15. Golomb, E. 1992. *Trapped in the Mirror: Adult Children of Narcissists in the Struggle for Self*. New York: William Morrow.
16. Gunderson, J. G. 1984. *Borderline Personality Disorder*. Washington D.C.: American Psychiatric Press, Inc.
17. Heldmann, M. L. 1990. *When Words Hurt: How to Keep Criticism from, Undermining Your Self-Esteem*. New York: Ballentine.
18. Herr, N. R., C. Hammen, and P. A. Brennan. 2008. "Maternal Borderline Personality

Disorder Symptoms and Adolescent Psychosocial Functioning." *Journal of Personality Disorders* 22(5):451-465.

19. Johnston, J. A., and V. Roseby. 1997. *In the Name of the Child: A Developmental Approach to Understanding and Helping Children of Conflicted and Violent Divorce.* New York: The Free Press.
20. Kabat-Zinn, J. 2005. *Wherever You Go, There You Are.* New York: Hyperion.
21. Katherine, A. 1993. *Boundaries: Where You End and I Begin.* Park Ridge, IL: Fireside/Parkside.
22. Kreger, R., with J. P. Shirley. 2002. *The Stop Walking on Eggshells Workbook: Practical Strategies for Living with Someone Who Has Borderline Personality Disorder.* Oakland, CA: New Harbinger Publications aaa.bpdcentral.com.
23. Kreger, R. 2008. *The Essential Family Guide to Borderline Personality Disorder: New Tools and Techniques to Stop Walking on Eggshells.* Center City, MN: Hazelden. www.bpdcentral.com.
24. Kreisman, J. and H. Straus. 1989. *I Hate You—Don't Leave Me.* New York: Avon Books.
25. Kreisman, J. and H. Straus. 1989. *Sometimes I Act Crazy.* New York: John Wiley & Sons.
26. Kübler-Ross, E. 1975. *Death: The Final Stage of Growth.* Englewood Cliffs, NJ: Prentice Hall.
27. Lerner, H. G. 1985. *The Dance of Anger.* New York: Harper Perennial.
28. Leving, J. M. and K. A. Dachman. 1997. *Fathers' Rights.* New York: Basic-Books.
29. Linehan, M. 1993. *Cognitive-Behavioral Treatment of Borderline Personality Disorder.* New York: Guilford Press.
30. Linehan, M. 1993. *Skills Training Manual for Treating Borderline Personality Disorder.* New York: Guilford Press.
31. Links, P. S., Heslegrave, R. J., Milton, J.E., van Reekum, R. and Patrick, J. 1995. "Borderline Personality Disorder and Substance Abuse: Consequences of Comorbidity." *Canadian Journal of Psychiatry* 40:9-14.
32. Links, P. S., M. Steiner, and D. R. Offord. 1988 "Characteristics of Borderline Personality Disorder: A Canadian Study." *Canadian Journal of Psychiatry,* 33:336-340.
33. McGlashan, T. H. 1986. "Long-term Outcome of Borderline Personalities." The Chestnut Lodge Follow-up Study. III. *Archives of General Psychiatry* 43:20-30.
34. McKay, M., J. C. Wood, and J. Brantley. 2007. *The Dialectical Behavior Therapy Skills Workbook.* Oakland, CA: New Harbinger Publications.
35. McKay, M., Farming, P., Paleg, K. and Landis, D. 1996. *When Anger Hurts Your Kids: A Parent's Guide.* Oakland. CA: New Harbinger Publications.
36. Moskovitz, R.A. 1996. *Lost in the Mirror: An Inside Look at Borderline Personality*

Disorder. Dallas, TX: Taylor Publishing Company.
37. Nace, E. P., J. J. Saxon, and N. Shore. 1983. "A Comparison of Borderline and Nonborderline Alcoholic Patients." *Archives of General Psychiatry,* 40:54-56.
38. Nash, M. 1997 "The Chemistry of Addiction." *Time* 149(18):69-76.
39. Newman, C. F. 1997. "Maintaining Professionalism in the Face of Emotional Abuse from Clients." *Cognitive and Behavioral Practice* 4:1-29.
40. Novak, J. 1996. *Wisconsin Father's Guide to Divorce and Custody.* Madison. WI: Prairie Oak Press.
41. Oldham, J. M. 1997. "Borderline Personality Disorder: The Treatment Dilemma." *The Journal of the California Alliance for the Mentally Ill* 8(1):13-17.
42. Oldham, J. M., A. E. Skodol, H. D. Kellman, S. E. Hyler, N. Doidge, L. Rosnick, and P. Gallaher. 1995. "Comorbidity of Axis I and Axis II Disorders." *American Journal of Psychiatry* 152: 571-578.
43. Preston, J. 1997. *Shorter-Term Treatments for Borderline Personality Disorder.* Oakland. CA: New Harbinger Publications.
44. Reaves. J. and J. B. Austin. 1990. *How to Find Help for a Troubled Kid: A Parent's Guide for Programs and Services for Adolescents.* New York: Henry Holt.
45. Reiland, R. 2004. *Get Me Out of Here: My Recoveryfrom Borderline Personality Disorder.* Center City, MN: Hazelden.
46. Roth, K. and F. B. Friedman. 2003. *Surviving a Borderline Parent.* Oakland, CA: New Harbinger Publications.
47. Santoro, J. and R. Cohen. 1997. *The Angry Heart: A Self-Help Guide for Borderline and Addictive Personality Disorder.* Oakland, CA: New Harbinger Publications.
48. Siever, J. and W. Frucht. 1997. *The New View of Self: How Genes and Neurotransmitters Shape Your Mind, Your Personality, and Your Mental Health.* New York: Macmillan.
49. Silk, K. R. 1997. "Notes on the Biology of Borderline Personality Disorder." *California Alliance for the Mentally Ill Journal* 8:15-17.
50. Stone, M. H. 1990. *The Fate of Borderline Patients.* New York: The Guilford Press.
51. Thornton, M. F. 1998. *Eclipses: Behind the Borderline Personality Disorder.* Madison, AL: Monte Sano Publishing.
52. Tong, D. 1996. *Ashes to Ashes... Families to Dust: False Accusation of Child Abuse: A Roadmap for Survivors.* Tampa, FL: FamRights Press.
53. Waldinger, R. J. 1993. "The Role of Psychodynamic Concepts in the Diagnosis of Borderline Personality Disorder." *Harvard Review of Psychiatry* 1:158-167.
54. Winkler, K., and R. Kreger. 2000. *Hope for Parents: Helping Your Borderline Son or Daughter Without Sacrificing Your Family or Yourself.* Milwaukee, WI: Eggshells Press. www.bpdcentral.com. (888) 357-4355.

訳者あとがき

　待望の Stop Walking on Eggshells の第 2 版が出版されました。第 1 版が出版されて 7 年が経過しました。本書は，Paul Mason, Randi Kreger 著 Stop Walking on Eggshells; taking your life back when someone you care about has borderline personality disorder の全訳です。

　初版が出版された当時，わが国でも境界性パーソナリティ障害（Borderline Personality Disorder：BPD）そのものの病理や治療に関する書籍は多々ありましたが，そのような治療者向けの専門書ではなく，BPD と闘う本人をとりまく人々——家族や友人，さらには医療スタッフにいたるまで——に対して，知識や援助方法を詳細に提示している書籍はなく，本書は他に類を見ない画期的な書物でした。

　BPD と思われる本人に対して，家族や周囲の人々がどのように関わればいいのか戸惑っている姿は，現在でも変わりません。一方，BPD に関する研究は日々進んでおり，第 2 版には最新の研究に基づいた治療内容やその他の情報が付け加えられました。また，この間に BPD の訳語も，「境界性人格障害」から「境界性パーソナリティ障害」へと変化を見せました。BPD に対する日本社会の認識の変化を示しているものとも考えられます。

　この 7 年の間に訳者の臨床の場も，総合病院から地域のクリニックへと変化をし，時間の流れだけでなく，面前の BPD の患者さんの様相の変化をも感じます。その年月の間も，著者のひとりであるランディは精力的に活動を続けていました。BPD は非常に難解で困難な疾患であるにもかかわらず，BPD の本人やその家族に対する一貫した態度に裏打ちされた彼女の多くの業績には，敬意を表さずにはいられません。

　本書の目的は，BPD の人のまわりにいる家族や友人を混乱から救済し，

希望を与え，BPDの人に肯定的な姿勢で関わることができるような手法を提示することです。そして，まわりの人々が，BPDの人との関係において，「どうしたいか」「どのように変えていきたいか」という未来志向の観点から，互いの関係構築を自らが選択していくことができるようになることが最終目標です。有用かつ実践的な援助技法が，専門知識のない読者にもわかりやすくていねいに書かれています。この援助技法を，最初から順番に，注意深く，ねばり強く実践し続けることで，最終目標に到達できるように本書は構成されています。この援助技法は，BPDに対する援助技法を越えて，あらゆる援助的対人関係の場に広く応用がきくものです。「BPDの人は相手を操ろうとしている」とか，「BPDの人はいつも人に悪意を持っている」などという誤解や偏見のために，ともすると否定的感情を向けられやすいBPDの本人や，その家族や友人への暖かく包み込むような姿勢が，本書を通して一貫して感じられ，われわれ読者に親しみや共感を呼び起こしてくれるように思えます。

　第2版の翻訳にあたっては，初版に引き続き細部にわたり原稿に目を通していただいた星和書店編集担当の畑中直子さんに，心より御礼を申し上げます。

　BPDの症状を抱えながら苦しみもがいている人々，不思議な症状に圧倒されて無力感にさいなまれている人々，強烈な言動に傷つき必要以上に自分を責めているかもしれない人々が，希望を持って心軽やかに生きて行くことができるように，本書が役立つことを願っています。

　2010年10月

荒井秀樹

《著者紹介》

ポール・T・メイソン Paur T. Mason, MS
　ウィスコンシン州ラシーンにある Wheaton Franciscan Helthcare 臨床部門の副院長。境界性パーソナリティ障害に関する彼の研究は，Journal of Clinical Psychology 誌上で発表されており，また著述はメディア上でも見聞される。

ランディ・クリーガー Randi Kreger
　自身のウェブサイト（www.bpdcentral.com）を通じて，愛する家族の一員が BPD であるという人々が抱える問題に対し，世界的な関心を呼び起こした。『境界性人格障害＝ BPD ワークブック』『境界性パーソナリティファミリーガイド』の著者でもある。

《訳者紹介》

荒 井 秀 樹（あらい　ひでき）

　長野県出身　精神科医　医学博士
　1990 年　金沢大学医学部卒業，金沢大学医学部附属病院勤務
　1991 年　高岡市民病院精神科勤務（～ 1993 年）
　金沢大学医学部附属病院勤務を経て，富山市民病院精神科勤務，精神デイケア科部長
　2004 年　さくらまちハートケアクリニック開業
　著書：『DVD で学ぶ　みんなのうつ病講座』（星和書店）
　訳書：『BPD（＝境界性パーソナリティ障害）の ABC』『BPD（＝境界性パーソナリティ障害）をもつ子どもの親へのアドバイス』『愛した人が BPD（＝境界性パーソナリティ障害）だった場合のアドバイス』『境界性パーソナリティ障害サバイバル・ガイド』（星和書店）

境界性パーソナリティ障害 ＝ BPD　第 2 版

　2003 年　4 月 10 日　　　初版第 1 刷発行
　2006 年　5 月 24 日　　　初版第 6 刷発行
　2010 年 12 月 24 日　　　第 2 版第 1 刷発行

　著　　者　ポール・T・メイソン，ランディ・クリーガー
　訳　　者　荒井秀樹
　発行者　石澤雄司
　発行所　㈱星和書店
　　　　　〒168-0074　東京都杉並区上高井戸 1-2-5
　　　　　電話　03(3329)0031（営業部）／(3329)0033（編集部）
　　　　　FAX　03(5374)7186
　　　　　URL　http://www.seiwa-pb.co.jp

ⓒ 2010　星和書店　　　　Printed in Japan　　　　ISBN978-4-7911-0576-8

・本書に掲載する著作物の複製権・翻訳権・上映権・譲渡権・公衆送信権（送信可能化権を含む）は（株）星和書店が保有します。
・**JCOPY**　〈（社）出版者著作権管理機構　委託出版物〉
　本書の無断複写は著作権法上での例外を除き禁じられています。複写される場合は，そのつど事前に（社）出版者著作権管理機構（電話 03-3513-6969，FAX 03-3513-6979，e-mail：info@jcopy.or.jp）の許諾を得てください。

境界性人格障害＝BPD
実践ワークブック

はれものにさわるような毎日を
すごしている方々のための具体的対処法

［著］ランディ・クリーガー、J・P・シャーリー
［監訳］遊佐安一郎　［訳］野村祐子、束原美和子、黒澤麻美
A5判　336頁　本体価格 2,600円

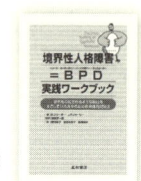

BPD（＝境界性パーソナリティ障害）
をもつ子どもの親へのアドバイス

両親が自分や家族を犠牲にすることなく
BPDを持つ子を援助するために

［著］ランディ・クリーガー、K・ウィンクラー
［訳］荒井秀樹、佐藤美奈子
A5判　172頁　本体価格 1,900円

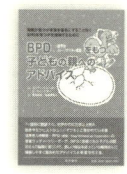

愛した人がBPD（＝境界性パーソナリティ障害）
だった場合のアドバイス

精神的にも法的にもあなたを守るために

［著］ランディ・クリーガー、K・A・ウィリアム-ジャストセン
［訳］荒井秀樹、佐藤美奈子　A5判　264頁　本体価格 2,200円

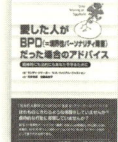

発行：星和書店　http://www.seiwa-pb.co.jp　価格は本体（税別）です

境界性パーソナリティ障害サバイバル・ガイド
BPDとともに生きるうえで知っておくべきこと

［著］A.L.チャップマン、K.L.グラッツ
［監訳］荒井秀樹　［訳］本多 篤、岩渕 愛、岩渕デボラ
四六判　384頁　本体価格 2,400円

本書はBPDの入門書として、BPDに関する最新の情報をもとに、その全体像、複雑な要因、BPDがもたらす混乱について丁寧に解説し、弁証法的行動療法をはじめとする多くの治療法や役立つ対処法を紹介する。さまざまなエピソード（症例）が随所にちりばめられており、BPDをもつ人やその周囲にいる人が病気を正しく理解し、不安を軽減させることにも役立つ価値のある入門書である。

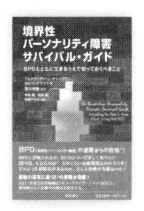

境界性パーソナリティ障害最新ガイド　治療スタッフと家族のために

［著］J.G.ガンダーソン、P.D.ホフマン
［訳］林直樹、佐藤美奈子　四六判　328頁　本体価格 2,600円

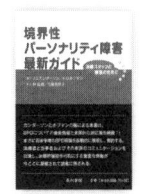

境界性パーソナリティ障害についての最新情報と実用的な対応策を網羅した、治療者及び家族にとって必携の書。診断にとどまらず、治療法、自殺関連行動・自傷行為、家族の体験記、家族のサポート体制などについて詳しく解説している。また、家族の理解を深めるために主要なメッセージとキーワードを取り上げ、わかりやすく説明するなど、みんなで学べる内容となっている。

発行：星和書店　http://www.seiwa-pb.co.jp　　価格は本体（税別）です

BPD（＝境界性パーソナリティ障害）のABC
BPDを初めて学ぶ人のために

［著］ランディ・クリーガー、E・ガン
［訳］荒井秀樹、黒澤麻美
四六判　280頁　本体価格 1,800円

境界性パーソナリティ障害についての最善で最新の知識！！
読みやすく、分かりやすく、簡潔に、実践的な手段を提供！！
世界中で50万部以上読まれている「境界性人格障害＝BPD」の著者ランディ・クリーガーが、あまりにも理解しがたい困難を経験している人たちに、すぐに実行できる知恵を提供し、よい変化を生じさせる方法を本書の中で紹介します。

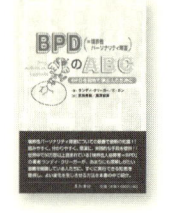

BPD（境界性パーソナリティ障害）を生きる七つの物語

［著］J・J・クライスマン、H・ストラウス
［訳・監訳］吉永陽子　［訳］荒井まゆみ
四六判　528頁　本体価格 2,500円

境界性パーソナリティ障害は必ず良くなる！

わかりやすい説明によって専門家以外の方でもBPDの最新知識を得ることができます。

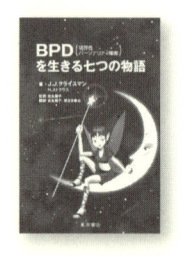

発行：星和書店　http://www.seiwa-pb.co.jp　価格は本体（税別）です

ここは私の居場所じゃない
境界性人格障害からの回復

本書は、著者がすばらしい治療者と出会い、その治療を受けて境界性人格障害（BPD）を克服していく波乱多き成長の旅路の記録である。

［著］レイチェル・レイランド
［監訳］遊佐安一郎
［訳］佐藤美奈子、遊佐未弥
四六判　736頁　本体価格 2,800円

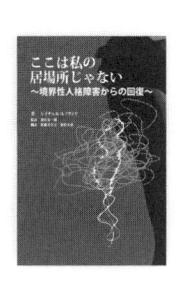

境界性人格障害を生き、愛を発見した女性の物語

境界性パーソナリティ障害の姿を描いたノンフィクション

境界に生きた心子
（しんこ）

［著］稲本雅之　B6判　224頁　本体価格 1,500円

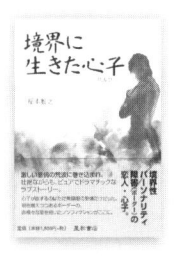

境界性パーソナリティ障害（ボーダー）の恋人・心子。

激しい感情の荒波に巻き込まれ、壮絶ながらも、ピュアでドラマチックなラブストーリー。

心子が欲するのはただ無際限の愛情だけだった。現在増えつつあるボーダーの、赤裸々な姿を描いたノンフィクションがここに。

発行：星和書店　http://www.seiwa-pb.co.jp　　価格は本体（税別）です

マンガ 境界性人格障害 & 躁うつ病 REMIX（リミックス）

日々奮闘している方々へ。マイペースで行こう！

[著] たなかみる
四六判　196頁　本体価格1,600円

『マンガ お手軽躁うつ病講座 High & Low』
（2004年刊・本体価格1,600円）に続く第2弾！！
なんと境界性人格障害が隠れていた？
躁うつ病に境界性人格障害を併せ持つ漫画家たなかみるが、
ユーモアいっぱいにマンガでつづる爆笑体験記。

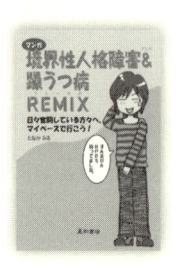

境界性パーソナリティ障害
18歳のカルテ・現在進行形

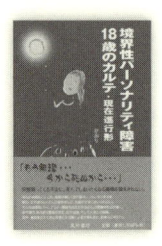

[著] かおり　四六判　264頁　本体価格1,700円

リストカット、オーバードーズ、過食、薬物依存、精神科への入退院。本書は、境界性パーソナリティ障害を抱えた少女の葛藤の日々を、センスよく丹念に記録したものである。画家でもある著者の絵、繊細な詩、そして母親および主治医による文章によって、BPDの諸相が描き出されており、境界性パーソナリティ障害を抱える本人、家族、医療関係者、一般の読者に多くのエネルギーと感動を与えるだろう。

発行：星和書店　http://www.seiwa-pb.co.jp　価格は本体（税別）です